Der Körper, der ich bin

Der Körper, der ich bin

Adrian Mühlebach

Programmbereich Psychosomatik/Medizin

Adrian Mühlebach

Der Körper, der ich bin

Was wir durch unsere Körperwahrnehmung lernen können

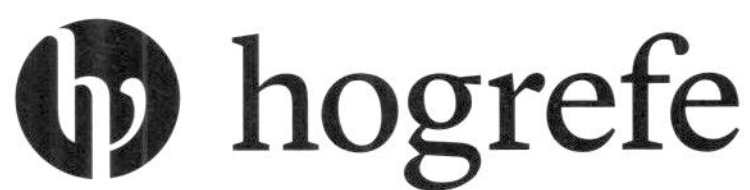

Adrian Mühlebach

Hasenbühlstrasse 18m,
8910 Affoltern am Albis
info@tamt.ch

Bibliografische Information der Deutschen Nationalbibliothek
Die Deutsche Nationalbibliothek verzeichnet diese Publikation in der Deutschen Nationalbibliografie; detaillierte bibliografische Daten sind im Internet über http://www.dnb.de abrufbar.

Anregungen und Zuschriften bitte an:
Hogrefe AG
Lektorat Psychiatrie/Psychotherapie
Länggass-Strasse 76
3012 Bern
Schweiz
Tel. +41 31 300 45 00
info@hogrefe.ch
www.hogrefe.ch

Lektorat: Susanne Ristea, Christina Nurawar Sani
Redaktionelle Bearbeitung: Dr. med. Antje Merz-Schönpflug, Eitelborn
Herstellung: René Tschirren
Umschlagbild: Getty Images/Erikreis
Umschlaggestaltung: Claude Borer, Riehen
Satz: Claudia Wild, Konstanz
Druck und buchbinderische Verarbeitung: Multiprint Ltd., Kostinbrod
Printed in Bulgaria

1. Auflage 2023

(E-Book-ISBN_PDF 978-3-456-96257-3)
(E-Book-ISBN_EPUB 978-3-456-76257-9)
ISBN 978-3-456-86257-6
https://doi.org/10.1024/86257-000

Inhaltsverzeichnis

Dank und Vorbemerkung

Ich danke allen Klientinnen und Klienten, mit denen ich all die Jahre zusammenarbeiten durfte, allen Studierenden und Assistierenden am Ausbildungszentrum für Alexander-Technik in Zürich, mit denen ich das Thema Körperwahrnehmung erforscht habe, sowie allen Bekannten und Freunden, die mich bei der Entstehung dieses Buches unterstützt haben.

Speziell danken möchte ich Robin Möckli Webster, mit der ich über Jahre Alexander-Technik-Studierende ausgebildet habe, Renata Leimer, die mir wertvolle Anregungen für den historischen Teil des Buches gegeben hat, Elsbeth Läuffer, die mich mit ihrem Enthusiasmus gestärkt hat, Lena Bachmann für ihre anregenden Hinweise zum Thema der sozialen Medien, Franziska Bratoljic, die mit toller Spürnase meine orthografischen Verirrungen aufdeckte, Andreas Egloff, der mich als Testleser in meinem Vorhaben bestärkt hat, und schließlich Christina Nurawar Sani, die dieses Buchprojekt von Verlagsseite sehr engagiert begleitet hat.

Und noch ein Wort zur gendergerechten Schreibweise: Ich habe mich bemüht, diese in diesem Buch anzuwenden. Manchmal (sehr selten) habe ich jedoch der guten Lesbarkeit wegen abwechslungsweise nur die weibliche oder männliche Form verwendet. Trotzdem sollen sich auch in diesen Fällen beide Geschlechter angesprochen fühlen.

Einleitung

Der Baum kann nur Früchte tragen,
wenn er gute Wurzeln hat, die Wasser
und Nährstoffe aus dem Boden holen.

Je länger ich mich mit dem Thema Körperwahrnehmung beschäftige, desto mehr merke ich, wie schwer es zu fassen ist. Was auf den ersten Blick so einfach aussieht, ist beim zweiten Hinschauen überhaupt nicht einfach, im Gegenteil. Allein schon die Fragen, *„Was ist das Ich, welches da seinen Körper wahrnimmt?“* und *„Was ist dieser Körper, den ich da wahrnehme?“*, werfen viele weitere Fragen auf.

Vielleicht ist das einer der Gründe, warum es über die Körperwahrnehmung so wenig Publikationen gibt. Wohl aber auch, weil es ein sehr subjektives Thema ist, denn niemand außer mir kann wissen, wie ich meinen Körper wahrnehme, und es beinhaltet Fragestellungen, welche in eine Vielzahl von wissenschaftlichen Fachbereichen hineingreifen, wie Philosophie, Psychologie, Biologie, Physik, Neurowissenschaften oder Geschichte.

Zudem war es nicht die universitäre Wissenschaft, welche sich in der Vergangenheit mit der Körperwahrnehmung befasst hat. In Westeuropa und den USA waren es Pioniere der Körpertherapie, welche dieses Gebiet erforscht haben, wie Frederick Matthias Alexander, Moshe Feldenkrais, Ida Rolf, Marion Rosen, Ilse Middendorf, Elsa Gindler, Heinrich Jacoby, Gerda Alexander, Bonnie Bainbridge Cohen oder Milton Trager (Friedmann, 1989; Johnson, 2012). Sämtlich Menschen, die recht eigenständig ihre Methoden und ihren Zugang zur Körperwahrnehmung entwickelt haben.

Und schließlich ist die Körperwahrnehmung auch ein Thema, das sich dagegen sträubt, in Sprache gefasst zu werden. Es ist uns nicht einfach so gegeben, darüber zu sprechen, wir müssen es uns erarbeiten, müssen eine Sprache dafür entwickeln. Und diese Sprache basiert auf Vorstellungen, die wir in einem bestimmten ökologischen, kulturellen und sozialen Umfeld entwickelt haben. Es hängt also von diesem Umfeld ab, ob und wie über den Körper gesprochen wird, persönlich, emotional, liebevoll oder eher allgemein, sachlich oder sogar abwertend.

Wir leben heute in einer Kultur, welche das Geistige gegenüber dem Körperlichen klar höher bewertet, auch wenn in den letzten Jahrzehnten im gesellschaftlichen Bewusstsein eine Aufwertung des Körpers stattgefunden hat. Wirtschaftsbereiche wie Mode, Kosmetik, Pharmazeutik, plastische Chirurgie, Fitness oder Wellness haben sich stark entwickelt und dem Körper einen anderen Stellenwert gegeben. Doch geht es dabei weniger um eine Anerkennung des Körpers als fühlendes, denkendes und sich bewegendes Subjekt, als vielmehr um den Körper als Objekt, das man gestalten, optimieren, verschönern, trainieren kann, als Objekt mit dem sich Geld verdienen lässt – um den Körper als Konsumbereich. Was vordergründig nach einer Aufwertung des Körpers aussieht, ist lediglich eine neue Form der Distanzierung. Das „Ich" als Subjekt identifiziert sich nach wie vor mit seinem Denken und Fühlen. Der Körper hingegen ist ein Objekt, etwas, das ich habe, mit dem ich etwas machen kann, und nicht etwas, das ich bin.

Mein Körper ist aber viel mehr. Er ist die Manifestation meines Lebens. Durch ihn lebe ich, fühle und denke ich, nehme ich wahr, handle ich, erinnere ich mich. In ihm ist meine Lebensgeschichte mit all ihren Episoden gespeichert.

Mein Körper richtet sich nur beschränkt nach meinen Vorstellungen und Wünschen. Er ist so, wie er ist – konkret, bedingt, beschränkt. Ein Faktum, mit dem wir uns ein Leben lang auseinandersetzen müssen. Wir können unseren Körper nicht auswählen, wie wir auch unsere Lebensgeschichte nicht wirklich auswählen können, vieles passiert uns einfach. Das kränkt unser Ego, jenen Teil von uns, der glaubt, alles selbst bestimmen zu können und zu müssen. Doch Leben hat viel mit Hingabe zu tun, mit Geschehen lassen, mit Zulassen, mit dem Annehmen unserer konkreten Existenz.

Unser Körper entspricht in den wenigsten Fällen unseren Wunschvorstellungen und wir werden diese auch mit allen Anstrengungen und allem Geld der Welt nicht erreichen. Der Körper hat nicht die Form, die Proportionen, die er haben sollte. Er ist zu dick, zu dünn, zu groß, zu klein, hat zu wenig oder zu viel Muskeln, die falsche Haarfarbe, Haare am falschen Ort. Und ganz schlimm: Er altert, verliert die jugendliche Straffheit, Geschmeidigkeit, Kraft und Beweglichkeit ... und er stirbt.

Nachdem uns die Philosophie der letzten 2500 Jahre die Aufteilung des Menschen in einen Körper und einen Geist klarzumachen versuchte, bescherte uns das reduktionistisch naturwissenschaftliche Denken in den letzten Jahrzehnten eine weitere Spielart dieses Themas: die Abtrennung des Gehirns vom Rest des Körpers. In aufwendigen Forschungsprojekten wird versucht, das menschliche Gehirn mit Computern nachzubilden. Dabei geht man nicht nur von der Annahme aus, dass ein Gehirn ohne den Körper funktioniert, sondern auch von der Annahme, dass alle Prozesse, welche ein menschliches Gehirn ausmachen, mit Computertechnik simuliert werden können. Ja, die Visionen gehen noch weiter. Könnte ein Gehirn tatsächlich mit Computern nachgebaut werden, dann wäre es möglich, ein individuelles Gehirn und damit auch das Bewusstsein eines bestimmten Menschen (mit den entsprechenden finanziellen Möglichkeiten) von seinem sterblichen Körper unabhängig zu machen. Das Individuum würde, solange die Computer funktionieren, unsterblich.

In diesem Buch soll die Wahrnehmung des Körpers im Zentrum stehen. Dabei beschränke ich mich auf die Betrachtung der europäischen Kultur, in der ich aufgewachsen bin und lebe. Ich bin mir bewusst, dass die Körperwahrnehmung in anderen Kulturen eine andere Bedeutung hat. Gerade der asiatische Kulturraum befruchtet uns mit seiner anderen Art, mit dem Körper umzugehen. So boomt bei uns aktuell das aus Indien stammende Yoga. Auch verschiedene asiatische Kampfsportarten, aber auch sanftere Formen des Körpertrainings wie Tai-Chi oder Qigong sind sehr beliebt. Und auch die Zen-Meditation, also langes Stillsitzen und Schweigen, bringt den Westmenschen in eine intensive Verbindung zu seinem Körper. Diese Zugänge zum Körper fließen nur indirekt in dieses Buch ein. Ich praktiziere zwar selbst einige dieser Körperübungen und sie haben mein Körperverständnis mit verändert, groß thematisieren werde ich sie aber nicht.

Die Körperwahrnehmung beschäftigt mich seit Jahren. In meiner täglichen Arbeit als Alexander-Technik-Therapeut ist sie immer präsent. Sie ist die Basis dieser Arbeit. Über die Körperwahrnehmung hat das Bewusstsein der Klientinnen und Klienten Zugriff auf Informationen aus dem Körper. Weil er schmerzt, sich eng, verspannt, gestresst, nervös oder unsicher anfühlt, kommen sie zu mir in die Praxis. Mithilfe der Körperwahrnehmung entdecken sie dann neue Möglichkeiten, mit ihrem Körper umzugehen, und können diese einüben. Gleichzeitig ist die Wahrnehmung meines eigenen Körpers mein primäres Arbeitsinstrument. Durch ihn nehme ich den Körper der Klientin oder des Klienten, wie auch die nonverbale Interaktion zwischen uns beiden, wahr. Und mit meinen Händen vermittle ich neue Körper- und Bewegungserfahrungen. Überlegungen zur Körperwahrnehmung gehören daher zwangsläufig zu meinem Job. Wie kommt sie zustande? Und wie setze ich sie methodisch richtig ein? Das sind Fragen, die mich täglich beschäftigen.

Die theoretischen Überlegungen des Methodengründers F.M. Alexander stammen aus der ersten Hälfte des 20. Jahrhunderts und überzeugten mich bereits während meiner Ausbildung nicht sehr. Ich begriff, dass ich nach neuen, aktuellen und wissenschaftlich fundierten Grundlagen suchen musste. Also trat ich eine lange, sehr interessante Forschungsreise an. Doch es war eine Reise durch ein karges Gebiet, wenn nicht gar durch eine Wüstenregion, denn nahrhafte Pflanzen waren nur selten anzutreffen oder mussten mühsam gesucht werden. Umso erfreuter war ich, ab und zu auf eine Pflanze mit schönen, saftigen Früchten zu treffen.

Eine dieser Pflanzen war die konstruktivistische Betrachtung der Wahrnehmung. Mit ihr war es möglich, die Entstehung der Wahrnehmung zu analysieren, die einzelnen Elemente wie somatosensorische Informationen, emotionale Bewertung, Erinnerungen und Vorstellungen zu benennen und ihrerseits wieder genauer unter die Lupe zu nehmen.

Eine weitere wichtige Pflanze war die auf Maurice Merleau-Pontys (1966) phänomenologischer Philosophie basierende Leibtheorie von Hilarion Petzold (2004). Ich betrachte sie als einen gelungenen Versuch, die Trennung von Körper und Geist zu überwinden und dem Körper die Bedeutung und Wertschätzung zu geben, die ihm gebührt. Hier gleich anzufügen ist die Theorie von Gerald Hüther (2006) zum Körperselbst. Aus Beobachtungen der embryonalen Phase entwickelt, bietet auch sie ein Denkmodell, um das Körper-Geist-Problem zu lösen und das therapeutische Handeln theoretisch zu fundieren.

Ein weiterer Fund war Luc Ciompis Buch „Die emotionalen Grundlagen des Denkens“ (Ciompi, 2016). Seine Überlegungen basieren auf seiner langen Erfahrung als Psychiater. Emotionen entstehen für ihn aus dem Körper und aus den Emotionen entsteht das Denken. Der Körper ist also der Ausgangspunkt unseres Fühlens und Denkens.

Und schließlich bin ich auf Alan Fogels Buch „Selbstwahrnehmung und Embodiment in der Körperpsychotherapie“ (2013) gestoßen. Fogel ist Professor der Psychologie und Praktiker der Rosen-Methode (Rosen, 2017), verbindet also die akademische Lehre mit konkreter therapeutischer Erfahrung. Er betrachtet den Körper als dynamisch lernendes System, eine Einheit aus Bewegung, Fühlen und Denken. Eine Sichtweise, die mit der Aufklärung und der damit verbundenen rein naturwissenschaftlichen Betrachtung des Körpers verloren ging.

Ich selbst bin nicht körperfreundlich aufgewachsen. In meinem vom Katholizismus und von großem Arbeitswillen geprägten Elternhaus war wenig Platz für eine positive Körperkultur. Das Körperliche und erst recht das Sexuelle waren an den Rand geschobene Tabuzonen. Der Körper hatte Arbeit zu leisten. Für körperliches Wohlbefinden, Genuss und Lust war wenig Platz. Ich denke, meine Eltern waren mit dieser Einstellung in ihrer Generation wohl weniger die Ausnahme als vielmehr die Regel. Sie waren beide in einer von zwei Weltkriegen belasteten Zeit als Bauernkinder aufgewachsen. Das hieß arbeiten, um leben zu können. Die Kirche bot mit ihrer gelebten religiösen Praxis den Rahmen, um dieser Art von Leben Sinn zu geben. Mit ihrer Moralvorstellung sorgte sie aber auch für ein distanziertes bis ablehnendes Verhältnis zur eigenen Körperlichkeit.

Als Kind der 1960er-Jahre wurde ich in ganz andere Lebensbedingungen hineingeboren – in eine Zeit des Aufbruchs und des relativen Wohlstandes. Die Lebensvorstellungen meiner Eltern taugten daher nicht für mein eigenes Leben. Ich war sehr stark gefordert, meinen eigenen Weg und meine eigenen Vorstellungen für ein gutes, sinnvolles Leben zu finden.

Nachdem ich einen naturwissenschaftlich orientierten Beruf, Physiklaborant, erlernt hatte, studierte ich Theologie und Philosophie, um mein Verhältnis zur

Ideenwelt meiner Eltern zu klären. Doch schon während der Studienzeit zog mich das Theaterspielen magisch an. Die Lebendigkeit und die Intensität des Theaters faszinierten mich. Nachdem ich mich durch das Studium aus meinen geistigen Fesseln befreien konnte, rief auch mein Körper nach mehr Freiheit. Und so machte ich – nicht ohne innere Ängste vor dem, was da auf mich zukommt – eine Theater-, und weil es halt auch dazugehörte, eine Tanzausbildung.

Das war in den 1980er-Jahren in Zürich. Die Jugend ging damals auf die Straße, lehnte sich gegen die etablierten Strukturen der Bankenstadt auf. Es musste etwas Neues aufbrechen. Was das Neue sein sollte, war allerdings nicht so klar. Die Devise hieß ausprobieren. So wurde ich Teil einer selbstverwalteten Tanz- und Theaterschule. Und dann geschah auch noch der Reaktorunfall in Tschernobyl und Zürich rutschte in eine große Drogenkrise. Gewohnte Werte und Vorstellungen wurden in Frage gestellt. Alles war in Bewegung. Und so nannte sich der Jugend-Aufstand in Zürich denn auch: „Bewegig“ (deutsch: „Bewegung“). Und obwohl sich das Establishment damals tüchtig gewehrt hatte, hat sich Zürich nach diesen Jahren bewegt. Die Jugend erhielt mehr Platz und mehr Geld. Die Stadt wurde bunter und lebendiger.

Als meine Ausbildung abgeschlossen war, beteiligte ich mich an verschiedenen Theater- und Tanzprojekten, begann Tanzimprovisation zu unterrichten – und bekam Probleme mit meinen Knien. Meine Bewegungstechnik hielt den Belastungen nicht stand. Ich musste etwas tun, etwas verändern. Also begann ich eine Ausbildung in Alexander-Technik – und wurde Vater.

Es folgte die Familienzeit. Ich teilte die Kinderbetreuung und den Haushalt mit meiner Partnerin und arbeitete als Tanzpädagoge und Alexander-Technik-Therapeut. Und heute, nach über 30 Jahren beruflicher Beschäftigung mit dem menschlichen Körper und seinen Bewegungen schreibe ich dieses Buch.

Es ist mir ein Anliegen, den Wert und das Potenzial der Körperwahrnehmung in unserem heutigen Leben aufzuzeigen. Ich glaube, dass das Thema Körperwahrnehmung eine hohe Daseinsberechtigung – um nicht zu sagen eine Daseinsdringlichkeit – hat, denn wir haben mit unserer Lebensweise die gelebte Verbindung zu unserem Körper verloren. Ein wichtiger Grund für dieses Phänomen sind falsche Vorstellungen über das Zusammenwirken unseres Bewusstseins mit unserem Körper. Wir haben vergessen, dass wir in unserem Körper leben und von ihm getragen werden.

Oder wie Alan Fogel (2013, S. 1) schreibt: „Ist unsere Aufmerksamkeit erst einmal gefangen in Gedanken, Bewertungen, Anforderungen, Erwartungen und anderen Stressfaktoren, bleibt keine Zeit mehr für uns selbst. (...) Wir riskieren unsere emotionale Gelassenheit, unsere körperliche Gesundheit, den Sinn für unser Wohlergehen. Verkörperte Selbstwahrnehmung hingegen ist die Fähigkeit, uns selbst Aufmerksamkeit zu schenken. Unsere Empfindungen, Emotionen und Bewegungen (...), im unmittelbaren Augenblick, zu fühlen, ohne beeinflusst zu werden von beurteilenden Gedanken (...)."

Körperwahrnehmung ist kein Abbilden eines realen Körpers, sie ist ein komplexer Prozess, in dem unser Bewusstsein die Wahrnehmung unseres Körpers konstruiert. Um diesen Prozess mit seinen einzelnen Wirkfaktoren betrachten zu können, habe ich versucht, ihn aus philosophischer, biologischer, physikalischer, physiologischer, psychologischer und historischer Sicht zu untersuchen und darzustellen. Es sprengt jedoch die Möglichkeiten dieses Buches, alle Aspekte der Körperwahrnehmung in der notwendigen Tiefe zu erforschen und differenziert darzustellen. Die einzelnen Kapitel geben aber einen Einblick in die angesprochenen Themen, sodass wir uns der einzelnen Wirkfaktoren bewusst werden und das Potenzial der Körperwahrnehmung gewinnbringend nutzen können.

Weil der Körper so eng mit dem Gehirn und allem, was dort geschieht, verbunden ist, bietet er uns einen Zugang zu allen Ebenen des Erlebens und Verhaltens, zu den Gefühlen, den unbewusst gesteuerten Verhaltensmustern und nicht zuletzt zu unseren Erinnerungen. Oder wie der Neurobiologe Gerald Hüther (2006, S. 97) schreibt: „Deshalb erfahren die meisten Menschen, sobald sie ihren Körper wiederzuentdecken beginnen, dass sie nun wieder Zugang zu sich selbst finden. Oft kommt es so zu Einsichten, die den ganzen Menschen ergreifen. Dabei entsteht oft auch das Gefühl, dieses feste, eigene Fundament wiedergefunden zu haben, nach dem die betreffende Person seit ihrer frühen Kindheit ein Leben lang gesucht hat. Wenn das ‚Ich' die Verbindung mit seinem Körper wieder zurückgewinnt, spürt der betreffende Mensch nicht nur im übertragenen Sinn, sondern auf eine reale, verkörperte Weise, dass er ein Rückgrat hat, dass er sich aufrichten und sich aufrecht im Leben bewegen kann."

1 Philosophie

1.1 Warum Philosophie?

Warum ein Kapitel über Körperwahrnehmung und Philosophie? Was haben diese beiden Themen miteinander zu tun? Ganz einfach: Die Philosophiegeschichte ist ein wichtiger Teil der Menschheitsgeschichte, weil sich in ihr ein Teil der Geschichte unseres Denkens abbildet. Und Körperwahrnehmung hat viel mit Denken zu tun, denn die Vorstellungen, welche wir brauchen, um Körperempfindungen zu verarbeiten, sind auch das Produkt von kollektiven Denkprozessen, welche von verschiedenen philosophischen Denkrichtungen reflektiert und mitgeprägt wurden. Wenn man also verstehen möchte, wie eine Körperwahrnehmung entsteht, ist es wichtig, sich auch mit Philosophie und Philosophiegeschichte zu befassen. Aber keine Angst, dies wird keine abgehobene Abhandlung werden, sondern immer schön auf dem Boden bleiben.

Sicher, was einzelne Philosophen über den Körper schrieben oder eben nicht schrieben, sagt noch nicht viel darüber aus, wie ein einzelnes menschliches Individuum in einer bestimmten Epoche der Menschheitsgeschichte über seinen Körper dachte und diesen wahrnahm. Es sagt aber definitiv etwas darüber aus, welche Rolle und welchen Stellenwert der Körper im Denken dieser Philosophen, oder genauer gesagt, im Denken dieser philosophierenden Männer hatte.

Denn die Philosophie war bis ins 20. Jahrhundert hinein von Männern, von mehr oder weniger wohlhabenden Männern, beherrscht. Was in ihren Schriften zu lesen ist, ist das Denken einer kleinen elitären Gruppe, die es sich leisten konnte, ihre Zeit mit Nachdenken zu verbringen, die kaum je körperliche Arbeit verrichten musste und die diese auch als minderwertig betrachtete. So hatte beispielsweise der edle philosophierende Mann im antiken Griechenland Sklaven und Frauen, welche die körperliche Arbeit von ihm fernhielten, und auch die Philosophen in den folgenden Jahrhunderten machten sich die Hände kaum schmutzig. Und all dies prägte wohl auch ihre Beziehung zum eigenen Körper und die Art, wie sie ihn empfanden, über ihn dachten, schrieben oder eben nicht schrieben.

Erlauben wir uns an dieser Stelle doch ein kleines Gedankenspiel. Wie sähe die Philosophiegeschichte aus, wenn sie durch all die Jahrhunderte von Bäuerinnen, also von Frauen, deren Leben aus Kinderkriegen sowie harter körperlicher Arbeit in Haushalt, Feld und Stall bestand, geschrieben worden wäre? Es wäre eine völlig andere Perspektive und es wäre eine völlig andere Geschichte. Denn das Leben dieser Frauen wurde viel mehr von körperlichen, ökonomischen und sozialen Faktoren als von philosophischen Gedanken bestimmt. Der Körper und das körperliche Erleben hatten sicher einen anderen Stellenwert in ihrer Art zu denken. Das Kinderkriegen sowie die Arbeit prägten ihren Alltag und wenn sie die Muße gehabt hätten, über sich, ihr Leben und die Welt nachzudenken, hätten wohl auch eher diese Themen im Vordergrund gestanden. Der Körper wäre dabei zentral gewesen, der Körper, durch den und mit dem sie ihr Leben erlebten.

Aber es gibt keine Bäuerinnen, deren Gedanken Eingang in die Philosophiegeschichte gefunden haben. Deshalb müssen wir uns an die Texte der philosophierenden Männer halten. Ihre Texte sind greifbar und es ist anzunehmen, dass ihre Gedanken nicht völlig losgelöst vom Denken der Menschen ihrer Zeit sind. So wie auch unser heutiges Denken durch das Denken von Philosophinnen und Philosophen mitbestimmt oder zumindest reflektiert wird.

Im Großen und Ganzen ist die Philosophiegeschichte also geprägt von einer Geringschätzung des Körpers. Der Geist ist das Edlere, der Körper das Mindere, das Störende, das zu Überwindende. In diesem Denken findet sich deshalb auch der Wille, sich von der Natur abzuheben, dem Ausgeliefertsein und der Vergänglichkeit. Denn im Geistigen liegt das Wahre, Gute, Schöne und Ewige. Das Geistige ist das Kontrollierbare, das im eigenen Gehirn Denkbare. Ich kann mich daran festhalten, es rinnt mir nicht durch die Finger. Es ist nicht wie das körperliche Leben, das wie der Sand in einer Sanduhr stetig wegrinnt, bis kein Sandkorn mehr da ist. Aus. Fertig. Brutal ... für unser Denken.

Das Denken hat Mühe mit dem Vergänglichen. Worte hingegen – und philosophische Begriffe im Besonderen – erwecken den Eindruck, sie wären nicht der Vergänglichkeit unterworfen. Im Gegensatz dazu ist der menschliche Körper – ein sich dauernd verändernder Organismus – in seinem Wesen schwer fassbar; kaum ist er da und voll entwickelt, wird er schon wieder abgebaut und hört schließlich auf zu sein.

1.2 Einzelwesen oder Teil des Ganzen?

Die abendländische Philosophie nimmt eine klare Trennung von Körper und Geist vor, welche auch zur Trennung von erkennendem Subjekt und zu erkennendem Objekt führt, also einer Trennung von meinem denkenden, fühlenden, wahrnehmenden Ich und allem, was ich außerhalb dieses Ichs wahrnehme. Das Bewusstsein ist in diesem Denken also etwas von meinem Körper und meiner Umwelt Getrenntes. Dieses Denken basiert auf der philosophisch-theologischen Grundannahme der

Existenz einer immateriellen Geisteswelt, also einer Welt der Götter, des Gottes oder des Geistes. Lasse ich diese Grundannahme aber beiseite und betrachte mein Bewusstsein als etwas, das in den Körper und die Umwelt eingebunden ist, dann löst sich auch die Trennlinie zwischen Körper und Geist auf.

Wir erkennen, wie unser Bewusstsein in ein System von Abhängigkeiten und gegenseitiger Beeinflussung integriert ist. Wenn wir über uns, unser Denken, Fühlen und Wahrnehmen reflektieren wollen, so sollten wir dies deshalb vom Ganzen her tun, das heißt Körper, Umwelt und auch die Geschichtlichkeit miteinbeziehen. Geschichtlichkeit darum, weil wir nicht nur Raum-, sondern auch Zeitwesen sind. Das heißt, wir können uns unser Dasein nur in Verbindung mit der zeitlichen Dimension vorstellen. Erst die zeitliche Dimension macht Veränderung, Bewegung, ja Leben möglich.

Wir können die Grundlagen unseres Seins weder kontrollieren, noch können wir uns ihrer in ihrer Ganzheit bewusst sein. Wir sind eher wie ein steuerloses Schiffchen, das auf der riesigen Weite des Ozeans dahintreibt. Wir können nicht die Richtung unserer Bewegungen bestimmen, noch kennen wir die Tiefe des Wassers, das uns trägt.

Und wenn wir schon beim Meer als Metapher sind, gleich noch ein weiteres Bild, das uns zum Nachdenken über unser Bewusstsein anregen kann: Stellen wir uns vor, unser Bewusstsein ist wie ein Wassertropfen im weiten Meer. Es ist nur ein winziger Teil eines viel größeren Bewusstseins und das Empfinden vom Getrenntsein von diesem viel größeren Bewusstsein ist eine Illusion.

Betrachte ich mich aufgrund dieser Überlegungen aber nicht mehr als unabhängiges Einzelwesen, verliere ich einen Teil meiner vermeintlichen Autonomie. Ich muss zugestehen, dass ich ein Wesen bin, das von seinem Körper und seiner Umwelt sowie deren Veränderungsprozessen mindestens mitbestimmt, wenn nicht sogar größtenteils bestimmt wird. Ich muss die Vorstellung aufgeben, ein von Körper und Umwelt unabhängig agierendes Wesen zu sein.

Stattdessen kann ich mich als Teil eines großen, sich ständig verändernden Organismus sehen. Konkret kann das heißen, dass ich mich mehr dem Fluss des Lebens hingebe und mich weniger bemühe, ein um seine Selbstbestimmung kämpfendes Ich zu sein. So kann ich gelassener mit meiner Selbstbestimmung umgehen, kann besser erkennen, wo ich die Freiheit habe, selbst zu entscheiden, kann mich andererseits aber auch vom Fluss des Lebens tragen lassen.

Vergessen wir nicht: Wir sind das Resultat der Evolution, einer sehr langen Entwicklung bis hin zum Menschen von heute. Und die Idee, dass der Sinn unseres Lebens in so etwas wie Selbstbestimmung und Selbstverwirklichung liegt, ist menschheitsgeschichtlich extrem neu. Für die meisten unserer Vorfahren, deren Gene unser Verhalten bis heute zu einem beträchtlichen Teil steuern, ging es einzig und allein ums Überleben des Individuums und seiner Gruppe.

1.3 Mensch als Teil der Natur

In der *Steinzeit,* sie begann vor 2 Millionen Jahren, lebten die Menschen in einer nomadisierenden Jagd-und-Sammel-Kultur. Sich zu bewegen und sich selbst wie auch die Umwelt wahrzunehmen, war überlebenswichtig – sowohl für die Nahrungsbeschaffung wie auch zum Schutz vor Gefahren. Die Menschen lebten in kleinen Gruppen und ernährten sich von dem, was die Natur ihnen zu bieten hatte. Diese enge Verbundenheit mit der Natur kam auch in ihrer Religion, dem Animismus, zum Ausdruck in der Vorstellung, dass sich das Göttliche in allen Dingen der Natur offenbart.

In der *Agrarkultur,* sie begann vor 10 000 Jahren, veränderte sich das Verhältnis der Menschen zur Natur. Es kam zum Übergang vom nomadisierenden Dasein zum sesshaften Dasein mit Ackerbau und Viehzucht. Die Natur war nicht mehr die Nahrungschenkende, sie wurde nun bearbeitet, um Nahrung herzustellen. Und es kam zu einer weiteren entscheidenden Veränderung: Das Leben war jetzt an ein bestimmtes Territorium gebunden – Landbesitz wurde zur Lebensgrundlage.

Auch der Begriff der Arbeit trat nun in Erscheinung. Denn die Landwirtschaft verlangte den Menschen harte Arbeit ab, weil erst durch sie Nahrung entstand. Zusätzlich kam es zu einer Spezialisierung auf bestimmte Arbeitsbereiche. Neben den Menschen, die mit den Tieren und auf dem Feld arbeiteten, gab es Handwerker, Verwalter, Priester und Krieger. Dies führte zur Ausbildung von sozialen Schichten, von Herrschaftsideologien und Religionen, welche dieses System stützten.

Der Geist wurde über den Körper gestellt,
die geistige Arbeit über die körperliche Arbeit.

In der Agrarkultur ist auch die jüdisch-christliche Vorstellung der Welt als Schöpfung Gottes entstanden, ein Modell, welches die Existenz der Welt und des Menschen erklärt. Der einzelne Mensch ist Teil dieser Schöpfung, dieser Schöpfungsgeschichte. Er findet den Sinn seiner Existenz in dieser Geschichte. Sie hat einen Anfang und ein Ende, einen Ursprung und ein Ziel, einen Sinn und in diesen Sinn ist die Existenz des Einzelnen eingebettet. Der Mensch ist Teil der Natur und ist von ihr abhängig. Er betet zu Gott, um in dieser Natur, die ihn ernährt, überleben zu können.

Über Jahrtausende brachten die Menschen religiöse Vorstellungen in mannigfaltigen Formen von Geschichten und Bildern zum Ausdruck. Welterklärungsmodelle wie die jüdisch-christliche Schöpfungsgeschichte sind so alt wie die menschliche Sprache und in verschiedenen Formen überall auf der Welt vorzufinden. Und solange es Menschen gibt, werden sie solche Modelle kreieren, um die ewigen Fragen nach ihrer Herkunft und ihrer Zukunft zu beantworten und um praktische

Handlungsanweisungen zu erhalten, wie sie ihr Leben und Überleben günstig beeinflussen können.

Ab dem *15. Jahrhundert,* der Zeit der Renaissance, vollzog sich im Verhältnis des Menschen zur Natur ein weiterer Wandel. Der Mensch verstand sich immer weniger als Teil der ihn umgebenden Natur, er stellte sich ihr gegenüber, er wurde ihr Gestalter. Mit naturwissenschaftlichem Denken begann er, ihre Geheimnisse zu erforschen. Er entwickelte Techniken, um ihre Kräfte zu beherrschen, zu kontrollieren und nutzbar zu machen. Es ging nun nicht mehr nur um das Sichern des Überlebens, sondern auch um das Anhäufen von Reichtum und Macht.

Im *19. Jahrhundert,* mit der aufkommenden Industrialisierung, überrollte schließlich das kapitalistische System mit seiner Eigendynamik die Natur und den Menschen. Wirtschaftliches Wachstum wurde zum höchsten Gut der Menschheit erklärt und führte zur schamlosen Ausbeutung der Natur, zur Zerstörung der Lebensgrundlage des Menschen. Aus der göttlichen Schöpfung, in die der Mensch eingebunden und in der er aufgehoben war, wurde eine vom Menschen umgestaltete Natur – eine zerstörte Natur.

Die Naturwissenschaften bescherten uns alternative Modelle zu den religiösen Schöpfungsgeschichten. Die Evolutionstheorie erklärte die vielfältigen Formen des Lebens auf unserem Planeten und die Urknalltheorie die Entstehung des Universums. Doch was war vor dem Urknall und wie kam Leben in die „tote" Materie? Diese Ur-Fragen können die Naturwissenschaften bis heute nicht, oder noch nicht, beantworten.

Geblieben ist auch die menschliche Sehnsucht, dass hinter allem nicht nur physikalisch-chemische Prozesse stehen, sondern noch irgendetwas Persönliches, etwas, das unser Bedürfnis nach Beziehung, nach Gefühlen anspricht und das unserem Leben einen Sinn gibt, der über die Befriedigung unserer elementaren Bedürfnisse hinausgeht.

Und wie steht es *heute* mit unserem Verhältnis zur Natur? Unser Überleben scheint einigermaßen gesichert, unser Leben scheinbar von der Natur abgekoppelt. Wir streben nach dem individuellen Glück, welches, wie uns die Werbung sagt, im Konsum von Waren und Dienstleistungen liegt. Konsum befriedigt unsere Bedürfnisse, solche, die wir haben, und solche, von denen man uns sagt, dass wir sie haben. Die Wirtschaft befriedigt sie alle – von Nahrung und Kleidung über Wohnen und Gesundheit bis hin zur Partnersuche. Doch damit wir konsumieren können, brauchen wir Geld und um Geld zu haben, müssen die meisten von uns arbeiten.

In der Konsumgesellschaft dient dieses Arbeiten nicht mehr nur dem Überleben, denn wir geben einen beträchtlichen Teil unseres Geldes für Dinge aus, die wir eigentlich gar nicht brauchen. Die Konsumwelt ist die neue Mutter Natur geworden, die mütterliche Brust, welche die vermeintlichen Bedürfnisse des Menschenkindes stillt. Dass es jedoch immer noch die Natur ist, die uns am Leben erhält, wird dabei leicht vergessen. Denn es sind nicht die Supermärkte mit ihren vollen Regalen, die uns ernähren, es ist immer noch die Natur.

Wir leben heute in einer Zeit, in der wir wieder erkennen müssen, dass wir in die Natur eingebunden sind. Nicht zuletzt die globalen Herausforderungen wie Klimaveränderung, Umweltzerstörung und Migration zwingen uns zu einem neuen Denken, das sich mehr am großen Ganzen, am Planeten, auf dem wir leben, an der Natur, in der und von der wir leben, und an den Menschen, die mit uns auf diesem Planeten leben, orientiert und sich weniger auf die Optimierung von individuellem Wohlbefinden und Profit konzentriert.

1.4 Ein kleiner philosophischer Rückblick

Bevor wir uns im nächsten Kapitel mit möglichen Ansätzen einer Körperphilosophie beschäftigen werden, machen wir zuerst noch eine Reise durch die Philosophiegeschichte. Sie soll uns in einer sehr gerafften Form einen kleinen Einblick geben, wie unterschiedlich über den menschlichen Körper und sein Verhältnis zur immateriellen Welt von Geist und Seele gedacht wurde, aber auch die Entwicklung aufzeigen, welche sich im philosophischen Denken vollzog.

Denn die Philosophiegeschichte lässt sich als eine Geschichte der Auseinandersetzung zwischen zwei unterschiedlichen Konzepten lesen. Da gab es einerseits Philosophen, welche die Meinung vertraten, dass die sinnlich erfahrbare Welt nur eine Folgeerscheinung der geistigen Welt oder gar als eine reine Illusion zu betrachten sei, und andererseits jene, die umgekehrt vorgingen, ihre Philosophie auf der sinnlichen Erfahrung aufbauten und die Existenz einer immateriellen Welt bestritten. Und noch heute bewegt sich die Philosophie auf dem Feld zwischen diesen beiden Polen. Dieser Rückblick stellt somit die Vorgeschichte zu den im nächsten Kapitel folgenden Überlegungen zur Körperphilosophie dar, einer Philosophie, die versucht, den Körper ins philosophische Denken zu integrieren und damit die Körper-Geist-Spaltung zu überwinden.

Philosophische Erklärungsmodelle sind Hilfestellungen, mit denen sich Menschen Vorstellungen über die erlebte „Wirklichkeit“ machten und heute noch machen. Sie helfen, Erfahrungen einordnen, verstehen und eigenes Handeln begründen zu können. Früher lieferten die Erzähler am Lagerfeuer mit ihren Geschichten solche Erklärungsmodelle zur Entstehung der Welt und zum Wirken von geheimnisvollen Wesen, welche das Leben der Menschen beeinflussten.

So findet sich auch die Unterscheidung von Körper und Seele bereits in den Mythen früher Kulturen und sie ist damit viel älter als die philosophischen Überlegungen zu diesem Thema. In der Bibel steht zu lesen, dass Gott den Menschen aus Erde vom Ackerboden formte und ihm den Lebensatem einblies, um ihn so zu einem lebendigen Wesen zu machen (Genesis 7). Die Materie (der Ackerboden) wird durch die eingeblasene Atemluft lebendig, erhält einen Geist, ein Bewusstsein, eine Entscheidungsfähigkeit.

Nach griechischer Vorstellung, wie sie bei *Homer* (um 800 v. Chr.) zum Ausdruck kommt, ist es die Seele, welche den leblosen Körper lebendig werden lässt. Im Moment des Todes verlässt sie ihn dann wieder wie ein Lufthauch, um als schattenhaftes Abbild des Verstorbenen in der Unterwelt zu wandeln. Die Seele hat in dieser Vorstellung aber keine geistigen Fähigkeiten wie Wahrnehmen, Fühlen, Denken oder Willen.

Im Griechenland des 5. Jahrhunderts v. Chr. entstand dann eine neue Art von Erklärungsmodellen. Die geistige Welt als Gegenwelt zur sinnlich erfahrbaren Welt wurde erfunden. Abstrakte, begriffliche Modelle traten an die Stelle der Geschichten von mystischen Wesen. Diese Art, über die „Wirklichkeit" nachzudenken, wirkt bis heute nach. Und in ihr wurzelt auch die Idee, dass wir Menschen aus einem Körper und einem Geist bestehen – das Körper-Geist-Modell.

Platon (428–348 v. Chr.) schuf ein umfangreiches philosophisches Werk, welches das Denken des Abendlandes nachhaltig prägte. Für ihn macht die Seele das eigentliche Selbst des Menschen aus. Sie ist ein rein geistiges, nach Erkenntnis strebendes Wesen, ist für sich alleine existenzfähig und unsterblich. Im Körper mit seinen leiblichen Bedürfnissen und Gebrechen ist sie lediglich für die kurze Zeit des menschlichen Lebens gefangen. Danach ist sie wieder frei und kann ihrem Drang nach Erkenntnis durch die Schau der reinen Ideen nachgehen. Denn, so Platon, diese Ideenwelt existiert wirklich. Die sinnlich erfahrbare Welt hingegen ist lediglich eine Täuschung. Menschliche Erkenntnis ist somit ein Erinnern der Seele an früher Geschautes.

Doch Platons Denken löste auch Widerspruch aus. So lehnte die philosophische Schule der *Stoiker* (ab 300 v. Chr.) Platons Ideenlehre ab. Für sie gibt es den Menschen, die Pflanze und die Gerechtigkeit nicht als Ideen, sondern nur in der konkreten Existenz. Die Stoiker waren Pantheisten. Ihr Gott hat die Welt nicht geschaffen, sondern er ist die der Welt innewohnende Gestaltungskraft. Gott ist das aktive dynamische Prinzip, das die Materie beseelt und in ihr waltet.

Auch *Aristoteles* (384–322 v. Chr.) wandte sich gegen Platons Konzept. Für ihn liegt das Wesen der Dinge in den Dingen selbst, nicht in den Ideen. Die Ideen reflektieren nur, was die Sinne wahrnehmen. Die unsterbliche Seele ist bei ihm ein universelles Prinzip, welches dem Körper Leben einhaucht, sie ist selbst aber immateriell, verliert nach dem Tod des Körpers ihre Individualität und geht im universellen Prinzip auf.

Der Kirchenvater *Augustinus* (354–430) orientierte sich am Denken Platons, modifizierte es aber in einem christlichen Kontext. Er unterteilte die Wirklichkeit in die Welt des höchsten Seins, die Welt Gottes, in die Geist-Seele-Welt des Menschen und die niedere Welt des Werdens, die den Sinnen zugänglich ist. Der Geist des Menschen hat Teil an der göttlichen Welt und ist zur Führung des Körpers bestimmt. Ihm kommen Vernunft und Einsicht zu. Er ist das „Auge der Seele“, er kann die Wirklichkeit als Ideenwelt erkennen, denn die mit den Sinnen erfahrbare Welt ist nicht die wirkliche Welt. So ist auch der menschliche Körper, ganz im Sinne Platons, eine Illusion.

Im Mittelalter war die aristotelische Philosophie in Europa lange Zeit unbekannt, bis sie im Hochmittelalter von der Scholastik neu entdeckt wurde. Ihr wichtigster Vertreter war *Thomas von Aquin* (1225–1274). Im Gegensatz zu Augustinus nimmt er die sinnlich erfahrbare Welt als Ausgangspunkt des Erkenntnisprozesses. Wenn die Welt von Gott geschaffen wurde, so muss sie auch einen Wert besitzen und der Mensch kann Gott in ihr erkennen, so Thomas von Aquin. Gott erschuf die Welt aus der reinen Materie. Er ist die Ursache, das Ziel und die höchste Form des Seins. Die menschliche Seele ist eine geistige Substanz und daher unsterblich. Gleichzeitig, und hier liegt ein klarer Unterschied zum augustinischen Denken, bildet sie aber eine Einheit mit dem Körper. Sie gibt ihm seine Form. Der Geist wiederum ermöglicht dem Menschen das Denken, die Erkenntnis Gottes, ist dazu aber auf die sinnliche Erfahrung, auf den Körper, angewiesen.

Durch *René Descartes* (1596–1650) kam es zu einer weiteren, entscheidenden Entwicklung des philosophischen Denkens und damit auch der Begriffe Körper und Geist. Statt sich wie seit der Zeit der griechischen Antike am Absoluten (Gott) und am Objektiven (Welt) zu orientieren, macht Descartes die Existenz des Subjektes zum Ausgangspunkt seiner Philosophie. Er teilt die Welt in zwei unterschiedliche Wirklichkeitsbereiche. Da gibt es einerseits die innere Welt, es ist die Welt des Denkens und des Empfindens. Und andererseits gibt es die äußere Welt, das heißt die Körperwelt, die materielle Welt, die Welt der Naturwissenschaften. Die sinnliche Wahrnehmung dieser äußeren Welt betrachtet Descartes jedoch als Täuschung. Er glaubt, allein im Denken die Welt in ihrer Seinsweise richtig erkennen zu können. Descartes Satz „Ich denke, also bin ich“ wurde zum Meilenstein in der Philosophiegeschichte. Er meint damit, dass er an allem zweifeln kann, aber nicht daran, dass er zweifelt, also dass er denkt.

In der Folge von Descartes’ Denken neigte man in Kontinentaleuropa zur philosophischen Position des Idealismus, welche das Geistige als Ursprung der Wirklichkeit betrachtete, während die Angelsachsen eher Empiristen waren und ihr Denken auf dem Boden der sinnlichen Erfahrung, der Empirie, entwickelten. So auch *John Locke* (1632–1704). Er steht für eine Erkenntnistheorie ohne Spekulation, die nur auf der sinnlichen Erfahrung basiert. Locke betont die Bedeutung des körperlichen Empfindungsvermögens sowohl für die intellektuelle Tätigkeit wie auch für das emotionale Erleben. Er nimmt damit das Denken der Stoa wieder auf und lehnt Platons Ideenlehre ab. Für ihn gibt es nichts Geistiges hinter den Dingen.

Immanuel Kant (1724–1804) führte sowohl Descartes' Denkansatz wie auch jenen der Empiristen weiter, indem er sich folgende Fragen stellte: Gibt es wahre Aussagen über mich selbst, über die Welt, über Gott? Und wie kommen solche Aussagen in meinem Bewusstsein zustande? Kant untersucht also die Art und Weise, wie der Mensch Erkenntnisse erlangen kann. Und er kommt zum Schluss, dass Raum, Zeit und Kategorien Formen des menschlichen Erkenntnisprozesses sind. Sie sind Werkzeuge des Denkens. Sie bestehen somit nur im menschlichen Verstand und sind keine Formen der sinnlichen Welt. Diese übt zwar Reize auf unsere Sinne aus, Reize welche in Verbindung mit Raum, Zeit und Kategorien in unserem Bewusstsein zu sinnlichen Wahrnehmungen führen. Doch dasjenige, welches diese Reize auf unsere Sinne ausübt, ist nicht zu erkennen. Kant nennt es „das Ding an sich".

Den Höhe- und Endpunkt der idealistischen Denkströmung setzte dann *Georg Wilhelm Friedrich Hegel* (1770–1831). Anfangs- und Endpunkt seines Denkens ist der Geist, der sich in der Welt materialisiert und durch diese Materialisierung im Denken des Menschen wieder zu sich selbst zurückfindet. Aus dem Gott der Bibel ist eine Art Gott der Philosophen geworden. In der Nachfolge und Ablehnung von Hegels Philosophie entstanden neue Konzepte. Eines davon war der amerikanische Pragmatismus.

Die pragmatische Philosophie von *John Dewey* (1859–1952) entwickelte den angelsächsischen Empirismus weiter. Für Dewey bildet die konkrete, gelebte Erfahrung, das Experiment, die Grundlage des Denkens und des wissenschaftlichen Vorgehens. Auch er macht, wie schon John Locke, damit eine Absage an idealistische Gedankengebäude mit ihren Körper-Geist-Modellen. „Learning by Doing" ist seine berühmt gewordene Aussage, welche auch die moderne Pädagogik entscheidend mitgeprägt hat.

Exkurs

Eine interessante Begegnung

1916 traf der Philcsoph John Dewey Frederick Matthias Alexander, den Begründer der Alexander-Technik. Dewey ließ sich von Alexander in seiner Methode unterrichten und erlebte dabei erstaunliche Veränderungen. Dewey erfuhr die Alexander-Technik als eine Anwendung seiner Idee, also des Erkenntnisgewinns durch die Erfahrung, des Learning by Doing. Sein eher schwächlicher Körper begann sich neu zu organisieren und vermittelte ihm ein Gefühl von Kraft, Lebendigkeit und Wohlbefinden. Nicht eine neue Art zu denken führte zu dieser Veränderung, sondern ein bewusster, konstruktiver Umgang mit dem eigenen Körper. Das Buch, das die beiden später zusammen über die Alexander-Technik schrieben, hatte dann auch den Titel „Die bewusste, konstruktive Steuerung des Individuums".

Dewey lernte von Alexander ganz konkret und körperlich, anders zu stehen, zu sitzen, sich anders zu bewegen oder anders zu atmen. Er lernte, in seinem Verhalten innezuhalten und sich für neue, ungewohnte Verhaltensweisen zu öffnen. Dewey beschreibt diesen Erkenntnisgewinn aus der Körpererfahrung in seiner Einleitung zu Alexanders Buch „Der Gebrauch des Selbst". Er habe die Erfahrung gemacht, dass er mit seinem Verstand nicht begreifen konnte, was Alexander ihm beibringen wollte. Er habe sogar die größte intellektuelle Demütigung seines Lebens erlebt, weil er nicht fähig war, einfachste Anweisungen beim Sichhinsetzen zu befolgen, weil gerade sein Verstand, das heißt seine eigenen Vorstellungen, ihn daran hinderten, eine neue Erfahrung zu machen.

Dewey erfuhr dann aber, wie durch das Nichttun, das Nichtaktivieren seiner Vorstellungen, die körpereigene Bewegungsintelligenz die Steuerung übernahm und ihn eine neue, viel entspanntere Bewegungserfahrung machen ließ. Statt sich beim Sichhinsetzen in Nacken, Schulter und Rücken zu verspannen und die Atmung anzuhalten, war es ihm möglich, all diese störenden Gewohnheiten wegzulassen.

Er schreibt von der enormen geistigen Anstrengung, die es ihn kostete, etwas nicht zu „tun", und von den großen Veränderungen in seiner moralischen und geistigen Einstellung, welche die neue Selbstorganisation zur Folge hatte. Vieles hatte er zwar aus seinem Studium in den Bereichen Philosophie und Psychologie bereits theoretisch gewusst. Durch die Arbeit mit Alexander verwandelte sich dieses Wissen aber in eine lebendige Erfahrung und erhielt dadurch eine neue Bedeutung (Dewey, 2001).

Auch die von *Edmund Husserl* (1859–1938) begründete Phänomenologie stellt den Dualismus von Körper und Geist infrage. Die Phänomenologie spart Fragen der Metaphysik, also nach Gott, dem Ursprung des Wissens und der Welt oder des Lebens nach dem Tod, aus. Aufgrund ihres Ausgangspunktes, den uns Menschen unmittelbar zugänglichen Erscheinungen (Phänomenen), kann sie keine Aussagen zu diesen Fragen machen. *Helmuth Plessner* (1892–1985) brachte dann den Begriff „Leib" ins Spiel. Einen Körper haben wir und ein Leib sind wir (Plessner, 1970). Und für *Maurice Merleau-Ponty* (1908–1961) wurde diese Leiblichkeit des Menschen zum zentralen Punkt seiner phänomenologischen Philosophie (Merleau-Ponty, 1966). Der Leib ist der belebte Körper, die vermittelnde Instanz zwischen Geist und Körper. Er ist weder rein materiell noch rein geistig.

Mit Pasi Falk (1994) lässt sich dieser Rückblick zusammenfassen. Unser Körper ist das offensichtlichste und vertrauteste sichtbare „Ding", das wir wahrnehmen, und neigt dennoch dazu, im Akt der Wahrnehmung oder der Beziehung zur Außenwelt zu verschwinden. Der Körper hat eine Mehrdeutigkeit, die in einer Reihe von binären Widersprüchen formuliert wird. Er ist sowohl ein Subjekt als auch ein Objekt von Praktiken und Wissen, er ist sowohl ein Werkzeug als auch ein Rohstoff, an dem gearbeitet werden muss. Er scheint zwischen Präsenz und Abwesenheit zu oszillieren. Er vermittelt uns intensive Gefühle und ist gleichzeitig in ständiger Gefahr aus unserem Bewusstsein zu verschwinden.

Bereits prähistorische Völker glaubten an einen Geist oder an eine Seele, die sich vom Körper unterscheidet und in ihm innewohnt und ihn – wie auch Tiere, Bäume und Steine – lebendig macht. Im animistischen Denken wurde der Geist als materielle Substanz verstanden. Er wurde einerseits mit dem Blut, aber auch dem Atem in Verbindung gebracht.

Ganz anders bei Platon, der mit seinem Konzept der Seele als immaterielle und unkörperliche Substanz großen Einfluss auf das christliche Denken hatte. Er verband dadurch die Dualität von Materiellem und Immateriellem sowie von beschränkter Zeit und Ewigkeit. Dieser Dualismus von Körper und Geist/Seele wiederholte sich in der Folge in einer Vielzahl von philosophischen und religiösen Konzepten und Traditionen. Und auch die philosophischen Strömungen von heute bewegen sich in diesem Spannungsfeld. So wird in der Philosophie des Geistes das Bewusstsein auf chemisch-physikalische Prozesse im Gehirn reduziert. Und auf der anderen Seite des philosophischen Spektrums betrachtet der Konstruktivismus die sinnlich erfahrbare Welt als eine Illusion, als ein Produkt unseres Bewusstseins.

Und so sind wir beim Qualia-Problem angelangt, wie es in der Philosophie genannt wird, nämlich der Frage, wie aus physikalisch-chemischen Prozessen ein Bewusstsein entsteht. Wie entsteht beispielsweise beim Prozess des Sehens aus der Reizung der visuellen Sensoren im Gehirn das Bewusstsein von dem, was ich sehe? Wie entsteht aus dem Baum in meinem Garten ein sinnliches Erlebnis in meinem Bewusstsein? Und, was ist dieses Bewusstsein überhaupt? Die Beantwortung dieser Fragen liegt, wie Thomas Nagel (2019) meint, beim aktuellen Stand unserer intellektuellen Entwicklung aufgrund unserer wesensmäßigen kognitiven Beschränkung außerhalb unseres Verständnisvermögens, bleibt also eine offene Frage für die Zukunft.

2 Körperphilosophie

2.1 Eine verrückte Zeit

Wie müsste eine Philosophie des Körpers aussehen, in einer Zeit der Computer, Tablets und Smartphones, von Bewegungsmangel und Übergewicht einerseits und von Körper- und Fitnesskult andererseits? Wo es höchst uncool ist, körperlich zu arbeiten, und erst recht uncool, dabei zu schwitzen. Wo man nach der bewegungsarmen Arbeit bewegungsarm mit dem Auto ins Fitnessstudio fährt, um sich dort gegen Gebühren an Maschinen zeitgemäß zu bewegen und zu schwitzen. Wo der Körper zum gestaltbaren Objekt wird, vom Bodystyling bis hin zu Operationen, welche den Körper umgestalten. Wo Brustvergrößerungen und Fettabsaugen zum Standard werden, aber auch Prothesen selbstverständliche Lösungen bei Degenerationserscheinungen geworden sind. Wo in Zukunft der mit biotechnischen Mitteln genetisch optimierte Mensch winkt. Wo Älterwerden und Sterben als inakzeptable Einmischung in unsere Selbstbestimmung betrachtet werden. Wo Antiaging ein neuer Wirtschaftsbereich geworden ist und Pharmafirmen uns Mittel versprechen, die Alterung wie eine Krankheit behandelbar zu machen. Gegen Bezahlung kann ich meinen Körper nach dem Tod sogar einfrieren lassen, damit er später, wenn die dazu notwendigen medizinisch-technischen Möglichkeiten entwickelt worden sind, wieder ins Leben zurückgeholt werden kann.

Wir erleben heute sowohl eine Entkörperlichung des Lebens wie auch eine Kommerzialisierung des Körpers. Doch wo bleibt der Körper, der wir sind, der Körper als sich bewegendes, empfindendes und denkendes Subjekt? Haben wir den Kontakt zu unserem Körper verloren, haben wir uns zu körperfremden Wesen gewandelt und dabei vergessen, was uns zu lebendigen Wesen, zu Lebewesen macht, was Leben auf dem Planeten Erde überhaupt ausmacht – haben wir den Körper und damit das evolutionäre Erbe, das sich durch Generationen unserer Vorfahren entwickelt hat, verloren?

Körperphilosophie soll diesen Fragen nachgehen, soll ein Nachdenken über uns als körperliche Wesen sein. Welche Bedeutung, welchen Wert, welche Rolle geben wir dem Körper in unserem Leben? Wie lässt sich der Körper in ein philosophisches Denken, in ein nach Weisheit suchendes Denken, ein Denken, das uns ein gutes Leben ermöglichen soll, einbeziehen?

Doch eine wichtige Klarstellung vorweg: Es kann nicht das Ziel einer Körperphilosophie sein, ein Wissenssystem zu entwickeln, das abschließende Antworten gibt. Es geht mir vielmehr darum, eine Methode darzustellen, mit der wir Fragen stellen und nachdenken können. Es geht darum, der Suchbewegung des Denkens eine Struktur zu geben, um Themenfelder, wie sie unsere „verrückte Zeit" zuhauf mit sich bringt, zu durchleuchten und zu prüfen, ob das, was wir tun und wie wir es tun, wirklich zu unserem Besten ist.

Also, los jetzt, beginnen wir mit körperphilosophischem Denken und zwar ganz klassisch, nämlich mit Immanuel Kants Grundfragen „Was ist der Mensch?" und „Was kann ich wissen?". Die Behandlung von Kants dritter Grundfrage „Was soll ich tun?" folgt dann am Schluss dieses Kapitels.

2.2 Was ist der Mensch?

In der wissenschaftlichen Diskussion dieser Frage finden wir folgende Antworten oder Konzepte:

Naturwissenschaftliches Konzept: Der Mensch besteht aus einem Körper und dieser wiederum aus Materie. Doch aus der Sicht der Teilchenphysik ist diese Materie kaum existent, das heißt, sie besteht vor allem aus Nichts. Dennoch ist der Körper jener Teil von uns, über den naturwissenschaftliche Aussagen gemacht werden können. Über den Geist hingegen lassen sich aus naturwissenschaftlicher Sicht keine Aussagen machen.

Neurowissenschaftliches Konzept: Es gibt keine Eigenständigkeit des Geistes, denn emotionale und kognitive Prozesse sind das Produkt materieller Vorgänge in unserem Nervensystem. Jede unserer Entscheidungen entsteht daher nach dem Prinzip von Ursache und Wirkung, genau wie jeder andere Vorgang in der Natur auch.

Konzepte von Hilarion Petzold, Luc Ciompi und Gerald Hüther: Der Ausgangspunkt von *Hilarion Petzolds* Menschenbild ist, mit Bezug auf Merleau-Ponty, der belebte Körper – der Leib. Aus ihm steigt unser Bewusstsein auf, das heißt, allen Gedanken, Ideen, Gefühlen und Willensakten liegen biologische (biochemische und bioelektrische) Prozesse in unserem Hirn zugrunde. Der Leib nimmt wahr, speichert Wissen und Erfahrungen, denkt nach und drückt sich aus. Er steht in Raum und Zeit, ist in ständigem Austausch mit einer konkreten Umwelt und hat eine individuelle, in ihm abgespeicherte Geschichte (Petzold, 2004).

In eine ähnliche Richtung gehen auch *Luc Ciompis* Überlegungen. Die Wurzeln des Denkens liegen in unserem Körper. Denken entsteht immer aus der individuellen Lebensgeschichte heraus, eine Lebensgeschichte, die sich in den Körper des Menschen, in die Muskeln, Knochen, das Nervensystem, die Organe, ja in jede einzelne Zelle eingeschrieben hat. Sie steht hinter unserem Denken. Der ganze Körper denkt mit, reagiert mit, schwingt mit. Denken und Fühlen sind nicht vom Körper zu trennen. Wenn wir denken, tun wir das nicht nur mit unserem Kopf, denn Gedanken verändern die Muskelspannung und den Zustand der inneren Organe und sie wirken bis in die zelluläre Ebene unseres Körpers (Ciompi, 2016).

Und *Gerald Hüther* meint: „Das Gehirn ist mit dem Körper nicht einfach nur durch den Hals verbunden, sondern Gehirn und Körper bilden eine untrennbare funktionelle Einheit." (Hüther, 2006; S. 75)

Für das körperphilosophische Nachdenken sowie die Frage nach dem Wesen der Körperwahrnehmung macht es Sinn, die trennenden Körper-Geist-Konzepte hinter sich zu lassen. Und da der Begriff Leib außerhalb unseres allgemeinen Sprachgebrauchs liegt, ist es sinnvoll, anstelle des Begriffs „Leib" den Begriff „Körper" zu verwenden, ihn aber neu zu interpretieren, um uns so unser Verhältnis zu unserem Körper bewusst zu machen, es zu klären und bewusst zu verändern.

Das naturwissenschaftliche Konzept greift für unsere Zwecke zu kurz, da es sich auf die Beobachtung der materiellen Welt beschränkt und darum auch keine Basis für das Nachdenken über emotionale und kognitive Prozesse bieten kann. Die Neurowissenschaften wiederum befassen sich zwar mit natur- wie auch mit geisteswissenschaftlichen Fragen, sind dabei aber stark vom Wunsch geleitet, alle geistigen Prozesse auf materielle Prozesse zurückzuführen, sie als Folge von materiellen Prozessen zu erklären. Trotzdem liefern sie uns durch ihre Verbindung von natur- und geisteswissenschaftlichem Denken nützliche Konzepte für ein körperphilosophisches Nachdenken.

Um ein Fundament für die Körperphilosophie zu legen, werde ich von den Konzepten, die Petzold, Ciompi und Hüther vorlegen, ausgehen und zuerst versuchen, eine Antwort auf die oben gestellte Frage „Was ist der Mensch?" zu entwickeln.

Phänomenologisches Selbstkonzept: Als Mensch erlebe ich mich als ein körperliches, emotionales und kognitives Selbst. Ich bewege mich, ich fühle und ich denke. Ich erlebe Wechselwirkungen zwischen meinem Körper, meinen Emotionen und meinem Denken. So lösen Gedanken und Emotionen Körperreaktionen aus, die wiederum auf mein Denken und Fühlen zurückwirken. Auch Gedanken und Emotionen beeinflussen sich gegenseitig. Als Mensch bin ich kein isoliertes Wesen im Raum, sondern stehe in einer Wechselbeziehung mit meiner Umwelt, meinen Mitmenschen, mit der von Menschen geschaffenen Umwelt und der Natur. Und meine Existenz ist eingebettet in einen ständigen Veränderungsprozess, den wir Zeit nennen (Abbildung 2-1).

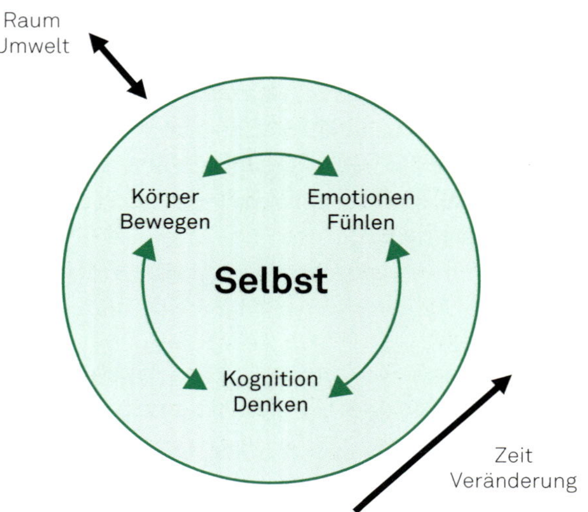

Abbildung 2-1: Zirkuläres, phänomenologisches Selbstkonzept.

Dieses Selbstkonzept ist ein phänomenologisches, das heißt, es macht keine Aussagen über die Existenz einer geistigen oder materiellen Welt, es beschreibt lediglich Beobachtungen oder eben Phänomene. Ob meine Empfindungen von einer materiellen Welt ausgehen, das weiß ich letztlich nicht. Ob mein Bewusstsein ein aus dem Gehirn aufsteigendes Phänomen ist, auch das weiß ich nicht. Ich kann aber solche Ideen als hypothetische Erklärungsmodelle betrachten und durchaus mit ihnen arbeiten.

Ich nehme diese Phänomene wahr und ich kann über sie sprechen. Ich nehme meinen Körper und seine Bewegungen wahr. Ich nehme Emotionen wahr, ich bin froh und manchmal auch traurig, wütend oder ängstlich. Ich erlebe mich als Wesen mit kognitiven Eigenschaften, ich nehme wahr, ich denke, ich erinnere mich, ich fälle Entscheidungen, ich drücke mich aus. Ich erlebe einen Raum, in dem sich mein Körper ausdehnt, einen Raum, der mich umgibt, in dem ich mich bewege. Und ich erlebe, wie ich mich verändere, wie sich meine Umwelt verändert und ich interpretiere diese Phänomene als Fluss der Zeit.

2.3 Was kann ich wissen?

Ich kann mit einem statischen Denk- und Wissenssystem an eine Erfahrung herangehen oder ich kann *phänomenologisch* vorgehen, ich kann eine Erfahrung auf mich wirken lassen und dann darüber nachdenken, wie sie auf mich wirkt. Ich nehme sie in meinem Denken nicht vorweg, sondern bin offen für das, was auf mich zukommt. Denn eine Erfahrung kann auch eine unerwartete Wirkung auf mich haben. Eine

Wirkung, die außerhalb meines bisher Erlebten, meiner Erwartungen, meines Wissens und damit auch meiner Denkgewohnheiten liegt.

Deshalb sollte ich die Idee loslassen, dass ich die Umwelt mit einem statischen Denk- und Wissenssystem erfassen kann. Ich muss mit *dynamischen Konzepten* arbeiten, mit Konzepten, die ich immer wieder verwerfe und neu entwerfe. Sie dienen mir als mentale Hilfskonstruktionen, die meinen Denkprozessen einen Rahmen und eine gewisse Logik geben. Die Umwelt ist jedoch nie so, wie ich sie mir denke. Es passt nie alles und es passt nie für längere Zeit. Denken und Wissen müssen sich immer wieder bewegen, sich verändern.

Das Denken ist ein Versuch, Erfahrungen zu verstehen, zu ordnen und für das zukünftige Verhalten die passenden Schlüsse zu ziehen. Wobei wir, wenn wir den Erkenntnissen der modernen Neurowissenschaften Glauben schenken wollen, die Bedeutung dieser Denkprozesse gerne überschätzen. Für unser Verhalten sind sie gar nicht so wichtig. Viel wichtiger sind die Entscheidungen, welche das im Innern unseres Großhirns liegende emotionale Erfahrungsgedächtnis fällt (Roth, 2007). Es tut dies ohne unser bewusstes Mittun, allein aufgrund der bisher gemachten Erfahrungen.

Und wir können noch einen Schritt weitergehen, denn unsere Lebensgeschichte hat sich nicht nur in unser Gehirn, sondern in unseren ganzen Körper, in unsere Muskeln, Knochen, die Organe, ja in jede Zelle eingeschrieben, ist zu einer *Körpergeschichte* geworden. Und diese, unsere Körpergeschichte steht hinter unserem Denken. Wenn wir denken, denkt der ganze Körper mit, reagiert mit, schwingt mit. Denken ist keine vom Körper unabhängige Aktivität. Wenn ich denke, tue ich das nicht nur mit meinem Kopf, meinem Gehirn, denn mein ganzer Körper ist ein Gehirn. Gedanken verändern die Muskelspannung, den Zustand der inneren Organe und wirken bis in die einzelnen Zellen meines Körpers. Und mit seinen Reaktionen wirkt der Körper auf die Prozesse im Nervensystem, im Gehirn zurück.

Wenn ich nachdenke, kann ich meine Aufmerksamkeit auch bewusst auf diese körperlichen Reaktionen lenken, statt mich unbewusst von ihnen beeinflussen zu lassen. Ich kann mich fragen: Wie reagiert der Körper? Entspannt oder verspannt sich die Muskulatur? Wie reagieren die verschiedenen Bereiche meines Körpers, das Becken, der Bauch, die Brust, der Hals, der Kopf, die Beine und Füße, die Arme und Hände? Zieht sich die Atembewegung aus dem Becken- und Bauchraum zurück, kriege ich ein mulmiges Gefühl im Bauch, wird es mir eng in der Brust, klebt die Zunge am Gaumen, werden Füße und Hände kalt? Oder fühle ich mich gut und lebendig, spüre ich die Atembewegung bis in meinen Beckenboden, habe ich ein wohliges Bauchgefühl, empfinde eine Weite und Offenheit in der Brust und im Hals, liegt die Zunge lang und flach im Unterkiefer und fühlen sich die Füße und Hände angenehm warm an? Nachdenken wird so zu einer Verbindung aus kognitiven und körperlichen Prozessen.

Ein weiteres Thema, welches wir bei der Frage „Was kann ich wissen?" ansprechen müssen, ist die Umsetzung von Denkvorgängen in einen *sprachlichen Ausdruck*. Denn sobald unser Denken ein bewusstes Denken wird, es also über die unbewusste und die vorsprachliche Phase hinauskommt, werden wir mit den beschränkten Möglichkeiten der Sprache konfrontiert, denn Sprache kann eine Erfahrung nur innerhalb ihres Systems, innerhalb ihres „Wissensgerüstes" ausdrücken. Dem Körper und seinen Reaktionen erschließen sich aber mehr „Wissensgebiete" als jene, die wir mit unserem Bewusstsein, unserem bewussten Denken und unserer Sprache erfassen können. Das merken wir immer dann, wenn wir versuchen, über Empfindungen und Gefühle zu sprechen. Empfindungen wie Wohlgefühl, Schmerz, aber auch Druck, Hitze oder Kälte, Gefühle wie Liebe, Angst, Wut – wir spüren sie in unserem Inneren, aber es sind subjektive Empfindungen, die nur uns selbst zugänglich sind. Diese Empfindungen in Sprache auszudrücken, damit wir sie anderen mitteilen können, ist alles andere als einfach und selbstverständlich. Und diese versprachlichten Informationen sind immer nur ein kleiner Ausschnitt aus der Menge der Informationen, die wir in unserem Nervensystem verarbeiten (siehe Kap. 6 „Über Körperwahrnehmung sprechen", S. 87 ff.).

2.4 Was meint die Biologie?

Was lässt sich aus der Sicht der Biologie zur Frage „Was kann ich wissen" sagen? Wenn wir uns von unserer menschlichen Perspektive lösen und die Frage allgemein, für alle Lebewesen beantworten möchten, wird uns schnell klar: Die Wahrnehmungsfähigkeit ist nicht dazu da, ein objektives Bild der Umwelt zu erzeugen, sondern um notwendige Informationen für das Überleben und die Fortpflanzung zu erhalten. Deshalb haben die verschiedenen Tierarten sehr unterschiedliche, an ihre jeweiligen Lebensbedingungen angepasste sensorische Systeme. Und darum sind die wahrgenommenen Welten einer Zecke, eines Elefanten, einer Fledermaus, einer Katze, eines Hundes, eines Maulwurfs und eines Menschen sehr verschieden.

Wie nimmt eine Zecke die Umwelt wahr? Sie kann weder sehen noch hören. Ihr fehlen also zwei Sinne, welche das Bild, das sich ein Mensch von der Welt macht, wesentlich bestimmen. Aber die Zecke riecht den Schweiß eines potenziellen „Blutspenders" und kann seine Wärme wahrnehmen. Wenn sie Schweiß riecht, steigt ihre Aufmerksamkeit und wenn es warm wird, weil das Opfer an ihr vorbeistreift, lässt sie sich fallen. So einfach geht das.

Darüber, wie ein Tier seine Umwelt wahrnimmt, kann man mit gutem Gewissen nur spekulieren. Doch aufgrund seiner sensorischen Ausrüstung kann man sich zumindest vorstellen, was ein Tier wahrnimmt und was nicht. Und vergleicht man dann die Wahrnehmung verschiedener Lebewesen miteinander, stellt man fest, dass die Wahrnehmungsfelder teilweise übereinstimmen, aber auch ganz unterschiedlich sein können. Wir Menschen hören nicht, wie Elefanten im Infraschallbereich miteinander kommunizieren, wir haben keine hochfrequente Radaranlage wie Fledermäuse, wir sehen nachts nicht so viel wie eine Katze und unsere Nase riecht nicht, was ein Hund riechen kann. Ein Maulwurf sieht fast nichts, hört und riecht aber sehr gut und hat einen hochsensiblen Tastsinn. Wie würden diese Tiere wohl ihre Umwelt beschreiben, wenn wir sie fragen könnten? Ihre Beschreibungen wären ganz sicher nicht die gleiche wie jene eines Menschen. Es gäbe Gemeinsamkeiten, aber auch große Unterschiede.

Wir sehen: Die Wahrnehmung ist ein höchst subjektiver Prozess. Ihr Ziel ist nicht das Erkennen einer für alle Lebewesen gleichen und somit „wahren" Welt. Jedes Lebewesen nimmt die Welt so wahr, wie sie ihm für sein Überleben von Nutzen ist.

Was sagt uns dies in Bezug auf die Wahrnehmung unseres Körpers? Auch bei unserer Körperwahrnehmung geht es nicht um die Wahrnehmung eines objektiv wahrnehmbaren Körpers. Der Zweck der Körperwahrnehmung ist der gleiche wie bei jeder anderen Wahrnehmung: Sie ist dazu da, damit wir mit unserem Körper in einer bestimmten Umgebung überleben können. Für unsere steinzeitlichen Vorfahren hieß das, dass sie nicht verhungerten, verdursteten, erfroren, an einem Hitzschlag starben oder von einem Raubtier gefressen wurden und dass sie sich fortpflanzen konnten. Oder etwas weniger dramatisch ausgedrückt und auf unser heutiges Leben bezogen: Die Körperwahrnehmung dient unserem Organismus dazu, immer wieder ein inneres Gleichgewicht herzustellen, aus einem Zustand des Unwohlseins, des Mangels oder der Bedrohung herauszukommen und in einen Zustand des Wohlbefindens zurückzukehren.

Der Sinn der Körperwahrnehmung liegt also in ihrem Nutzen für unser Überleben und unser Wohlbefinden. Wahr ist, was nützt. Dies erklärt auch, warum die subjektive Körperwahrnehmung deutlich von der objektiven, äußeren Wahrnehmung des Körpers abweichen kann. Ich nehme meinen Körper anders wahr, als er von anderen Menschen wahrgenommen wird, ich ihn im Spiegel sehen oder mit meinen Händen spüren kann.

2.5 Was meint die moderne Physik?

Realität … was ist das überhaupt? Im Zeitalter von Quanten- und Astrophysik bröckelt die Gewissheit einer Welt, wie sie sich unserer Wahrnehmung präsentiert. Denn auch das uns vertraute naturwissenschaftliche Denken und seine Art, die Welt zu betrachten, ist letztlich nur ein Modell und nicht die „Wirklichkeit". Es hat in der Zeit der Aufklärung das magische Denken des Mittelalters, das Zeitalter der Engel und des Teufels, abgelöst und neue Kriterien dafür aufgestellt, was als real zu betrachten ist. Real – also wirklich – ist, was wir mit unseren Sinnen wahrnehmen oder mit Instrumenten messen können. Den Rahmen für diese wahrnehmbaren Phänomene bilden die Dimensionen von Raum und Zeit (Newtonsche Physik). Zudem basiert das naturwissenschaftliche Denken auf einer klaren Trennung von wahrnehmendem Subjekt und wahrgenommenem Objekt, von einem Beobachter und einem beobachteten Objekt.

Doch beide Voraussetzungen, unsere als real empfundene Umwelt im definierten Rahmen von Raum und Zeit sowie die Subjekt-Objekt-Trennung, lösen sich heute in der Astro- und in der Quantenphysik, im sehr Großen des Universums und im sehr Kleinen der einzelnen Atome, auf. Vorstellungen von Raum und Zeit werden in der Astrophysik zu dehnbaren Größen. Je mehr sich die Geschwindigkeit eines Körpers im Weltall der Lichtgeschwindigkeit nähert, desto mehr schrumpft der Raum und desto langsamer vergeht die Zeit. Und je näher man die Teilchen untersucht, aus denen die Materie aufgebaut ist, desto mehr löst sich die Vorstellung einer festen Materie auf. Materie besteht vor allem aus Nichts. Der Quantenphysiker Hans-Peter Dürr (1929–2014) nannte die kleinsten Teilchen, aus denen unsere Welt aufgebaut ist, deshalb „Wirks" (Dürr, 2011). Sie wirken und sind keine Teilchen. Und noch eine weitere Aussage der Quantenphysik rüttelt an den Grundfesten unserer Vorstellung über das Wesen der Materie: Durch unser Beobachten verändert sich die beobachtete Materie. Beim sogenannten Doppelspaltexperiment verhalten sich Elektronen bei eingeschalteten Detektoren wie Teilchen. Sind die Detektoren ausgeschaltet, verhalten sie sich wie elektromagnetische Wellen. Was sind sie denn nun, Teilchen oder Wellen, beides zusammen oder keines von beidem?

2.6 Realität der sinnlich erfahrbaren Welt

Der Begriff Wahrnehmung beinhaltetet das Wort „wahr". Wenn ich etwas wahrnehme, nehme ich es als wahr entgegen. Ich zweifle nicht an seiner Existenz. Seine Existenz ist unabhängig von meiner Wahrnehmung. Es ist objektiv wahr. Doch das ist ein Irrtum. Denn eine Wahrnehmung beinhaltet immer subjektive Anteile. Etwas wirkt auf mein Bewusstsein ein und löst in mir eine Empfindung aus. Und diese Empfindung ist meine subjektive Reaktion auf diese Einwirkung.

Bei der Körperwahrnehmung kommt erschwerend hinzu, dass das Wahrnehmungsobjekt, mein Körper, von seinem Außenbild abgesehen, nur mir allein zugängig ist. Ich nehme eine weite Brust oder ein langes Bein wahr. Aber diese Wahrnehmungen lassen sich nicht objektiv verifizieren.

Die Betrachtung unserer Umwelt als reale Wirklichkeit ist ein Gedanke, an den wir uns gewöhnt haben, den wir auch mit den Menschen, die uns umgeben, teilen. Alle denken so und diese Art, die Welt zu betrachten, *Realismus* genannt, funktioniert in unserem Alltag auch ganz gut. Aber wie wir gesehen haben, gibt es Bereiche unseres Erlebens und Denkens, welche berechtigten Zweifel an der Realität dieser Wirklichkeit aufkommen lassen. Und so müssen wir uns auch fragen: Wie sieht das mit unserer Körperwahrnehmung aus? Was an unserer Körperwahrnehmung ist real und was ist Konstruktion unseres Gehirns?

Philosophische, aber auch biologische und physikalische Überlegungen sprechen gegen den Realismus und für den *Konstruktivismus* als Erklärungsmodell, wie eine Wahrnehmung in unserem Bewusstsein zustande kommt. Allerdings sei damit nicht gesagt, dass sensorische Informationen keinen Ursprung außerhalb unseres Nervensystems haben, dass unsere Wahrnehmung ausschließlich das Produkt unseres Bewusstseins ist, wie dies der radikale Konstruktivismus behauptet. Mir scheint ein relativer Konstruktivismus, wie ihn Luc Ciompi (2016) vertritt, eher zielführend.

Einfach gesagt, geht der Realismus von einer von uns, vom wahrnehmenden Subjekt, unabhängigen materiellen Umwelt aus. Diese materielle Realität wirkt auf unsere Sinne ein und erzeugt in unserem Bewusstsein ein Abbild der Realität. Wobei für unser Bewusstsein auch unser Körper ein Teil der Umwelt ist.

Für den *relativen Konstruktivismus* hingegen ist die wahrgenommene Umwelt ein Konstrukt des wahrnehmenden Subjektes. Es wirken zwar Reize von außen auf unsere Sinnesorgane ein, doch was daraus in unserem Bewusstsein als Wahrnehmung entsteht, ist das Konstrukt unseres Gehirns. Gerade die intensive Beschäftigung mit dem Körper und seiner Interaktion mit der Umwelt legt eine solche Schlussfolgerung nahe. Denn das Bewusstsein führt eben kein vom Körper losgelöstes Eigenleben, wie dies vom radikalen Konstruktivismus gesehen wird. Es ist verbunden mit einem Körper, der in einer Umwelt, in der Natur verortet ist.

Die These, die ich in diesem Buch darstellen möchte, ist daher folgende: Der wahrgenommene Körper ist eine Konstruktion des aus dem Gehirn aufsteigenden Bewusstseins (Petzold, 2004), bestehend aus sensorischen Informationen, deren emotionaler Bewertung sowie abgespeicherten Erinnerungen und Vorstellungen. Wir erleben unseren Körper als ein in unserem Bewusstsein auftretendes Phänomen.

Unser Nervensystem ist genauso wie der ganze Körper ein Produkt unserer genetischen Vorgeschichte, der Evolution, der Menschheitsgeschichte sowie unserer individuellen Lebensgeschichte. Es hat sich durch die Erfahrung dieser Geschichten entwickelt, das heißt, die wahrgenommene Welt, inklusive unseres Körpers, wird durch das erfahrungsgeschichtlich entstandene neuronale Netzwerk des Nervensystems konstruiert. Unsere Wahrnehmungsmöglichkeiten liegen deshalb nur innerhalb der Möglichkeiten dieses, unseres Nervensystems. Wir können gar nicht anders wahrnehmen als mit unseren genetisch und lebensgeschichtlich entstandenen „Wahrnehmungswerkzeugen".

Unser Körper mit seinem Nervensystem ist also das Medium, durch das wir die Umwelt wahrnehmen. Ohne Körper gäbe es keine Wahrnehmung, keinen Input, der auf unser Bewusstsein einwirkt. All unsere Rezeptoren, unsere Informationsempfänger befinden sich auf und in unserem Körper. Das ganze informationsverarbeitende System, das Nervensystem, befindet sich in unserem Körper und wird von ihm unterhalten, aufgebaut, abgebaut und mit Energie versorgt. Wahrnehmung ist ein Prozess, der in unserem Körper stattfindet. Wahrnehmung ereignet sich in unserem Körper, ist ein Phänomen in unserem Körper.

Im Prozess der Körperwahrnehmung ist der Körper also Subjekt und Objekt zugleich. Der Körper nimmt über sein Nervensystem sich selbst wahr. Bewusstsein wie Körper verlieren in diesem Prozess ihre Unabhängigkeit und beeinflussen sich gegenseitig, denn *Körperwahrnehmung ist ein zirkulärer Prozess*, in dem der Akt des Wahrnehmens den Körper verändert. Wenn ich beispielsweise meine Aufmerksamkeit auf die Atembewegung lenke, wird sie tiefer; wenn ich mich auf mein Sehen konzentriere, verändert sich die Art, wie ich sehe; wenn ich auf die Bewegung meines Armes achte, verändert sich der Kraftaufwand, mit dem ich die Bewegung ausführe.

2.7 Denke ich oder werde ich gedacht?

Wenn ich meditiere, kann ich ein wenig in mich hineinschauen und zusehen, wie mein Gehirn arbeitet. Ich sitze auf dem Meditationskissen, nehme mir vor, meine Atemzüge zu zählen, immer von eins bis zehn und dann wieder von vorne. Ich versuche meine Aufmerksamkeit auf das Zählen meiner Atemzüge zu richten. Doch was passiert? Statt dass sich mein Bewusstsein mit der Atmung und dem Zählen beschäftigt, drängen sich dauernd Gedanken und Bilder auf. Ich muss mich immer wieder dafür entscheiden, diese unerwünschten Inhalte aus meinem Bewusstsein wegziehen zu lassen. Nichts zu denken und nur die Atemzüge zu zählen, ist fast nicht möglich.

Da drängen sich Fragen auf: Denke ich oder denkt mein Gehirn, mein Körper? Schaue ich meinem Gehirn, meinem Körper beim Denken lediglich zu? Denkt es, ohne dass ich mich bewusst entscheide zu denken? Ist Denken unabhängig von meinem bewussten Ich?

Die Hirnforschung ist zur Erkenntnis gelangt, dass sich unser Gehirn hauptsächlich mit sich selbst und mit den Vorgängen im Körper beschäftigt. Doch von dieser enormen Aktivität kriegen wir glücklicherweise kaum etwas mit. Denn wir wären von der Menge an Informationen, die da verarbeitet werden, völlig überfordert. Eine Selektion durch die Bewusstseinsschranke (siehe Kap. 4.1, S. 53f.) sorgt dafür, dass nur jene Informationen in unser Bewusstsein kommen, die entweder eine bewusste Bearbeitung erfordern, deren Bearbeitung uns aber nicht überfordert, oder aber solche, die wir bewusst in unser Arbeitsgedächtnis, den hinter der Stirn in der Großhirnrinde liegenden präfrontalen Kortex (siehe Abbildung 3-1, S. 44) holen.

Beispiel

Das Gehirn entscheidet alleine

Ein weiteres Beispiel zeigt, wie das Gehirn Entscheidungen ohne unser bewusstes Mittun fällt. Während meiner Ausbildung zum Alexander-Technik-Therapeuten beobachtete ich, wie sich meine mithilfe der Technik entspannte Nackenmuskulatur dagegen sträubte, dass ich in meiner bislang gewohnten Art denke, indem sie drohte, sich anzuspannen. Ich hatte meine gewohnte Art zu denken verlassen und es war mir nicht mehr möglich, dorthin zurückzukehren. Ich konnte aber noch erahnen, welche Art zu denken es gewesen war. Es war ein stark einordnendes Denken gewesen, ein Denken, welches es mir erschwerte, Wahrnehmungen im Moment zuzulassen. Ich fragte mich: Wenn jetzt meine Nackenmuskulatur entscheidet, wie ich denke, habe ich dann meine Selbstbestimmung als denkendes Subjekt verloren? Da mir die Veränderung meines Denkens aber gefiel, ich mich emotional freier fühlte, quälte mich die Frage nicht weiter. Seither habe ich noch einige Male die Erfahrung gemacht, dass sich körperliche Veränderungen auf mein Denken und Fühlen auswirken. Und keine dieser Veränderungen habe ich je bereut.

Das führt uns zur Frage nach der Rolle der Emotionen im Entscheidungsprozess. Denn oft ist es die emotionale Beurteilung einer Situation und nicht unser bewusstes Überlegen und Urteilen, welches uns zu einer Entscheidung führt. So wurde auch im vorigen Beispiel die Spannung oder Entspannung der Nackenmuskulatur durch mein emotionales Erfahrungsgedächtnis ausgelöst. Das emotionale Erfahrungsgedächtnis entscheidet, ob sich die Situation, in der wir uns befinden, oder der Gedanke, der uns durch den Kopf geht, positiv oder negativ auf uns auswirkt. Und es tut dies aufgrund der in unseren Genen gespeicherten und in unserem Leben gemachten Erfahrungen. Ich spüre diese Bewertungen – wir nennen sie Gefühle – als Reaktionen, die in meinem Körper ausgelöst werden. Im obigen Beispiel war dies die Anspannung meiner Nackenmuskulatur.

Emotionale Bewertungen führen uns also bei komplexen, unüberschaubaren Fragestellungen wie auch in unmittelbar bedrohlichen Situationen mittels Körperreaktionen zu richtigen Entscheidungen. Sie entlasten damit unser bewusstes Entscheidungssystem von Aufgaben, die es gar nicht bewältigen könnte.

Statt lange überlegen zu müssen, mit welchem Menschen ich mein Leben teilen möchte, spüre ich recht schnell, ob ich einen Menschen liebe oder nicht. Welchen Beruf ich wähle, ist ebenfalls eine schwierige Fragestellung, die ich besser meinem Gefühl überlassen sollte. Liegt auf einer Wanderung eine Schlange vor mir auf dem Weg, werde ich sofort und ohne zu überlegen stillstehen. Rennt ein Kind seinem Ball nach und vor mein Auto, tritt mein Fuß automatisch aufs Bremspedal. Das sind Beispiele von komplexen oder sehr schnellen Entscheidungen, die mein bewusstes Entscheidungssystem überfordern würden.

Wenn ich hingegen wählen muss, ob die Summe von vier plus drei nun sieben oder acht ist, nehme ich besser mein bewusstes Arbeitsgedächtnis zu Hilfe. Auch beim Schreiben weiß ich nicht aus dem Bauch heraus, wo ich ein Komma setzen muss, sondern ich erinnere mich an die Kommaregeln, die ich gelernt habe.

Bei der Entscheidung, welchen Joghurt ich im Supermarkt in meinen Einkaufswagen stellen soll, ist der Fall dann schon nicht mehr so klar. Wähle ich den Joghurt mit der tollsten Verpackung, jenen, der mir das letzte Mal so gut geschmeckt hat, oder jenen, welcher wenig Zucker und keinen künstlichen Farbstoff enthält?

Bei Fragen wie „Wie repariere ich eine gebrochene Wasserleitung?" oder „Wie schreibe ich ein Computerprogramm, welches medizinische Behandlungsmethoden bei einer bestimmten Krebserkrankung vergleicht?" ist jedoch ganz klar eine bewusste, kognitive Arbeit gefragt.

Wie wir sehen, verwenden wir in unserem Lebensalltag beide Entscheidungssysteme, für komplexe oder sehr schnelle Entscheidungen das *emotionale Erfahrungsgedächtnis* und für überschaubare Aufgaben, die logisches Denken erfordern und für deren Bearbeitung uns genügend Zeit zur Verfügung steht, nutzen wir unser *bewusstes Arbeitsgedächtnis,* den präfrontalen Kortex.

Und wie gehen wir nun in unserem konkreten Alltag mit diesen Entscheidungssystemen um? Und welche Rolle spielt dabei unser Körper und unsere Körperwahrnehmung? Gerald Hüther (2006) beschreibt die Situation, in der wir uns heute befinden, so: Mit der Aufklärung hat sich die Dominanz des Verstandes und damit die Verleugnung des Körpers und die Unterdrückung der Gefühle definitiv durchgesetzt, sodass bis Ende des 20. Jahrhunderts kaum jemand auf die Idee kam, das Denken als untrennbar mit dem Fühlen oder das Gehirn als untrennbar mit dem Körper zu betrachten. Doch das Denken ist kein geeignetes Instrument, um sich damit in der Welt zurechtzufinden, um komplexe Zusammenhänge zu erfassen und sinnvolle Entscheidungen zu treffen, die das eigene Überleben sichern und Weiterentwicklung möglich machen. Dazu müssen wir in der Lage sein, etwas zu empfinden, die Intelligenz und die Kraft unserer Gefühle anzuerkennen, schätzen und nutzen zu lernen. Wir müssen die verloren gegangene Einheit von Denken, Fühlen und Handeln, von Rationalität und Emotionalität wiederfinden. Hüther verwendet deshalb den Begriff Körperselbst und meint damit die Einheit unserer körperlichen, geistigen und emotionalen Ressourcen.

Für die Entscheidungen, die wir in unserem Lebensalltag treffen müssen, ist es sehr wichtig einen guten Zugang zur Körperwahrnehmung zu haben, denn nur so spüren wir die Körperreaktionen, die durch unser emotionales Erfahrungsgedächtnis ausgelöst werden. Nehmen wir diese Reaktionen wahr, gibt uns das eine Gewissheit und Ruhe, die uns trägt und der wir vertrauen können. Wir spüren so etwas wie einen inneren Verhaltenskompass, wir wissen klar, was wir wollen und was nicht.

Und so sind wir bereits mitten in Überlegungen zu Kants dritter philosophischer Grundfrage: „Was soll ich tun?“

2.8 Was soll ich tun?

Körperphilosophie kann uns eine Art zu denken und zu leben aufzeigen, mit der wir unseren Körper wieder in unser Leben integrieren können, in der wir wieder zum Körper werden können, der wir sind.

Denn in der Abspaltung des Körpers und der damit verbundenen Verdrängung von Gefühlen und Empfindungen, im Rückzug in die Gedankenwelt, liegt die Ursache vieler gesundheitlicher Probleme. Oftmals passen unsere gedanklich konstruierte „Welt“ und unser körperliches Erleben nicht zusammen, es entstehen Widersprüche und Spannungen, die zu Störungen der psychischen und physischen Gesundheit führen.

Unser Körper ist kein gedachter Körper, er ist ein materieller Körper, der in sich und mit seiner Umwelt interagiert und sich in einem dauernden Veränderungsprozess befindet. Doch diese Eigendynamik richtet sich nicht nach unseren Gedanken. Stattdessen wirft sie immer wieder Fragen auf, die wir in unserem Denken und Verhalten nachvollziehen müssen. Tun wir das nicht, so wird uns unser Körper fremd, wir leben nicht mehr im Einklang mit ihm, unser Verhalten beginnt seine Funktionsfähigkeit zu stören und wir entwickeln körperliche Symptome. Wir werden krank oder verletzen uns.

Achten Sie deshalb in Ihrem Alltag darauf, wie Ihr Körper auf äußere Situationen wie auch auf eigene Gedanken reagiert, und versuchen Sie, Ihr Verhalten im Einklang mit dem eigenen Körper zu gestalten, auf sein Wohlbefinden und seine Funktionsfähigkeit zu achten. Prüfen Sie, ob Ihre Vorstellungen von sich, von Ihren Mitmenschen, von der Welt, in der Sie leben, positive oder negative Körperreaktionen auslösen. Seien Sie bereit, sich von gewohnten Vorstellungen zu lösen und mit anderen Vorstellungen zu experimentieren, um so neue, nützlichere Vorstellungen zu entwickeln.

Körperphilosophie heißt in diesem Sinn, bewusst mit dem Körper zu leben, zu spüren, was für uns, unser Leben und Überleben gut und richtig ist, und entsprechend zu entscheiden und zu handeln.

Wenn Sie direkt erfahren möchten, wie sich dies im konkreten Lebensalltag auswirken kann, lesen Sie in Kap. 9 „Herausforderungen von heute“ und Kap. 10 „Die Körperwahrnehmung nutzen“ weiter. Wenn Sie erfahren möchten, wie die Körperwahrnehmung in Ihrem Körper zustande kommt, lesen Sie im nächsten Kapitel weiter.

3 Physiologie

So, nach den philosophischen Überlegungen ist es jetzt aber höchste Zeit, das Thema Körperwahrnehmung aus physiologischer Sicht anzuschauen. Was lässt sich aus der Sicht der Physiologie zur Entstehung der Körperwahrnehmung sagen?

3.1 Wahrnehmung des Bewegungsapparates und der inneren Organe

Die Wahrnehmung unseres *Bewegungsapparates*, also der Muskeln, Sehnen, Faszien und Knochen, ist speziell, denn im Gegensatz zu unseren inneren Organen ist er im bewusstseinsfähigen Teil unseres Gehirns, der Großhirnrinde, bereits repräsentiert. Es gibt dort Areale, welche für die Motorik (Bewegung) und solche, welche für die Somatosensorik (Körperwahrnehmung) zuständig sind. Wir haben in der Großhirnrinde also Nervenzellen (Neuronen), die für die Wahrnehmung des Bewegungsapparates spezialisiert sind. Das ganze System zur Steuerung des Bewegungsapparates nennen wir *willkürliches oder somatisches Nervensystem*. Anders als die inneren Organe können wir unseren Bewegungsapparat, wenn es notwendig ist oder wenn wir es wünschen, bewusst wahrnehmen.

Betrachten wir die Großhirnrinde, die gewundene Oberfläche des Großhirns, so lassen sich verschiedene Areale mit ihren jeweils spezifischen Aufgaben unterscheiden (Abbildung 3-1). Beginnen wir an der Vorderseite der Großhirnrinde. Da liegt der präfrontale Kortex, er ist der „Arbeitstisch“ des bewussten Gehirns. Dort wird unser Verhalten entworfen, abgewogen und werden Entscheidungen getroffen. Im dahinter anschließenden prämotorischen Kortex findet die Planung der Bewegungen statt. Und vom primären motorischen Kortex gehen Bewegungsimpulse schließlich in den Bewegungsapparat. Der primäre somatosensorische Kortex ist zuständig für die sensorische Erfassung von Zuständen und Bewegungen. Die beiden primären Kortizes bilden zwei Querbögen über die beiden Hirnhälften. Der visuelle Kortex ist für das Sehen zuständig, der auditorische für das Hören. In den Assoziationskortizes fließen Informationen aus verschiedenen Hirnbereichen zusammen und werden dort verarbeitet.

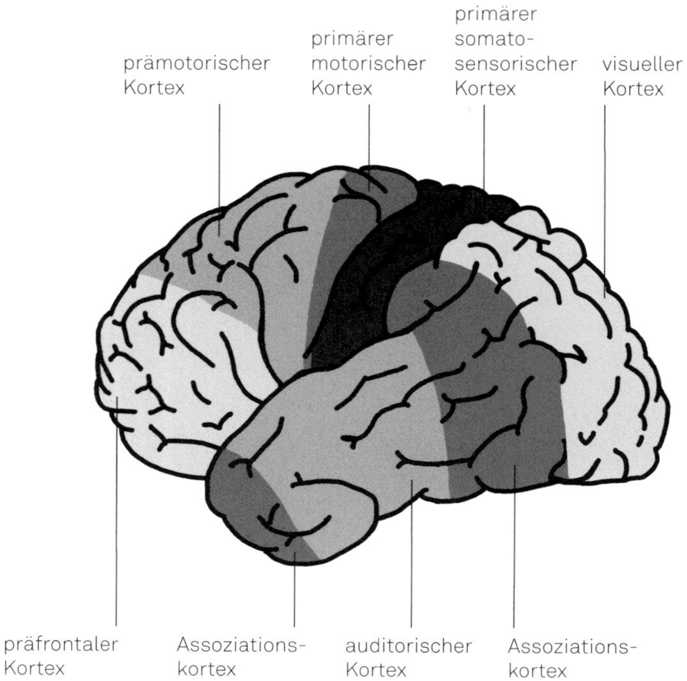

Abbildung 3-1: Die Großhirnrinde mit ihren Arealen für bestimmte neurophysiologische Funktionen.

Über die Areale der primären motorischen und somatosensorischen Kortizes sind die einzelnen Bereiche des Bewegungsapparates angeordnet, wobei die Repräsentanz in den beiden Arealen unterschiedlich ist (Abbildung 3-2). So ist etwa die Hand im motorischen Kortex und die Lippen im sensorischen Kortex sehr stark repräsentiert. Das liegt daran, dass sich Bereiche vergrößern, wenn eine bestimmte Fähigkeit stark gefordert ist, also die Hand motorisch und die Lippen sensorisch sehr aktiv sind. Durch das intensive Bewegen des Daumens bei der Bedienung des Smartphones lässt sich beispielsweise auch eine deutlich erhöhte Repräsentation des Daumens im Gehirn feststellen. Genauso vergrößern sich die entsprechenden Gehirnareale durch das tägliche Üben mit einem Musikinstrument.

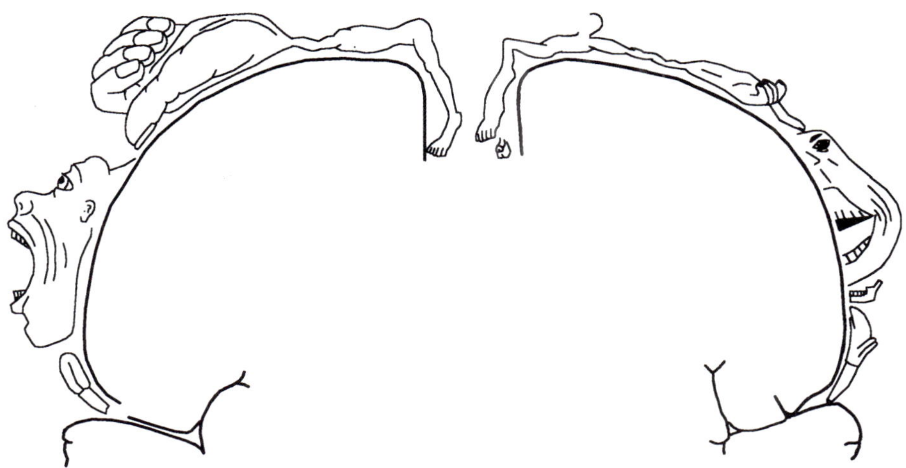

Abbildung 3-2: Die Repräsentanz des männlichen Bewegungsapparates in der Großhirnrinde, im sogenannten Homunkulus. Links der primäre motorische Kortex und rechts der primäre somatosensorische Kortex.

Beispiel

Beispiel einer sensomotorischen Steuerung

Welche Funktionen erfüllen die Rezeptoren im Unterarmmuskel (M. flexor digitorum superficialis), der den Zeigefinger beugt, während wir ein Glas Wasser fassen, hochheben und trinken?

Das zentrale Nervensystem (Gehirn und Rückenmark) aktiviert über die motorischen Nerven (Motoneuronen) die Arm- und Handmuskeln, sodass wir das Glas greifen können. Gleichzeitig liefern sensorische Nerven permanent Informationen ans Gehirn, etwa über die Position der Hand, den Druck der Finger auf das Glas oder, wie in Abbildung 3-3 dargestellt, über die Spannung im Muskel, der den Zeigefinger beugt.

Diese Informationen werden im Gehirn von Gruppen von Nervenzellen, die für die Steuerung von Arm, Hand und Fingern zuständig sind, verarbeitet, sodass der weitere Verlauf der Bewegung über die motorischen Nerven präzise gesteuert werden kann. Die Bewegungssteuerung ist also ein zirkulärer Prozess des sensomotorischen Systems. Das klingt einfach. Doch die Steuerung dieser Bewegung ist äußerst komplex und bindet Millionen von Nervenzellen mit ein, welche Informationen über den elektrochemischen Steuerprozess analysieren, hemmen oder verstärken und das Ergebnis schließlich weiterleiten. So kann die Hand das Glas greifen und zum Mund führen, die Lippen kommen in Kontakt zum Glas und durch die Kippbewegung der Hand fließt das Wasser in den Mund.

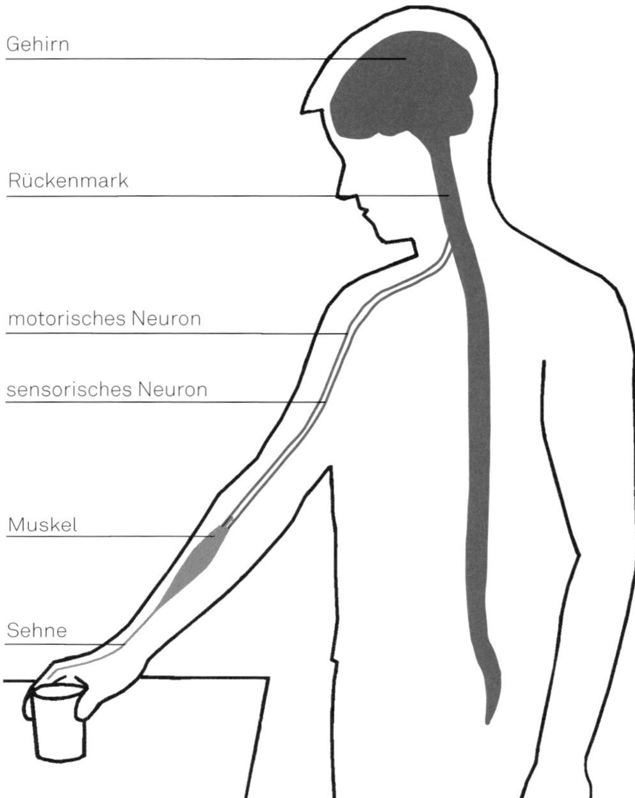

Abbildung 3-3: Sensorische Nervenbahn vom Muskel zum Gehirn und motorische Nervenbahn vom Gehirn zum Muskel.

Die *inneren Organe* nehmen wir im Normalfall nicht wahr, denn ihre Steuerung geschieht nicht in der Großhirnrinde. Ihre Steuerung ist evolutionsgeschichtlich viel älter als jene des Bewegungsapparates und findet daher auch im viel älteren Bereich des Gehirns, dem Hirnstamm (Abbildung 3-4) statt.

Der Hirnstamm schließt direkt an das Rückenmark an und wird von diesem und den außerhalb des Rückenmarks verlaufenden Hirnnerven mit den inneren Organen verbunden. Wir nennen dies den *vegetativen oder autonomen Teil unseres Nervensystems.* Seine Hauptaufgabe besteht darin, das innere Gleichgewicht, die sogenannte Homöostase des Körpers aufrechtzuerhalten. Dazu gehört die Anpassung des inneren Milieus des Körpers an die sich dauernd verändernden Umgebungsbedingungen. So reguliert das vegetative Nervensystem die lebenswichtigen Vitalfunktionen wie Herzschlag, Blutdruck, Atmung, Verdauung und Stoffwechsel, indem es die verschiedensten Organsysteme wie das Herz, die Blutgefäße, die Drüsen oder die Sexual-

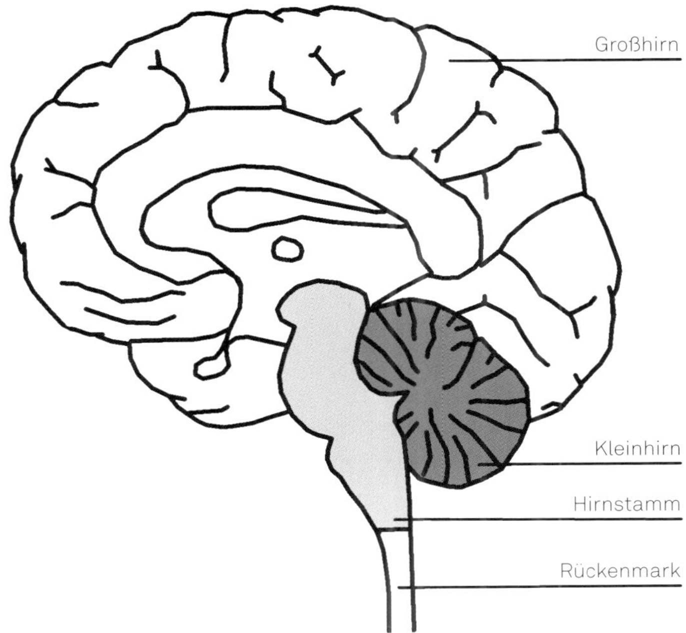

Abbildung 3-4: Längsschnitt durch Hirn und Rückenmark. Der Hirnstamm verbindet das Rückenmark mit dem Gehirn und regelt die basalen Funktionen des Körpers.

organe steuert. Die hierfür notwendigen Prozesse laufen automatisch ab und zwar durch zwei sich ergänzende Systeme, den Sympathikus und den Parasympathikus. Sie sind funktionell gesehen Gegenspieler. Während der Sympathikus den Organismus auf eine Aktivitätssteigerung einstellt, überwiegt die Aktivität des Parasympathikus in Ruhe- und Regenerationsphasen.

Schauen wir uns noch kurz den *Aufbau der Nervenzellen,* den Bausteinen des Nervensystems an. Vereinfacht gesagt, besteht eine Nervenzelle in der Regel aus einem Zellkörper und mehreren Verästelungen, die mit anderen Nervenzellen in Kontakt stehen und über die Informationen in Form von elektrischen Impulsen empfangen oder gesendet werden. Der sendende Fortsatz heißt Axon, er kann bis zu einem Meter lang sein. Die empfangenden Fortsätze nennt man Dendriten (Abbildung 3-5). Ein Neuron steht im Mittel mit 1000 anderen Nervenzellen im Austausch. Die Verbindung der Neuronen untereinander findet über die an den Enden der Axone und Dendriten liegenden Synapsen statt (Abbildung 3-6).

Sind die ankommenden elektrischen Signale von anderen Nervenzellen stark genug, wird also ein bestimmter Schwellenwert (elektrisches Spannungspotenzial) der Erregung überschritten, feuert das Neuron. Ein elektrischer Impuls, das sogenannte Aktionspotenzial, schießt durch das Axon in Richtung Synapse. Die Geschwindigkeit der elektrischen Weiterleitung hängt neben der Dicke des Axons (dicke Axone leiten schneller, dünne langsamer) auch von den Gliazellen ab, welche die Nervenfaser ummanteln (Abbildung 3-5). Sie bilden dichte Hüllen um das Axon, die wie Perlen auf einer Kette aufgereiht sind. Diese Hüllen nennt man Myelin-Scheiden. Sie funktionieren wie die Isolierung eines Kabels. Die Axone verbinden die Nervenzellen untereinander (Abbildung 3-6) und mit den Organen des Körpers. So gelangen sensorische Signale vom Körper ins Gehirn und umgekehrt motorische Signale vom Gehirn in den Körper.

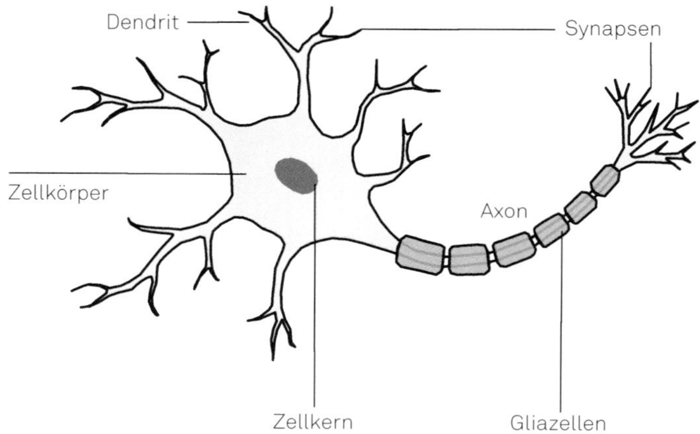

Abbildung 3-5: Der Aufbau einer Nervenzelle.

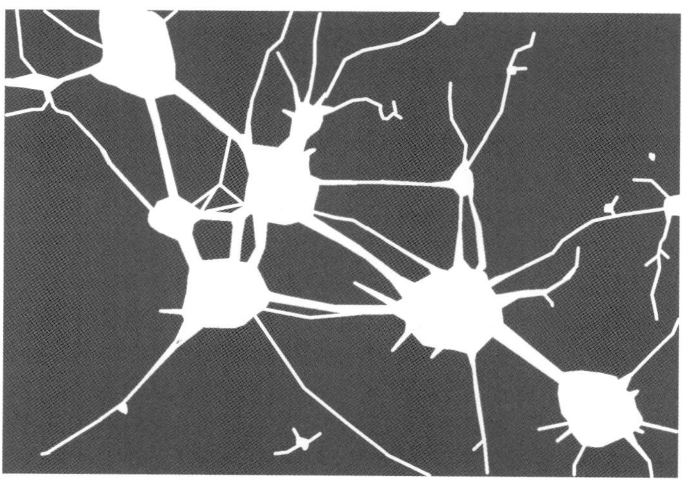

Abbildung 3-6: Die Vernetzung der Nervenzellen in unserem Gehirn.

Man unterscheidet je nach ihrer Funktion verschiedene Typen von Nervenzellen oder Neuronen. Neben den sensorischen und den motorischen Neuronen gibt es auch Interneuronen. Ihre Aufgabe ist es, Neuronen zu verbinden und so die elektrischen Impulse weiterzuleiten.

3.2 Somatosensorik

Die Körperwahrnehmung beginnt bei den Informationsbeschaffern, den sensorischen Nervenzellen – den Sensoren. Die folgende Aufstellung (Abbildung 3-7) gibt einen Überblick über die verschiedenen Arten von Sensoren oder Rezeptoren, wie wir sie auch nennen.

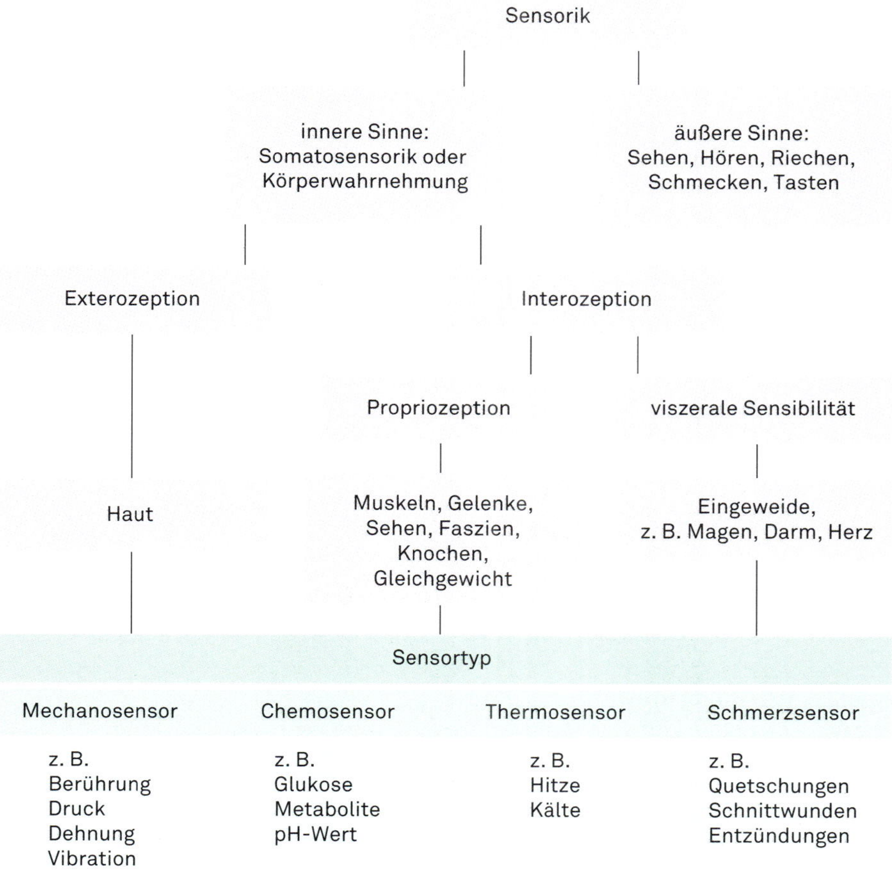

Abbildung 3-7: Die Teilbereiche der Sensorik.

Zuerst unterscheiden wir bei der Sensorik die inneren und die äußeren Sinne. Die äußeren Sinne sind für das Sehen (Augen), das Hören (Ohren), das Riechen (Nase), das Schmecken (Mund) und das Tasten (Haut) zuständig. Die inneren Sinne bezeichnen wir als Somatosensorik. Sie liefern uns die Informationen für die Körperwahrnehmung und lassen sich unterteilen in die Extero- und die Interozeption. Zur Exterozeption gehören die Rezeptoren der Haut, also unserer Körperoberfläche. Zur Interozeption zählen wir die Rezeptoren im Körperinnern, also des Bewegungsapparates (Propriozeption) – sie liefern Informationen über die Lage und Bewegung des Körpers im Raum – und der inneren Organe (viszerale Sensibilität). Mit ihnen fühlen wir etwa die Atembewegung, die Tätigkeit der Verdauungsorgane und die durch die Emotionen hervorgerufenen Körperreaktionen. In allen Bereichen der Somatosensorik finden wir Sensoren, welche mechanische, chemische, thermische oder schmerzerzeugende Zustände erfassen.

3.3 Körper und Bewusstsein

Im Nervensystem verbinden sich die beiden Bereiche von Körper und Geist. Es steuert die körperlichen Prozesse, also die inneren Organe und die Bewegungen, und in ihm entsteht das Bewusstsein – das Geistige, das Immaterielle steigt aus ihm hoch (Petzold, 2004).

Wo ist die Grenze zwischen dem Nervensystem und dem Rest des Körpers? Die einfache, aber zu schnelle Antwort wäre: Alle Nervenzellen bilden zusammen das Nervensystem. Alles andere in unserem Körper gehört nicht zum Nervensystem. Doch kann ein Nervensystem ohne Körper existieren, so wie die Steuereinheit einer Maschine? Nein, natürlich nicht. Der Körper versorgt die Nervenzellen mit Sauerstoff und er transportiert ihre Auf- und Abbauprodukte. Das Nervensystem ist ein integraler Teil des Körpers. Unseren Körper müssen wir als zirkuläres System betrachten, in dem sich die einzelnen Teile in einer gegenseitigen Funktionsgemeinschaft befinden. Zudem laufen Steuerprozesse in unserem Körper nicht nur über elektrische Impulse, sondern auch über Hormone, welche vom Blut transportiert werden, sowie zwischen den einzelnen Zellen durch chemische Interaktion in der Flüssigkeit um die Zellen, wie auch in den Zellen mit ihren eigenen internen Regulierungssystemen.

Das Nervensystem vom Rest des Körpers zu unterscheiden, ist eine Grenzziehung, nach der unser einteilendes und dadurch unterscheidendes Denken verlangt. Doch warum diese Grenzziehung nicht einfach sein lassen? Denn eine Trennung zwischen einem steuernden Nervensystem und einem von ihm gesteuerten Körper ist nicht sinnvoll, wenn man Phänomene wie menschliches Bewegen, Fühlen oder Denken oder eben die Körperwahrnehmung beschreiben will. Denn es gibt keine

Körperwahrnehmung ohne körperliche Reaktion auf den Akt des Wahrnehmens. Die Wahrnehmung verläuft nicht linear vom Körper zum Gehirn und dann in unser Bewusstsein. Der Wahrnehmungsprozess ist ein *zirkuläres Geschehen*. Der Körper verändert sich durch den Wahrnehmungsprozess, und zwar auch ohne dass wir dies beabsichtigen. Es geschieht bereits dadurch, dass wir unsere Aufmerksamkeit auf einen bestimmten Körperbereich lenken, denn die Bewertung der sensorischen Information durch das emotionale Erfahrungsgedächtnis (siehe Kap. 5.1, S. 77 ff.) löst unmittelbar eine Körperreaktion aus. Und die kognitive Verarbeitung, das Verbinden mit Gedächtnisinhalten und das Einordnen in unsere Denkstrukturen, hat noch einmal Körperreaktionen zur Folge.

Gerade die Beschäftigung mit dem Thema Körperwahrnehmung lehrt uns, dass sich Bewusstseinsprozesse nicht von körperlichen Prozessen trennen lassen. Bewusstseinsprozesse basieren auf elektrischen und chemischen Vorgängen in und zwischen Nervenzellen. Und diese sind eingebunden in ein riesiges Netz von Nervenzellen, die ihrerseits in ein System von verschiedenartigen Körperzellen integriert sind.

Am Anfang einer Körperwahrnehmung steht ... ja, was jetzt? Ich wollte schreiben: Am Anfang steht ein Reiz, der auf einen somatosensorischen Rezeptor einwirkt. Ja, vielleicht. Vielleicht ist in meinem Bewusstsein aber auch der Wunsch aufgestiegen, einen bestimmten Körperbereich wahrnehmen zu wollen, z. B. der Wunsch, die Lage meiner Zunge im Mund zu überprüfen. In diesem Fall würde die Körperwahrnehmung im Gehirn beginnen. Die Aufmerksamkeit würde auf die Zunge gelenkt, die somatosensorischen Informationen aus meinem Mund kämen in mein Bewusstsein und ich könnte rausfinden, wie und wo die Zunge den Mundraum berührt. Es könnte aber auch sein, dass ich mir auf die Zunge gebissen habe und die Schmerzrezeptoren meinem Gehirn eine Gewebeverletzung melden. Diese Information würde eine sofortige Muskelkontraktion in der betroffenen Körperregion auslösen. Diese wirkt auf die Spannungsrezeptoren in den Muskelfasern ein, welche wiederum elektrische Impulse in Richtung Hirn schicken. Die Verletzung der Zunge und die damit verbundene Anspannung kämen so in mein Bewusstsein.

Diese einfachen Beispiele machen klar: Körperwahrnehmung ist keine Einbahnstraße vom Körper ins Gehirn und ins Bewusstsein. Sie ist ein Prozess, der in beide Richtungen verläuft, vom Körper zum Gehirn, aber auch umgekehrt, und sie kann ihren Anfang an verschiedenen Punkten des Wahrnehmungsprozesses nehmen.

Exkurs

Gehirn ohne Körper?

Der Reduktionismus, zu welchem das naturwissenschaftliche Denken neigt und welcher geistige Funktionen, wie Denken und Fühlen, auf Auswirkungen materieller Vorgänge reduziert, bescherte uns in den letzten Jahrzehnten eine weitere Spielart der Trennung von Körper und Geist: die Abtrennung des Gehirns vom Rest des Körpers. In aufwendigen Forschungsprojekten wird versucht, das menschliche Gehirn mit Computern nachzubilden. Dabei geht man nicht nur von der Annahme aus, dass ein Gehirn ohne den Körper, in den es eingebettet ist, funktioniert, sondern auch davon, dass alle Prozesse, welche ein menschliches Gehirn ausmachen, mit Computertechnik simuliert werden könnten. Ja, die Visionen gehen noch weiter. Könnte ein Gehirn tatsächlich mit Computern nachgebaut werden, dann wäre es möglich, ein individuelles Gehirn und damit auch das Bewusstsein eines bestimmten Menschen (mit den entsprechenden finanziellen Möglichkeiten) von seinem sterblichen Körper unabhängig zu machen. Das Individuum würde, solange die Computer funktionieren, unsterblich. Die unmenschliche Vorstellung eines Größenwahnsinnigen.

Doch bei der Erforschung des Gehirns ist die Wissenschaft noch weit davon entfernt, alle beteiligten Prozesse zu verstehen. So kann man beispielsweise erst einen sehr kleinen Teil der neuronalen Struktur eines Rattenhirns abbilden und noch kein ganzes Gehirn. Ein menschliches Gehirn hat 100 Milliarden Nervenzellen. Jede einzelne Nervenzelle kann mit bis zu 10 000 anderen Nervenzellen verbunden sein. All diese Nervenzellen und ihre Verbindungen in einem Computermodell abzubilden, ist eine gigantische Aufgabe. Dann muss man auch verstehen, wie all diese Neuronen interagieren, sowohl elektrisch als auch chemisch. Hinzu kommt die sogenannte Neuroplastizität, das heißt, ein Gehirn ist lernfähig und speichert neue Erfahrungen mit immer wieder neuen neuronalen Verknüpfungen ab. Ein Gehirn ist also eine permanente Baustelle, nie fertig gebaut.

4 Psychologie der Körperwahrnehmung

4.1 Überblick

Der Antrieb hinter jeder Wahrnehmung ist ihr Nutzen für unser Leben und Überleben, für unser Wohlbefinden. So betrachtet, dient die Körperwahrnehmung der Pflege des inneren Gleichgewichts in unserem Organismus, sie hilft uns dieses zu bewahren und wenn wir es verloren haben, es wiederherzustellen. Diese Selbstregulierung des Organismus geschieht jedoch größtenteils unbewusst. So werden neben den inneren Organen auch unsere Bewegungen meist unbewusst gesteuert. Wir sind uns nicht bewusst, wie wir gehen oder den Arm heben. Erst wenn eine Situation außerordentlich oder bedrohlich ist oder wenn wir uns bewusst entscheiden, einen Körperbereich wahrzunehmen, treten die Informationen als Körperempfindungen durch die Bewusstseinsschranke und werden kognitiv verarbeitet – werden zu einer Körperwahrnehmung (Abbildung 4-1).

Die Körperwahrnehmung ist also eine Ausnahmeerscheinung des sensomotorischen Regelkreises. Die allermeisten somatosensorischen Informationen werden für die Steuerung des Organismus verwendet, ohne dass wir etwas davon mitbekommen. Zudem ist die Körperwahrnehmung ein stark subjektiv geprägter Prozess und nur uns selbst zugänglich. Und was für uns besonders interessant ist: Die bei der Entstehung der Wahrnehmung verwendeten Vorstellungen sind erlernt und lassen sich unseren Bedürfnissen entsprechend verändern und weiterentwickeln.

Eine differenzierte Körperwahrnehmung kann erlernt werden.

Somatosensorische Informationen: Wenn Sie beispielsweise Ihren rechten Fuß wahrnehmen, welche Informationen melden sich da in Ihrem Bewusstsein? Gehen wir davon aus, dass Sie Ihren Fuß nicht anschauen, ansonsten würden Ihnen wahrscheinlich zuerst visuelle Wahrnehmungen in den Sinn kommen. Also, was erfahren Sie durch die somatosensorischen Informationen über Ihren Fuß?

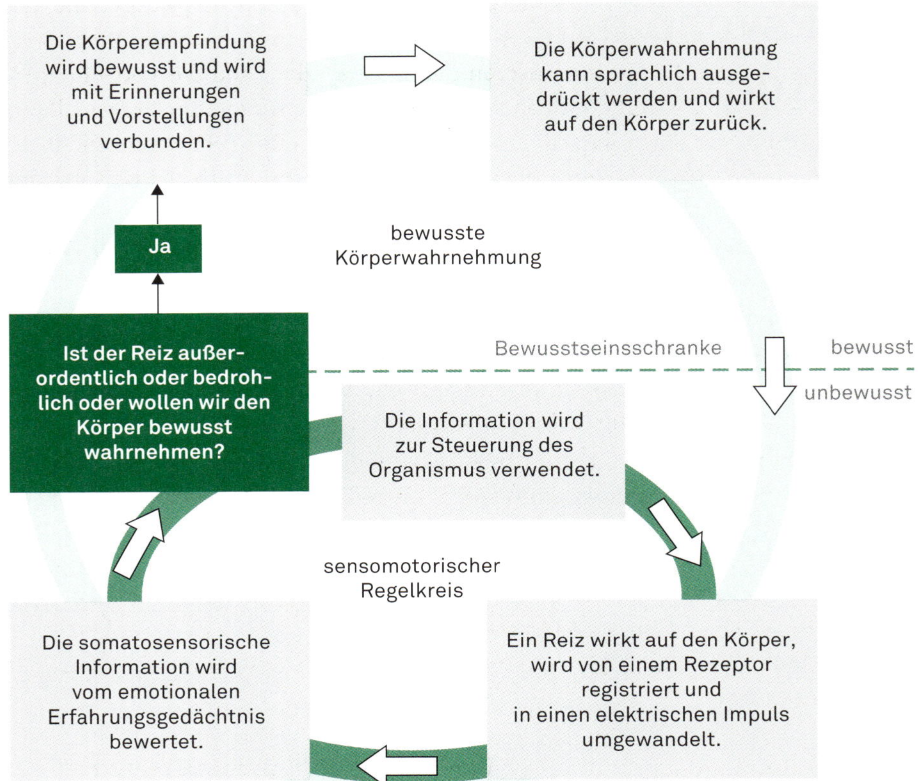

Abbildung 4-1: Bewusste Körperwahrnehmung und unbewusste sensomotorische Regulierung des Organismus.

- Er steckt in Strümpfen.
- Die Fußunterseite hat teilweise Kontakt zum Boden.
- Der Fuß lässt sich in verschiedenen Gelenken bewegen.
- Er fühlt sich kalt oder warm an.
- Er schmerzt, weil die Schuhe an einigen Stellen drücken.
- Auf seiner Haut bildet sich Schweiß.
- Er fühlt sich nach der Joggingrunde oder vom langen Stehen müde an.
- Seine Muskulatur ist angespannt oder entspannt.
- Er hat eine herrliche Fußmassage erhalten.
- Er hat sich beim Sport eine Bänderverletzung zugezogen.
- Der Boden unter ihm ist kalt oder warm.
- Die Wahrnehmung des Fußes löst Trauer oder Lustgefühle aus.

Die Wahrnehmung des Fußes kann enorm vielfältig sein, bedingt durch die verschiedenen Arten von Rezeptoren in unseren Füßen sowie durch die Emotionen und Erinnerungen, die wir mit unseren Füßen verbinden, und die Vorstellungen, die wir mit unseren Empfindungen verbinden. Auch aufgrund der Fragestellung, der Erwartungshaltung und Art der Aufmerksamkeit können sehr unterschiedliche Wahrnehmungen des Fußes entstehen. Auch wenn wir, wie im obigen Beispiel, den Fuß nicht angeschaut haben, wird die visuelle Vorstellung des Fußes, seine räumliche Ausdehnung, Oberflächenbeschaffenheit und Beweglichkeit stark im Vordergrund stehen.

Körperempfindung (emotional bewertete somatosensorische Information): Die Körperwahrnehmung ist in ihrem Ursprung nichts Sprachliches. Am Anfang stehen die Rezeptoren, welche Zustände und Veränderungen bezüglich Zug- und Druckkräften, Lage, Bewegung, Temperatur, Schmerz und chemischen Prozessen registrieren und in elektrische Impulse umwandeln. Diese gelangen über Nervenleitungen in unser Gehirn und werden dort verarbeitet. Sie werden emotional bewertet, das heißt beurteilt, ob sie für unseren Organismus gut oder schlecht sind und dementsprechend für die Steuerung unserer Körperfunktionen und unseres Verhaltens verwendet. In Ausnahmefällen durchbrechen diese Informationen und Bewertungen die Bewusstseinsschranke und kommen als Körperempfindungen in unser Bewusstsein.

Körperwahrnehmung (mit Vorstellungen verbundene Körperempfindung): Durch einen kognitiven Verarbeitungsprozess entsteht aus einer Körperempfindung eine Körperwahrnehmung. Dabei fasst der Begriff Kognition alles zusammen, was wir umgangssprachlich unter Denken verstehen. Wenn wir unseren Körper wahrnehmen, verbinden wir Inhalte aus den beiden Gedächtnissystemen unseres Gehirns. Im bewussten (deklarativen) Gedächtnis sind Ereignisse aus unserer Biografie und erworbenes Wissen abgespeichert, also unsere Erinnerungen und Vorstellungen. Im unbewussten (prozeduralen) Gedächtnis sind Fertigkeiten abgespeichert, die wir automatisch, ohne nachzudenken, abrufen können. Dazu gehören auch die Steuerprogramme für alle erlernten Bewegungen (z.B. Arme bewegen, Stehen, Gehen, Rennen, Schwimmen, Radfahren usw.).

Für die kognitive Verarbeitung einer Körperempfindung zu einer Körperwahrnehmung dienen uns kognitive Muster, wir nennen sie hier Vorstellungen (Abbildung 4-2). Diese bauen wir im Laufe unseres Lebens auf. Unser Umfeld, die Kultur, in der wir aufwachsen, die Bildung, die Sprache, all dies liefert uns Bausteine dazu. In unserer naturwissenschaftlich geprägten Kultur ist es naheliegend, auch anatomisches und physiologisches Wissen zu benutzen, um die Empfindungen einzuordnen und im bewussten Gedächtnis abzuspeichern. Wir könnten aber auch andere kultu-

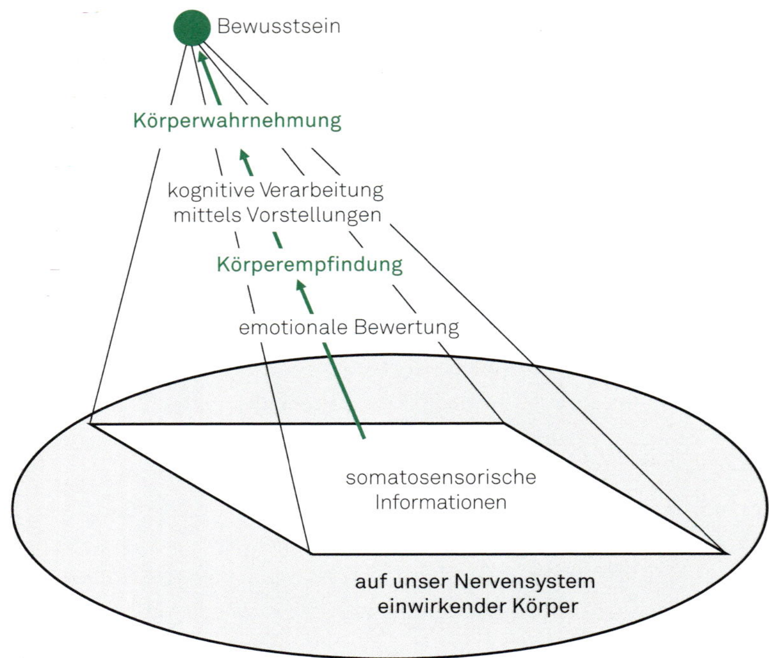

Abbildung 4-2: Verarbeitende Ebenen des Nervensystems.

rell und geschichtlich bedingte Vorstellungen, z. B. Konzepte vom Wirken von Säften (Viersäftelehre) oder von Energiebahnen (Meridiane), verwenden.

Es ist die Vorstellung einer Wahrnehmung, welche eine Wahrnehmung erst möglich macht. Wenn ich weiß, was ich empfinde, kann ich die Empfindung einordnen, sie in einen sinnvollen Zusammenhang bringen und so zu einer Körperwahrnehmung werden lassen, über sie nachdenken und sprechen. Eine Körperwahrnehmung muss ich mir also erarbeiten.

> Erst wenn ich weiß, was ich wahrnehmen will,
> kann ich es wahrnehmen.

Wir können innere Körperstrukturen wie Knochen, Muskeln, Sehnen, Faszien und innere Organe durch das Studium der anatomischen und physiologischen Verhältnisse visualisieren. Bilder und Texte im Internet, in einem Anatomiebuch oder einer Anatomie-App helfen uns dabei. Die Visualisierungen und Erklärungen der Körperstrukturen liefern uns Vorstellungen, ein kognitives Gerüst, in das wir die Körperempfindungen einordnen können. Aus der diffusen Körperempfindung kann so beispielsweise die Wahrnehmung des Unterkiefers, des Brustbeines, der Lunge oder des Beckens werden. Durch solche Wahrnehmungen verschaffen wir uns Informationen über den aktuellen Zustand eines bestimmten Körperbereiches.

Beispiele

Wahrnehmung des Beckens

(Siehe Abbildung 10-5, S. 232)

Das Becken besteht aus dem untersten Teil der Wirbelsäule, dem Kreuzbein und dem Steißbein. Seitlich des Kreuzbeins fügen sich in den Iliosakralgelenken die beiden Hüftbeine an, welche sich großräumig nach außen und vorne schwingen, bevor sie vorne am Schambein zusammenfinden. An der Außenseite der Hüftbeine befinden sich die Hüftgelenke. Den untersten Teil der Hüftbeine nennen wir Sitzbeine. Beim aufrechten Sitzen auf einem Stuhl liegen sie auf der Sitzfläche.

Wahrnehmung des Brustraumes

(Siehe Abbildung 10-4, S. 231 und Abbildung 10-7, S. 235)

Das Brustbein liegt vorne in der Mitte der Brust. Die Rippen kommen von hinten, von den Wirbel-Rippen-Gelenken, umschließen die Lungen und das Herz, wechseln von der steifen knöchernen zu einer beweglichen knorpeligen Struktur und verbinden sich dann mit dem Brustbein. Am oberen Ende des Brustbeins liegen die Schlüsselbein-Brustbein-Gelenke. Die Schlüsselbeine verbinden das Brustbein mit den Schulterblättern, die hinten am Rücken auf den Rippen liegen. Die Schulterblätter bilden auch die Pfannen der Schultergelenke. Unterhalb von Lunge und Herz liegt das Zwerchfell, eine kuppelförmige Muskel-Sehnen-Platte, welche zusammen mit der Zwischenrippenmuskulatur für das Ein- und Ausströmen der Atemluft sorgt.

4.2 Raum und Zeit

Die Körperwahrnehmung findet nicht isoliert, sondern im Kontext von Raum und Zeit statt (Abbildung 4-3). Unser Körper ist in ständiger Interaktion mit seiner Umwelt. Er wirkt auf sie ein und sie wirkt auf ihn ein, löst Erinnerungen aus und weckt Bedürfnisse. Und unser Körper steht im Fluss der Zeit und befindet sich deshalb zusammen mit seiner Umwelt immer in einem dauernden Veränderungsprozess.

Raum: Der Raum, wie wir ihn wahrnehmen, ist nicht einfach da, er ist ein Konstrukt unseres Bewusstseins. Er ist das, was unser Bewusstsein zur Vorstellung der drei räumlichen Dimensionen herausfordert. Aber wie wir uns den Raum vorstellen, hängt auch von unseren Sinnesorganen ab. So habe ich als sehender Mensch zuerst

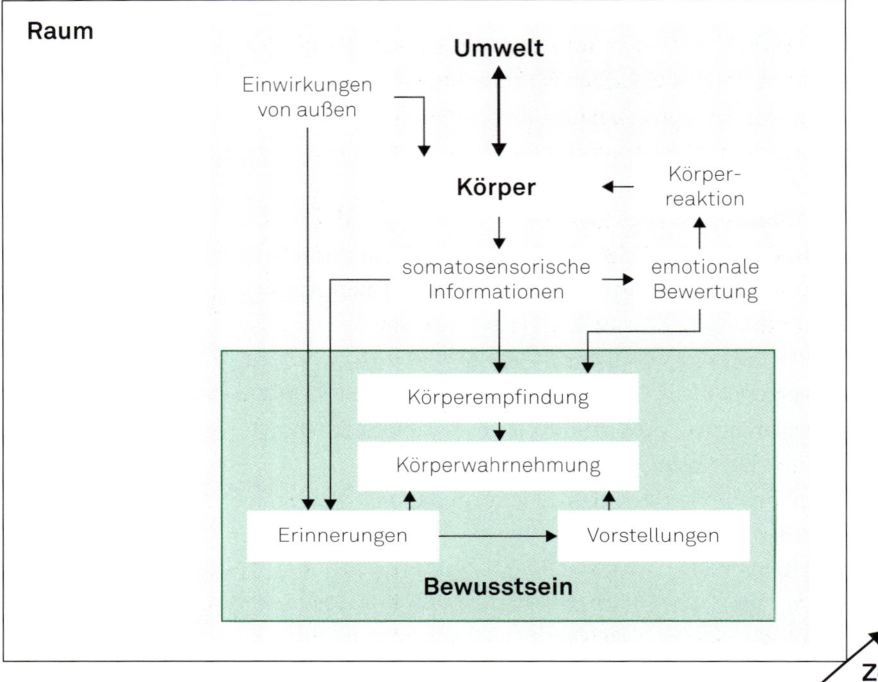

Abbildung 4-3: Körperwahrnehmung im Kontext von Raum und Zeit.

eine visuelle Vorstellung des Raumes, als blinder Mensch würden mir wohl eher Bewegungs- und Berührungserfahrungen eine räumliche Vorstellung vermitteln. Vergleichen wir unsere Vorstellungen des Raumes mit jener, die wir bei Tieren – etwa einer Zecke, einem Regenwurm oder einer Fledermaus (siehe Kap. 2.4, S. 34) – vermuten, so stellen wir fest, dass wir mit hoher Wahrscheinlichkeit nicht die gleichen Vorstellungen haben. Denn die Zecke sieht nichts, der Regenwurm kann nur hell und dunkel unterscheiden und die Fledermaus orientiert sich durch ein Sonarsystem im Raum.

Räumliche Vorstellungen können das menschliche Wahrnehmungsvermögen aber auch übersteigen. Beispiele aus der Physik zeigen dies deutlich.

> Der Blick zum Himmel ist eine Reise in die Vergangenheit.

Sehen wir Mond, Sonne und Sterne, so sehen wir diese nicht in ihrem aktuellen Zustand. Wir sehen sie so, wie sie in der Vergangenheit ausgesehen haben. Schauen wir also in den Himmel, so schauen wir zurück in der Geschichte des Universums.

Den Mond sehen wir so, wie er vor 2,5 Sekunden war, die Sonne vor 8 Minuten und mit dem Hubble-Teleskop auf der Raumstation ISS könnten wir Galaxien sehen, deren Licht über 13 Milliarden Jahre zu uns unterwegs war. Wir sehen: Schon der Blick zum Himmel rüttelt an unseren gewohnten Vorstellungen von Raum und Zeit. Sie lassen sich nicht mehr so klar voneinander trennen und werden zu einem Raum-Zeit-System.

Und könnten wir sehr kleine Räume sehen und einzelne Moleküle und Atome erkennen, so würden wir feststellen, dass der Raum vor allem leer ist. Betrachten wir ein Heliumatom, so können wir im Zentrum einen Atomkern und um ihn herum die „Aufenthaltswolke“ der Elektronen erkennen. Der Durchmesser eines Atoms beträgt 10^{-10} m, der Durchmesser des Atomkerns 10^{-15} m. Wäre der Durchmesser des ganzen Atoms 1 km, hätte der Atomkern mit den Neutronen und den Positronen einen Durchmesser von 1 cm. Ein Atom besteht also vor allem aus dem leeren Zwischenraum, das heißt vor allem aus Nichts.

Das phänomenologische Denken bietet uns für die Raumwahrnehmung ein gutes Denkmodell an. Es geht nicht – wie das realistische Denken – von einem von uns unabhängigen Raum aus. Im phänomenologischen Denken erschließt sich mir der Raum durch die Wahrnehmung meines Körpers. Der Raum ist die kognitive Interpretation meiner Sinnesinformationen. Wenn ich meinen Körper wahrnehme (sehe, berühre, spüre), kann ich ihn mir nur räumlich denken, ich verbinde die Vorstellung meines Körpers mit einer räumlichen Ausdehnung.

Ich kann aber auch sagen: Ich nehme den Raum durch die Aktivität meiner Muskulatur wahr. Wenn ich mit geschlossenen Augen meinen Arm nach vorne strecke, so sind es Zustandsveränderungen meiner Muskulatur, welche ich als Lageveränderung des Armes im Raum interpretiere. Ich ordne die Bewegungswahrnehmung nicht in ein visuelles Vorstellungssystem, sondern in ein System aus somatosensorischen Informationen ein.

Und auch meinen unbewegten Körper kann ich in Beziehung zum Raum setzen, der mich umgibt. Im Stehen sind meine Füße tiefer als der Kopf, meine Brust ist vor dem Rücken, die eine Schulter ist rechts und die andere links vom Kopf. Ich ordne die einzelnen Körperteile in ein vorgestelltes, räumliches System ein.

Die Art, wie ich diese räumliche Ausdehnung denke, also meine sensorischen Informationen interpretiere und dadurch meinen Körper in Beziehung zum Raum setze, verändert sowohl die subjektive wie auch die objektive Wahrnehmung meines Körpers. Das heißt, der Wahrnehmungsprozess verändert den Zustand des Körpers im Raum. Je nach Vorstellung, die ich mit ihm verbinde, nehme ich beispielsweise meinen Körper lang und weit oder kurz und eng wahr (subjektiv). Und dieser Zustand ist auch von außen erkenn- und messbar (objektiv).

Mein Körper steht auch immer in Interaktion mit der Umwelt. Er setzt mich in Beziehung zum konkreten Raum, in dem ich mich befinde, zu Objekten, zu anderen

Menschen. Ich erlebe mich nicht als isoliertes Einzelbewusstsein. Die Empfindung meines Seins entsteht durch die Empfindung meines Körpers und seiner Umwelt. Dieser mich umgebende Raum wirkt auf meine Befindlichkeit und meine Emotionen ein. Und umgekehrt wirke ich durch meinen Körper auf meine Umwelt ein, allein schon durch meine Anwesenheit, ohne dass ich aktiv etwas mache.

Zeit: In der modernen Physik, insbesondere in der Astrophysik, sind Raum und Zeit nicht mehr die festen Maßstäbe, welche den Rahmen unserer sinnlich erfahrbaren Welt definieren. Raum und Zeit werden mit dem Blick aufs Universum zu dehnbaren Größen.

In unserem Lebensalltag ist die Zeit sowohl eine subjektive, von uns gedachte und empfundene als auch eine messbare, objektive Eigenschaft der Umwelt. Unsere subjektive Wahrnehmung der Zeit entsteht durch die Interpretation der sich verändernden Zustände im Raum.

Das Zeitverständnis hat sich im Laufe der Menschheitsgeschichte wahrscheinlich verändert. Der Steinzeitmensch erlebte die Veränderungen in der Natur, in der und von der er lebte, wahrscheinlich eher als zyklisches, jeden Tag oder jedes Jahr wiederkehrendes Geschehen. Die Welt blieb in etwa immer die gleiche. Gleichzeitig erlebte er aber auch lineare Veränderungen, wie die Vergänglichkeit des Lebens der Tiere, der Pflanzen und seines eigenen. Das Leben hatte einen Anfang und ein Ende.

Wir leben heute in einer Welt, die sich sehr schnell verändert. Es sind Veränderungen, die wir Menschen bewirken. So verwandeln beispielsweise Neubauten städtische Gebiete innerhalb nur einer Generation massiv. Aber auch der technologische Fortschritt, wie etwa die Digitalisierung, sorgt für rasante Entwicklungen in unserem Alltag.

Wir erleben die Veränderungen nicht mehr als langsamen, gemütlich fließenden Bach, sondern eher als schnell vorbeirauschenden Fluss.

Die Zeit spielt bei der Körperwahrnehmung eine große Rolle, denn auch unser Körper verändert sich dauernd, er steht in einem Lebensprozess zwischen Zeugung und Tod. Er entsteht aus dem Zusammentreffen von Samen und Ei, er baut sich auf und wieder ab, er stirbt und zerfällt. „Alles fließt“ oder „Du kannst nicht zweimal in den gleichen Fluss steigen“ (DK 22 B 91), wie der griechischen Philosoph Heraklit über unser Erleben der Zeit sagte (Diels & Kranz, 1974).

Ein weiterer Aspekt der zeitlichen Dimension ist unser subjektiver Umgang mit der Zeit. Gelingt es mir im Moment präsent zu sein oder bin ich mit meinen Gedanken in der Vergangenheit oder schon in der Zukunft? Hängen meine Gedanken an

Erlebnissen der Vergangenheit fest und hindern mich daran, die Chancen, die mir das Leben im Moment bieten kann, anzupacken? Gebe ich mir Zeit für die Aktivitäten, die ich gerade ausführe, oder setze ich mich unter Druck und möchte schon bei der nächsten Aktivität sein? Der kurze Satz „Ich mache noch schnell" bringt diesen heute weitverbreiteten Umgang mit der Zeit sehr deutlich zum Ausdruck.

Ohne dass wir uns dessen bewusst sind, nehmen unsere Gedanken einen großen Einfluss auf unser Erleben der Zeit. Steigen Erinnerungen oder Vorstellungen über die Zukunft in unserem Bewusstsein auf, so lösen sie Emotionen wie Freude, Trauer, Ärger oder Angst aus. Unser aktuelles Erleben und unser Verhalten werden von diesen Emotionen beeinflusst. Trauer kann unsere Lust auf neue Erlebnisse schwächen, Ärger kann uns den Blick auf konstruktive Handlungsoptionen versperren, Angst kann unsere Handlungsfähigkeit blockieren und in uns den Wunsch entstehen lassen, aus dem Lauf der Zeit aussteigen zu können. Vorfreude auf ein schönes Ereignis gibt uns das Gefühl, die Zeit vergehe viel zu langsam.

Und wie erleben wir die Zeit bei der Wahrnehmung unseres Körpers, bei seinem Aufbau und seinem Wachstum, seinem Abbau und Sterben, bei unserer Beziehung zur Umwelt, zu unseren Mitmenschen, den Tieren, den Dingen der Natur? Bewegungen, Veränderungen, Entwicklungen, körperlich vollzogene, erlebte Prozesse sind anders als gedachte Prozesse, die sehr schnell ablaufen können. Körperliches Erleben braucht Zeit, es verbindet uns mit den Vorgängen in der materiellen Welt und den Vorgängen in der Natur. Es erdet uns und es verlangt Hingabe.

4.3 Aufmerksamkeit

Filter: Die Verteilung der somatosensorischen Rezeptoren in unserem Körper bildet bei der Körperwahrnehmung bereits einen ersten Filter. Denn nicht alle Körperbereiche sind gleich dicht mit Rezeptoren bestückt und gleich stark in unserer Großhirnrinde repräsentiert. Der Homunkulus stellt diese ungleiche Verteilung eindrücklich dar (siehe Abbildung 3-2, S. 45). So erhalten wir beispielsweise von Mund und Händen sehr viele Informationen, von Rücken, Brust und Bauch aber nur wenige. Das macht auch Sinn, denn Mund und Hände haben in unserem Alltag eine sehr wichtige sensorische Funktion.

Ein weiterer Filter ist kognitiver Art und lebensgeschichtlich bedingt. Wir lernen in unserem Leben mit dem Körper umzugehen, berührt zu werden, ihn selbst zu berühren, ihn zu bewegen, ihn anzuschauen, angeschaut zu werden, über ihn zu sprechen, andere über ihn sprechen zu hören. Aus dieser Körpererfahrungsgeschichte entsteht unsere Wahrnehmungs-, Denk- und Sprachgeschichte – und so entwickeln wir Vorstellungen, die wir mit unserem Körper verbinden. Diese funktionieren bei der Entstehung der Körperwahrnehmung wie ein Filter, das heißt, ein Teil der möglichen Informationen kommt gar nicht in unser Bewusstsein, weil sie nicht von diesem Filter aufgefangen werden. Denn unsere Vorstellungen bilden das kognitive Gerüst, das „Filterpapier", welches die somatosensorischen Informationen mit unserem Wissen und unseren bisherigen Erfahrungen verbindet. Ohne das entsprechende Gerüst können wir die Informationen in unserem Bewusstsein nicht verarbeiten, sie rutschen durch den Filter hindurch. Filter sind so etwas wie Voreinstellungen unserer Aufmerksamkeit.

Wir können uns zu unserem Wahrnehmungsfilter, unseren Vorstellungen, folgende Fragen stellen:

- Wie wurde und wird in der Familie, im sozialen Beziehungssystem, in der Kultur über den Körper und die Körperwahrnehmung gesprochen?
- Gibt es viel oder wenig Körperkontakt?
- Gibt es eine Körperkultur? Welche?
- Welche Bedeutung haben Körperpflege, Zärtlichkeit, Sexualität, Bewegung, Gymnastik, Sport, Tanz?
- Welcher Wert wird dem Körper beigemessen?
- In welchem gesellschaftlichen, kulturellen, moralischen, religiösen Kontext steht er?
- Für welche Aspekte der Körperwahrnehmung und des Körperempfindens gibt es Worte, gibt es eine Sprache und für welche nicht?

Scheinwerfer: Der Körper existiert in unserem Bewusstsein nie in seiner Ganzheit. Die Verarbeitungskapazität unseres Arbeitsgedächtnisses – jenes Teils unseres Gehirns, in dem wir Informationen bewusst verarbeiten – ist dafür viel zu klein. Wir können unsere Aufmerksamkeit aber wie ein Scheinwerfer auf einzelne Bereiche unseres Körpers richten und die Informationen aus diesem Bereich zu Empfindungen und Wahrnehmungen werden zu lassen.

Die Ausrichtung des Scheinwerfers wird von unseren Fragen, Erwartungen, Wünschen und Bedürfnissen gesteuert. So können wir unsere Wahrnehmung lenken, beispielsweise auf

- die Atembewegung in der Brust, im Bauch, im Becken,
- die Zunge (Zungenstellung im Mundraum),
- die Füße (Fußstellung, Kontakt zum Boden, Belastung der Füße),
- den unteren Rücken (Anspannung der Muskulatur, Beckenstellung).

Körperwahrnehmung ist aber nicht nur ein „Top-down"-Prozess, also ein Abfragen, Abholen und Verarbeiten von sensorischen Informationen, es gibt auch den umgekehrten Prozess. Somatosensorische Informationen melden sich von selbst, „bottom-up", in unserem Bewusstsein, wenn ich mich irgendwo in meinem Körper gerade außerordentlich wohl oder unwohl fühle, etwa bei einer zärtlichen Berührung oder einer schmerzhaften Einwirkung.

Das Außerordentliche: Wie stark eine Information vom normalen Erleben abweicht, ist ein wichtiges Kriterium für unsere Aufmerksamkeit und unser Handeln. Diese Auswahlmethode ermöglicht es unserem Gehirn, die Menge der Empfindungen und Wahrnehmungen stark einzuschränken.

Wann und wie tritt mein Körper durch eine Körperempfindung in mein Bewusstsein? Hier müssen wir uns wieder auf die Aufgabe der Körperwahrnehmung besinnen. Der Antrieb hinter der Wahrnehmung ist ihr Nutzen. Sie dient unserem Überleben, unserem Wohlbefinden, soll das innere Gleichgewicht in unserem Organismus bewahren oder helfen, es wiederherzustellen. Was immer gleich bleibt, ist daher nicht wichtig, was sich verändert ist schon wichtiger. Phänomene, die neu sind, sind sehr wichtig und solche, die uns bedrohen, sind extrem wichtig.

Mit dieser Methode geht unser Gehirn mit dem kostbaren Gut der Aufmerksamkeit um. So auch bei der Körperwahrnehmung. Die allermeisten somatosensorischen Informationen kommen aus diesem Grund gar nicht in unser Bewusstsein. Für unser Leben und Überleben ist dies auch nicht notwendig, ja es wäre eine maßlose Überforderung, wenn diese Unmenge an Informationen in unser Bewusstsein käme. In unserem Gehirn gibt es deshalb eine Bewusstseinsschranke, welche die Informationen, die ins Bewusstsein kommen, dosiert.

Hier einige Beispiele für Empfindungen, die sich in unserem Bewusstsein melden, zu Wahrnehmungen verarbeitet werden und nach einer Reaktion verlangen:

- Schmerz: Eine Messerklinge hat Hautgewebe an meinem linken Daumen durchtrennt. Schmerzrezeptoren lösen einen Wahrnehmungsprozess aus, die Meldung über diese Gewebeschädigung drängt sofort in mein Bewusstsein.
- Wärme: Ich liege in der Sonne, sie wärmt meine Haut. Ich empfinde Hitze in meinem Körper und muss mich in den Schatten begeben.
- Kälte: Ein eisigkalter Wind pfeift mir um die Ohren. Ich muss eine Mütze anziehen.
- Wind: Starker Wind droht mich umzustoßen. Ich muss mich gegen den Wind stemmen.
- Hunger und Durst: Ich muss etwas essen und trinken.
- Harn- und Stuhldrang: Ich muss aufs Klo.
- Müdigkeit: Ich muss schlafen.
- Schwindel: Ich muss mich hinsetzen.
- Übelkeit: Ich muss mich übergeben.

Doch Körperwahrnehmungen können auch feiner sein und nicht sofort nach einer Reaktion verlangen. Sie sind dann eher flüchtig, schwer fassbar, schon wieder weg oder wieder anders. Deshalb ist es nicht einfach, die Aufmerksamkeit auf einer solchen Körperwahrnehmung zu belassen. Sie rutscht uns schnell weg, weil sich andere Inhalte in unser Bewusstsein drängen. Oder sie verändert sich ständig, weil sie von äußeren und inneren (emotionalen, kognitiven sowie körperlichen Veränderungsprozessen) Bedingungen dauernd beeinflusst wird. Und doch lohnt es sich, auch auf feine Veränderungen in unserem Körper zu achten, denn sie können uns wichtige Hinweise über unser Befinden und für unser Verhalten geben.

4.4 Falsche Körperwahrnehmung

Um zu verstehen, wie der Prozess der Körperwahrnehmung funktioniert, sind „falsche“ Wahrnehmungen, also Wahrnehmungen, bei denen das objektive Außenbild nicht mit dem subjektiv wahrgenommenen Körperbild übereinstimmt, sehr interessant. Durch sie wird deutlich, dass unsere Wahrnehmung nicht durch Abbildung der Umwelt entsteht, sondern durch einen kognitiven Verarbeitungsprozess konstruiert wird. Das kann man leicht feststellen, indem man die eigene Körperwahrnehmung mit dem im Spiegel beobachtbaren visuellen Außenbild vergleicht. Oft sind die beiden Wahrnehmungen nicht identisch. So stehen vielleicht die Füße nicht wie wahrgenommen parallel, sondern in einer V-Stellung oder die beiden Schultern sind nicht entspannt, sondern hochgezogen.

Warum sind die Körperwahrnehmung und die visuelle Wahrnehmung nicht gleich? Auch hier müssen wir uns daran erinnern, dass unsere Wahrnehmung nicht den Zweck hat, unserem Bewusstsein ein objektives Bild der Umwelt, und so auch von unserem Körper, zu liefern. Für unser Nervensystem ist also nicht wichtig, ob unser somatosensorisch wahrgenommener Körper mit dem visuell wahrgenommenen Körper übereinstimmt.

> Die Wahrnehmung ist ein Instrument, das unserem Überleben und nicht der wahrheitsgetreuen Abbildung dient.

Hat unser Nervensystem gelernt, dass es für sein Überleben dienlich ist, die Füße V-förmig zu stellen oder die Schultern hochzuziehen, so wird es diese Körperhaltung positiv bewerten und als „richtig“ betrachten. Das Nervensystem hat keinen Grund, diese Körperhaltungen negativ zu bewerten und als unrichtig zu betrachten. Auch dann nicht, wenn dies nach „äußeren, objektiven“ Kriterien den Organismus in seiner Funktionsfähigkeit (Atmung, Beweglichkeit, Koordination) einschränkt. Unter den momentanen Lebensbedingungen hat sich diese Körperhaltung bewährt. Sie bewahrt uns vielleicht vor einer Schmerzerfahrung oder bewahrt uns davor, dass Gefühle von Angst und Trauer ins Bewusstsein kommen.

Und später, bei veränderten Lebensbedingungen? Ein lebendiges Nervensystem passt sich ständig an seine Lebensbedingungen an, indem es die Verhaltenssteuerung und auch die Art der Wahrnehmung verändert. Die Erfahrung zeigt jedoch, dass uns diese Lebendigkeit auch abhandenkommen kann, dass wir diese neuronale Dynamik verlieren und einmal erlernte Wahrnehmungs- und Verhaltensmuster beibehalten, auch wenn sie für die gute Funktionsfähigkeit des Organismus gar nicht mehr nützlich, ja sogar schädlich sind.

Eine andere Form falscher Körperwahrnehmung ist die *Täuschung*. Wir meinen etwas wahrzunehmen, das so gar nicht existiert. Auch hierzu einige Beispiele:

Beispiele

Das Kunststoffhand-Experiment

Die Versuchsperson legt die rechte Hand unter den Tisch und die linke auf den Tisch. Neben die Hand auf dem Tisch wird anstelle der rechten Hand eine Kunststoffhand gelegt. Was die Versuchsperson sehen kann, ist also die eigene linke Hand und die Kunststoffhand auf dem Tisch. Nun werden die Kunststoffhand und die nicht sichtbare rechte Hand unter dem Tisch synchron mit Pinseln gestreichelt. Nach einer Weile wird die Kunststoffhand allein gestreichelt. Der Effekt ist: Die Versuchsperson hat weiterhin das Gefühl, dass die eigene rechte Hand gestreichelt wird, obwohl dies unter dem Tisch nicht mehr geschieht. Es entsteht die Illusion, dass die Kunststoffhand die echte Hand ist (Fogel, 2013).

Körperwahrnehmung durch eine Cyberbrille

Der Körper, den ich durch eine Cyberbrille wahrnehme, ist nicht mein Körper, sondern ein nur virtuell existierender Körper. Doch wir können eine Computersimulation, die uns über eine Cyberbrille visuell und akustisch vorgespielt wird, als Realität betrachten. In uns entsteht dann der Eindruck, dass der Körper, der uns virtuell vermittelt wird, unser eigener Körper ist. Und wir stehen hier erst am Anfang der Entwicklungen von computergenerierten Scheinrealitäten.

Rehabilitation nach einem Schlaganfall

Der Effekt von Scheinrealitäten kann auch bei der Rehabilitation von Schlaganfallpatienten und -patientinnen mit halbseitiger Lähmung genutzt werden. Ein Spiegel kann die noch funktionierende Hand spiegeln und so den Eindruck entstehen lassen, beide Hände würden funktionieren. Das Nervensystem wird auf diese Weise angeregt, die vom Schlaganfall betroffene Hand neuronal neu zu vernetzen.

Wir stoßen bei diesen Beispielen auf eine Thematik, der wir bei der Körperwahrnehmung immer wieder begegnen. Ich kann mir meinen Körper denken und ich kann meinen Körper fühlen. Der gedachte und der gefühlte Körper müssen aber nicht identisch sein. In diesem Fall wird unser Nervensystem – ohne unser bewusstes Mittun – entscheiden, welche Wahrnehmung es als richtig erachtet und die „falsche Wahrnehmung" ausblenden.

Dieser Effekt lässt sich auch bei Menschen beobachten, die in ihrem Leben gelernt haben, ihren Körper auszublenden, Körperempfindungen nicht zuzulassen. Auf die Frage „Wie fühlt sich das rechte Bein an?" kann ich meine gefühlten Informationen aus dem Bein mit Vorstellungen über seine Größe, Wärme, Muskelspannung usw. in Verbindung bringen. Ich kann sagen: „Mein Bein fühlt sich lang, warm und entspannt an" oder „Mein rechtes Bein fühlt sich kürzer an als das linke". Ich kann aber auch über meinen Körper sprechen, ohne dass ich ihn spüre. Ich kann mich darauf beschränken, über das zu sprechen, was ich von meinem Körper zu wissen glaube. So kann ich beispielsweise sagen, die Muskulatur in meinem Oberschenkel ist angespannt, weil ich zu wissen glaube, dass sie angespannt ist, nicht weil ich es fühle. Über meinen gefühlten Körper kann ich jedoch nur sprechen, wenn ich somatosensorische Informationen in mein Bewusstsein kommen lasse und diese dann mit meinen Vorstellungen verbinde. Ich muss also einen Zugang zu meinen Empfindungen haben.

4.5 Visuelles Körperbild

Ich vermute, wir können unseren Körper weniger gut beschreiben als einen Baum, ein Auto oder einen Kuchen. Der Grund: Unser dominierender Sinn ist der visuelle. Aber unseren Körper können wir direkt nur zum Teil sehen.

Einen Baum, ein Auto oder einen Kuchen können wir hingegen von allen Seiten, von oben und unten betrachten. Und auch bei ihrer Beschreibung werden wir wohl zuerst visuelle Eigenschaften aufzählen, vielleicht wissen wir aber auch noch etwas über die haptischen, akustischen oder olfaktorischen Eigenschaften zu berichten. Aber kein anderer Sinn ist so stark im Gehirn repräsentiert wie der visuelle. 60 % aller Nervenzellen der Großhirnrinde sind irgendwie mit dem Sehsinn verknüpft.

Wie würden Sie Ihren Körper beschreiben? Wahrscheinlich kommt Ihnen bei dieser Frage auch zuerst ein visuelles, äußeres Bild in den Sinn, wie groß Sie sind, wie dick oder dünn, welche Farbe Ihre Haare haben usw. Aber wissen Sie auch, wie sich Ihr Körper anfühlt, wenn Sie ihn berühren? Wissen Sie um die Temperaturen und feinen inneren Bewegungen Ihres Körpers? Wie gut kennen Sie Ihre Stimme, die Geräusche, die Sie mit Ihrem Körper machen können? Wie riecht Ihr Körper?

Unseren eigenen Körper können wir auch mit starken Verrenkungen nicht überall anschauen, da die Augen selbst ein Teil unseres Körpers sind. Wir sehen nur Brust, Arme und Hände, den Bauch, die Vorderseite des Beckens und der Oberschenkel, die Unterschenkel und die Füße. Die Rückseite vom Kopf über den Hals und Rücken bis zum Po und den Oberschenkeln können wir ohne Hilfsmittel nicht sehen. Kommt hinzu, dass wir uns auch nicht als Ganzes sehen können. Dazu brauchen wir einen Spiegel oder eine Kamera und einen Bildschirm.

Für sehende Menschen ist das visuelle Körperbild von großer Bedeutung. Anders als blinde Menschen kommunizieren wir stark über den visuellen Körper. Wir versuchen mit unserem Körper und ganz besonders mit unserem Gesicht einen bestimmten Eindruck zu erzeugen. Und umgekehrt beurteilen wir andere Menschen sehr schnell nach ihrer äußeren Erscheinung. Die visuelle Wirkung, die wir erzielen, ist für uns Menschen sehr wichtig und spielt deshalb in verschiedenen Bereichen unseres Lebens, wie Kontakt, Anerkennung, Partnersuche oder gesellschaftliche Position, eine große Rolle.

Ich habe ein Bild von mir. Ich denke, wie ich bin. Vielleicht denke ich aber auch, wie ich sein möchte. Das lässt eine Spannung zwischen meiner körperlichen Realität und dem Bild, dem ich entsprechen möchte, meinem Wunschbild, entstehen.

Es gibt dünne und dicke Körper, kleine und große, mehr oder weniger symmetrische, mehr oder weniger wohlproportionierte. Es gibt Körper, die in manchen Situationen Vorteile bringen, andere eher Nachteile. Gegen die genetisch bedingten Eigenschaften unseres Körpers können wir nichts machen, wir können uns aber mit ihnen versöhnen. Und je weniger sie für uns ein Problem sind, desto weniger werden sie auch von unseren Mitmenschen als Problem betrachtet. Aber zugegeben: Das ist manchmal Schwerarbeit. Doch daran führt eigentlich kein Weg vorbei, wenn wir uns mit unserem Körper versöhnen wollen.

Exkurs

Ein sehr interessantes Experiment: Blindsein

Wenn ich mir für einige Stunden die Augen abdecken lasse, sodass ich visuell nichts mehr wahrnehmen kann, so stellt sich nach einiger Zeit ein Gefühl von Verlorenheit ein. Meine gewohnte, stark visuell dominierte Wahrnehmung der Umwelt ist nicht mehr verfügbar. Die Verbundenheit über den visuellen Kontakt ist weg. Wenn ich aus diesem Gefühl der Verlorenheit rauskommen will, bin ich gezwungen, mir ein neues Orientierungssystem aufzubauen, mich anders zu mir und meiner Umwelt in Beziehung zu setzen. Gestik und Mimik stehen mir als Kommunikationsinstrumente nicht mehr zur Verfügung.

Das Gesicht eines blinden Menschen ist entspannt, weil er mit seiner Gesichtsmuskulatur kein Minenspiel aufführt. Er kann mit seinem Gesicht nicht mit seiner Außenwelt, den anderen Menschen in Kontakt treten und er kann auch die Körpersprache der anderen nicht visuell wahrnehmen. Die Kommunikation erfolgt auf nichtvisuellen Kanälen. Das Hören ist viel wichtiger, aber auch die Wärmeempfindung und die eigene Körperempfindung, welche auf die Umwelt reagiert.
Das kann sich auch beim Experimentieren mit dem Blindsein einstellen. Mit der Zeit entwickle ich über das Hören eine Vorstellung des Raumes. Aufgrund der Ausbreitung von Tönen und Geräuschen weiß ich, wie weit ich von Objekten im Raum, z.B. von Wänden oder Gegenständen, entfernt bin. Oder ich nehme die Temperatur oder den Geruch von Objekten wahr.

Das visuelle Bild meines Körpers ist ein Außenbild, das ich auch mit einem Foto oder Video festhalten kann. Ich kann es vermessen, die Ausdehnung und die relative Lage des Körpers im Raum bestimmen. So entsteht ein objektives Bild meines Körpers. Es ist aber auch ein entlebtes Bild. Es tritt mir von außen entgegen als etwas anderes, Fremdes. Denn dem Außenbild fehlt die innere Empfindung. Es ist ein Oberflächenbild ohne Tiefe.

Man könnte auch denken, dieses visuelle Bild des Körpers wäre eine objektive Referenz. Wenn ich das Bild anschaue, sehe ich meinen Körper, wie er wirklich ist. Das ist jedoch nicht so. Auch beim Betrachten dieses Bildes kommt die subjektive Wahrnehmung ins Spiel. Die Aufmerksamkeit ist auch hier selektiv. Ich sehe, was ich sehen will oder was ich erwarte. Oder ich sehe, was in mir Emotionen auslöst, was mir gefällt, was mich beunruhigt oder was mich ärgert (Filter- oder Scheinwerfereffekt). Es ist auch hier nicht möglich, den eigenen Körper wahrzunehmen, ohne die eigenen kognitiven Strukturen zu verwenden. In diesem Sinn ist auch das visuelle Körperbild ein gedachtes Körperbild. Ich kann jedoch versuchen, bewusster mit dem kognitiven Verarbeitungsprozess umzugehen. Ich kann versuchen, mich zu öffnen und nicht vorschnell zu bewerten und einzuordnen. Ich kann bewusst bestimmte Beobachtungskriterien wählen, Kriterien, die außerhalb meiner gewohnten Betrachtungsweise liegen, und erhalte so neue, ungewohnte Informationen über meinen Körper.

In der Alexander-Technik-Therapie arbeite ich immer mit Spiegeln. Und ich bin immer wieder erstaunt, was Klientinnen und Klienten zur Antwort geben, wenn ich sie frage, was sie im Spiegel sehen. Häufig zählen sie dann auf, was ihnen an ihrem Spiegelbild nicht gefällt: die ungleich hohen Schultern, der schiefe Hals, die Form der Brust, der Beine usw. Sie sehen das, was sie zu sehen erwarten. Sie wollen ihr gedachtes Körperbild bestätigt sehen. Und mit diesem Körperbild sind sie nicht zufrieden. Darum kommen sie in die Therapie.

Als Therapeut habe ich eine andere Art, das Spiegelbild zu betrachten. Ich habe einen Katalog von Beobachtungsfragen bezüglich Körperhaltung, um beurteilen zu können, was die Stärken und was die Schwächen einer bestimmten Körperhaltung sind. Es ist nicht mein Körper und ich habe eine professionelle Distanz, die mir erlaubt, das Spiegelbild mit weniger Betroffenheit zu betrachten. So fällt es mir leichter, den Körper als Ganzes zu sehen, das Zusammenspiel von einzelnen Körperbereichen zu beurteilen und schließlich konstruktive Veränderungsmöglichkeiten zu erkennen.

Exkurs

Geschichte des visuellen Körperbildes: Von der Ahnengalerie zum Smartphone-Selfie

Gemalte Portraits: Es braucht viel Zeit, sie anzufertigen. Sie sind keine spontanen Einblicke ins Leben der portraitierten Person. Hinter jedem Portrait steckt eine Idee, wie es zu wirken hat. So hat z. B. jede Ahnengalerie eine Funktion. Es geht meist um die Darstellung der eigenen Schönheit, der Macht und des Reichtums.

Sich im Spiegel betrachten: Betrachte ich mich im Spiegel, so tue ich das mit einer Absicht. Ich will z. B. wissen, ob ich so aus dem Haus gehen kann, ob es ordentlich ausschaut. Lege ich mehr Wert auf mein äußeres Erscheinungsbild, so werde ich meine Haare frisieren, Schminke auftragen, Schmuck tragen, Kleider zurechtzupfen usw. Ich kann mich aber auch mit anderen Fragestellungen im Spiegel betrachten. Wie sehe ich aus, jung, alt, attraktiv, sympathisch? Wie gut kann ich das verstecken, was ich verstecken will? Sehe ich so aus, wie ich aussehen möchte?

Fotografien: Fotografien gibt es seit etwas mehr als 150 Jahren. Anfänglich hatten sie eine ähnliche Funktion wie gemalte Portraits. Die Fotografien wurden von Fotografen gemacht. Das heißt, sie wurden inszeniert. Als jeder seine eigenen Fotos machen konnte, veränderten sich auch die Bilder. Es wurden einzelne Momente des Lebens festgehalten, Schnappschüsse gemacht, die eigene Geschichte dokumentiert, für sich selbst oder für andere. Auf diese Weise entstand eine Art visuelle Geschichtsschreibung. Die Auswahl kann ich als fotografierende Person selbst bestimmen. Was ist mir wichtig? Welche Wirkung möchte ich erzielen?

Heute hat sich das Fotografieren mit der digitalen Fotografie noch einmal weiterentwickelt. Es werden viel mehr Aufnahmen gemacht und es ergeben sich auch neue Anwendungsgebiete. Mit Fotos lässt sich etwas sehr leicht dokumentieren oder gestalten, und Fotos sind zu einem Kommunikationsmittel auf den digitalen Kanälen geworden.

Film und Video: Auf Super-8-Film, 1965 eingeführt, entstanden typische Familienfilme. Heute hat das Format nur noch nostalgischen Wert. Die Videokamera, seit den 1980er-Jahren auf dem Markt, löste den Super-8-Film ab. Die Digitalisierung der

Fotografie und des Films führten in ein neues Zeitalter, eine neue Dimension. Der Nutzer hat die ganze Verarbeitung selbst in der Hand. Die neue Technologie lädt zum Spielen und Ausprobieren ein. Die Kosten für Filmmaterial und Filmentwicklung entfallen.
Die Smartphone-Kamera (ab den 2000er-Jahren): Das Smartphone ist immer zur Hand. Mit ihm lässt sich alles jederzeit mit einem Foto oder einem Video festhalten. Es ermöglicht uns die ständige Selbstdokumentation. Dies steigert das Bewusstsein für die visuelle Außenwirkung des eigenen Körpers – mit der Folge, dass ihre Pflege einen großen Stellenwert im Leben einnehmen kann. Konkret lässt sich dies im heute praktizierten Bodystyling und Modebewusstsein beobachten. Das Selfie-Machen, das Sich-selbst-Fotografieren und -Filmen hat das Zelebrieren der eigenen Außenwirkung durch die Verbreitung dieser Bilder im Internet um eine neue Dimension erweitert.
Models und Influencer: Die Computertechnologie beschert uns mit ihren enormen Verbreitungsmöglichkeiten und einfach zu bedienenden Bildbearbeitungsprogrammen eine Scheinwelt von schönen und muskulösen Körpern – die Welt der Models und Influencer. Zu sehen sind keine Alltagskörper, sondern für die Aufnahme gestylte und mit Bildbearbeitungsprogrammen manipulierte Körper.

4.6 Körperwahrnehmung durch Bewegung

Nur Organismen, die sich fortbewegen, also nicht an einem Ort angewachsen sind, haben ein Gehirn. Ohne Bewegung, ohne Ortsveränderung ist der Wahrnehmungsbereich sehr limitiert und bedarf daher auch keines größeren Nervensystems. So baut z. B. die Seescheide, ein zur Art der Manteltiere gehöriges Meereslebewesen, ihr Gehirn ab, wenn sie sich an einem Ort festsetzt, also keine Fortbewegung im Raum mehr macht. Muss sich ein Organismus hingegen in verschiedenen Umgebungen zurechtfinden, sich wechselnden Lebensbedingungen anpassen, so braucht er ein Nervensystem mit einem Gehirn.

Nicht unser Denken führt uns zur Wahrnehmung, sondern die Bewegung. Der Zugang über die Welt der Begrifflichkeit steht der Wahrnehmung eigentlich nur im Wege. Denn wir laufen Gefahr, nur das wahrzunehmen, was wir uns zuvor schon vorstellen, statt wahrzunehmen, was ist, das heißt, uns dem sensorischen Input für Informationen aus der Umwelt zu öffnen.

Auch unseren Körper nehmen wir durch Bewegungen wahr. Die Atembewegung, die Bewegung einzelner Körperteile, die Fortbewegung des Körpers im Raum, das In-Kontakt-Kommen zu Objekten oder Menschen reizen unsere Rezeptoren, welche somatosensorische Informationen an unser Gehirn schicken und dort zu einer Körperwahrnehmung verarbeitet werden.

Körperwahrnehmung durch Atembewegung: Die Atmung – oder besser – die durch die Atmung hervorgerufene Bewegung spielt bei der Wahrnehmung des Körpers eine wichtige Rolle. Denn erst durch die Atembewegung ist es möglich, die Innenräume des Körpers wahrzunehmen. Die Arbeit der Atemmuskulatur, vor allem des Zwerchfells, aber auch der Zwischenrippenmuskulatur, bewegt unseren Körper von innen her. Sie erzeugt eine wellenartige Bewegung. Die inneren Organe sind dabei einem Wechsel von steigendem und sinkendem Druck ausgesetzt. Und sie geben diesen Druck an die Muskeln, Faszien und Knochen weiter. So „atmet" der ganze Körper, vom Scheitel bis zu den Zehenspitzen und raus in die Fingerspitzen. Für die Körperwahrnehmung ist es daher sehr wichtig, die Atembewegung im Körper zulassen zu können. Je besser wir das können, desto besser können wir den Körper wahrnehmen.

Übung

Atembewegung im ganzen Körper

Legen Sie sich in Rückenlage auf den Boden und nehmen Sie die Atembewegung in Ihrem Körper wahr.
Wie tief geht Ihre Atembewegung? Bewegt sich Ihre Bauchdecke bis hinunter zum Schambein? Spüren Sie Atembewegung im unteren Rücken, den Lendenwirbeln, dem Kreuz- und dem Steißbein, den Iliosakralgelenken (Gelenke zwischen dem Kreuzbein und den Hüftbeinen)? Spüren Sie Atembewegung in Ihrer Beckenbodenmuskulatur? Geht sie auch in Ihre Beine und Füße, Arme und Hände und in Ihren Kopf?
Die ungehinderte Atembewegung geht in den ganzen Körper. Ihren Ursprung hat sie in der Aktivität der Zwerchfell- und der Zwischenrippenmuskulatur (siehe Abbildung 10-7, S. 235). Durch die Bewegung des Zwerchfells, welches sich beim Einatmen nach unten und beim Ausatmen nach oben bewegt, setzt sie sich im Bauchraum bis runter zum Beckenboden fort. Durch die Aktivität der Zwischenrippenmuskulatur bewegen sich die Rippen beim Einatmen nach vorne und oben, beim Ausatmen sinken sie wieder nach unten und hinten. Wenn Sie versuchen, Ihre Atembewegung wahrzunehmen, geht sie im Moment vielleicht nicht in alle Räume, in die sie gehen könnte. Vielleicht geht sie in der Bauchmuskulatur nicht bis zum Schambein runter, ist im unteren Rücken und auch in der Beckenbodenmuskulatur nicht spürbar. Vielleicht bewegen sich die untersten und die obersten Rippen nicht. Oder vielleicht bewegen sich diese Bereiche, aber Sie können die Bewegung nicht spüren. Oder manchmal spüren Sie sie und dann auch wieder nicht.
Das darf alles sein. Die sich verändernde Größe der Atembewegung ist auch ein Ausdruck der Lebendigkeit des Körpers und der Stressbelastung, der Sie im Moment ausgesetzt sind. Sie wahrzunehmen, bringt Sie deshalb immer wieder in Verbindung zu sich selbst – ist körperliche Selbstwahrnehmung.

Körperwahrnehmung durch Bewegung im Raum:

- Wie beweglich ist mein Körper?
- Was kann ich bewegen? Schultern, Arme, Hände, Finger, Beine, Füße, Zehen, Wirbelsäule, Kopf, Unterkiefer?
- Und wie kann ich es bewegen? Richtung, Tempo und Größe der Bewegung?

Durch das Bewegen entsteht ein neuronales Abbild unseres Körpers. Wir können die Augen schließen, sodass wir den Körper nicht visuell wahrnehmen können und trotzdem entsteht in unserem Bewusstsein ein Bild unseres Körpers. Dieses bewegte Körperbild begleitet uns, meist sind wir uns dessen aber nicht bewusst. Es repräsentiert unsere Bewegungsmöglichkeiten in unserem Nervensystem.

Wenn wir uns also bewegen, wenn wir die Finger strecken, die Hände in den Handgelenken kreisen, den Arm nach oben strecken, im Stehen mit gestreckten Beinen mit den Fingern den Boden berühren, den Kopf drehen und nach hinten schauen, mit dem Becken kreisen, im Fersensitz oder im Schneidersitz sitzen, den Fuß im Fußgelenk kreisen, mit den Zehen auf den Boden klopfen, entsteht in unserem Gehirn ein Bewusstsein unseres Körpers. Dieser Bewusstwerdungsprozess läuft auch ab, wenn wir uns fortbewegen, gehen, rennen oder schwimmen oder er geschieht, wenn wir Gymnastik machen, Sport treiben oder tanzen. Wir spüren die Beweglichkeit, die Kraft, die Geschicklichkeit, die Musikalität des Körpers.

Körperwahrnehmung durch Kontakt: Wie durch das Bewegen entsteht Körperwahrnehmung auch durch den Kontakt zu Objekten, zum Raum, zu Menschen.

Im Liegen nehme ich die Kontaktflächen des Körpers zum Boden wahr, im Stehen jene der Füße zum Boden, im Sitzen jene der Sitzbeine zur Sitzfläche. Beim Gehen nehme ich den Boden, der mich trägt, wahr. Beim Rennen spüre ich die Luft, die an meiner Haut vorbeistreicht, beim Schwimmen spüre ich das Wasser an meiner Haut entlanggleiten.

Ich spüre meinen Körper durch die Kleider, die ich trage, durch Objekte, die ich berühre, umfasse oder trage. Ich spüre ihn, wenn ich etwas hochhebe, stoße oder ziehe, Holz säge, aus Backsteinen eine Mauer baue, einen Baum pflanze, Violine spiele, mit dem Besen den Boden wische oder mit der Kelle die Suppe rühre.

Ich spüre meinen Körper durch Menschen, die ich berühre, die mich berühren oder mit denen ich mich bewege.

Kontakt kann auch therapeutisch eingesetzt werden. Eine schöne Übung in der Alexander-Technik ist das „Wandberühren“. Ich berühre die Wand, ohne Kraft auf sie auszuüben, und nehme dabei meinen Körper wahr. Das Bemühen, keine Kraft auf die Wand auszuüben, erzeugt ein hohes Maß an Körperwahrnehmung.

In der Eutonie nutzt man das Liegen auf Bällen, Stäben oder Kastaniensäckchen, um eine besondere Art von Druck auf den Körper auszuüben, die Muskulatur dadurch zu entspannen und die Körperwahrnehmung anzuregen.

Ich kann auch Kontakt mit dem Raum um mich herum aufnehmen und in meiner Vorstellung den Körper in den Raum hinauswachsen lassen. Dadurch verändern sich die Wahrnehmung und der Zustand des Körpers.

4.7 Somatosensorische Qualitäten

Wie nehme ich meinen Körper wahr? Welche Qualitäten haben meine Körperwahrnehmungen? Und lassen sich diese Qualitäten auch visuell darstellen?

Somatosensorische Qualitäten sind kognitive Felder, auf denen sich Wahrnehmungen einordnen lassen. Sie dienen dazu, Empfindungen zu konkretisieren, ihnen schließlich auch Worte zuzuordnen oder sie visuell darzustellen.

Folgende Wahrnehmungsfelder sind möglich:

- Ausdehnung – Zusammenziehen/Entspannung – Anspannung
  - Ich nehme den Raum, der mich umgibt, wahr.
  - Ich gebe mir Raum, entspanne mich, dehne mich im Raum aus.
  - Ich will nicht da sein, ich ziehe mich zusammen.
- Wohlbefinden – Schmerz
  - Ich erlebe in meinem Körper ein Wohlgefühl.
  - Ich empfinde Unwohlsein, Schmerzen in meinem Körper.
- Verbundenheit – Fragmentierung/Homogenität – Heterogenität
  - Ich erlebe meinen Körper als lebendige Einheit.
  - Ich erlebe meinen Körper nur in einzelnen Bereichen.
- Lebendigkeit – Blockade/Beweglichkeit – Steife
  - Ich spüre Lebendigkeit, Beweglichkeit und Kraft in meinem Körper. Die Atembewegung durchfließt meinen ganzen Körper.
  - Ich spüre meinen Körper oder einzelne Bereiche meines Körpers nicht.
  - Mein Körper fühlt sich unbeweglich an. Die Atembewegung fühlt sich eingeengt an.

Körperwahrnehmung visuell darstellen: Die Wahrnehmung der somatosensorischen Qualitäten in den verschiedenen Körperbereichen lässt sich in einem Netzdiagramm darstellen. Wir werden dabei feststellen, dass wir unseren Körper nicht überall mit den gleichen Qualitäten wahrnehmen. Abbildung 4-4 und 4-5 zeigen dies an einem Beispiel.

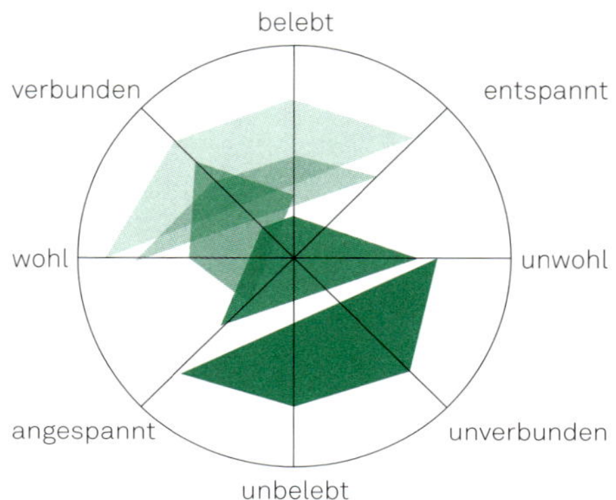

Abbildung 4-4: Netzdiagramm der somatosensorischen Qualitäten in verschiedenen Körperbereichen.

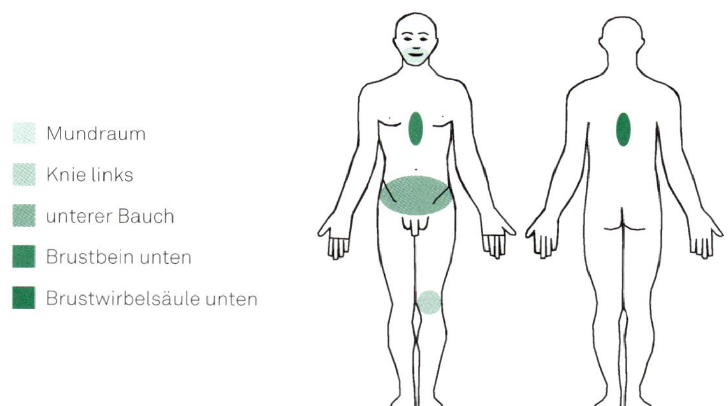

Abbildung 4-5: Die im Netzdiagramm dargestellten Körperbereiche.

Wiederholt man die Körperwahrnehmung und deren Darstellung im Netzdiagramm nach einiger Zeit, so kann man beobachten, wie sich die Wahrnehmung der verschiedenen Bereiche im Laufe der Zeit verändert. Die Serie der Netzdiagramme 2 bis 5 in Abbildung 4-6 illustriert die Entwicklung der Körperwahrnehmung in den fünf beobachteten Körperbereichen. Sehr klar hat sich im Vergleich zum ersten Diagramm das Befinden vor allem in den Bereichen der unteren Brustwirbelsäule und des unteren Brustbeins verbessert.

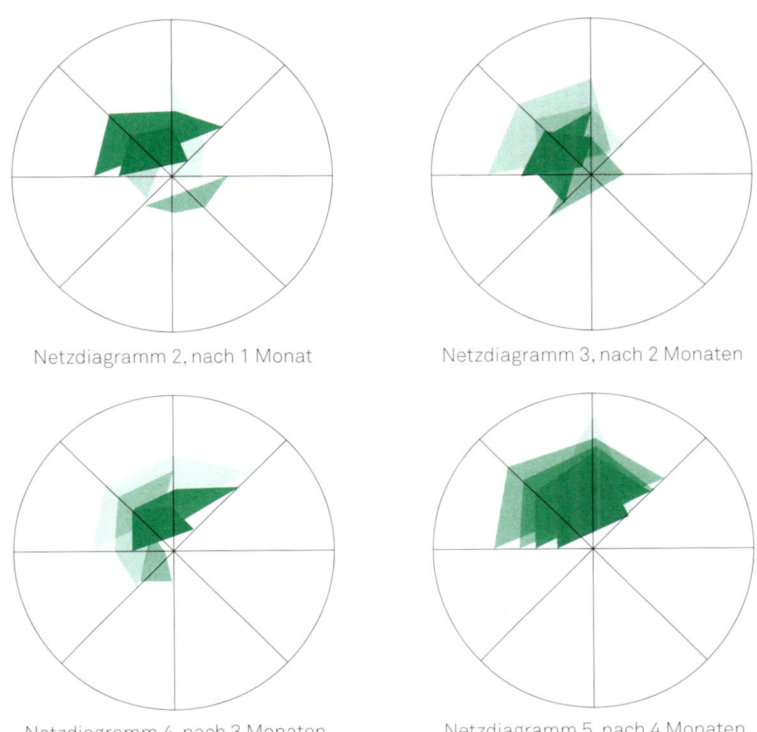

Abbildung 4-6: Die weitere Entwicklung der Körperwahrnehmung.

Das Körperwahrnehmungs-Netzdiagramm eignet sich sowohl als visuelles Tagebuch für alle, die sich bewusst aktiv mit ihrem Körper auseinandersetzen wollen, aber auch als visuelle Dokumentation eines Therapieverlaufes.

Als Übungsblatt finden Sie ein leeres Formular eines Netzdiagrammes, das Sie selber benutzen und damit Ihre Körperwahrnehmung erforschen und darstellen können (siehe „Übungsblätter“, S. 259). Nehmen Sie sich Zeit und wählen Sie fünf Körperbereiche aus, die Sie besonders interessieren. Wählen Sie Bereiche aus, die Sie als „Problemzonen“ erleben, die Ihnen nicht so vertraut sind, solche, die Schmerzen verursachen, aber auch solche, die Ihnen vertraut sind, und solche, die sich gut anfühlen. Wiederholen Sie die Übung von Zeit zu Zeit und schauen Sie, ob es Veränderungen gibt.

5 Der Körper – die Bühne der Emotionen

5.1 Körperwahrnehmung und Selbstwahrnehmung

Gefühle sind keine Gedanken, sondern – wie das Wort sagt – etwas Gefühltes. Wir haben ein Gefühl von Wohlbefinden oder Unbehagen (Präemotionen), von Freude, Trauer, Ärger oder Angst (universelle Basisemotionen). Und wir kennen Ausdifferenzierungen in sozial erworbene, kulturbedingte Emotionen (Tabelle 5-1).

Über den Körper kann ich meine Emotionen wahrnehmen – meine Gefühle fühlen.

Wir fühlen sie in unserem Körper, und je nach Gefühl an einem anderen Ort. Gefühle können unsere Körperräume weit oder eng machen. Sind wir glücklich, weitet sich die Brust, wir fühlen eine Leichtigkeit in uns. Sind wir traurig, verengt sich der Hals. Kann sich die Trauer nicht durch Weinen lösen, kann sich im Hals eine dauernde Anspannung festsetzen. Bei Ärger kommt es zu einer Muskelverspannung in den Verdauungsorganen, dem Magen oder den Därmen. Können wir ein Erlebnis nicht verdauen, setzt es sich im Bauch fest. Der Bauch schmerzt. Haben wir Angst, versteift sich der ganze Körper von unten nach oben, Füße, Beine, Becken, Bauch und Brust.

Schon im Mutterbauch haben wir begonnen, Erfahrungen in unserem Gehirn abzuspeichern. Dieser Speichervorgang hat unser Gehirn strukturiert, hat zu einer

Tabelle 5-1: Einordnung von Emotionen.

Präemotionen	Universelle Basisemotionen	Beispiele sozial erworbener Emotionen
Wohlbefinden	Freude	Liebe, Glück, Stolz
Unbehagen	Angst	Scham, Eifersucht, Neid
	Ärger	Zorn, Verachtung, Geringschätzung
	Traurigkeit	Trauer, Schuld

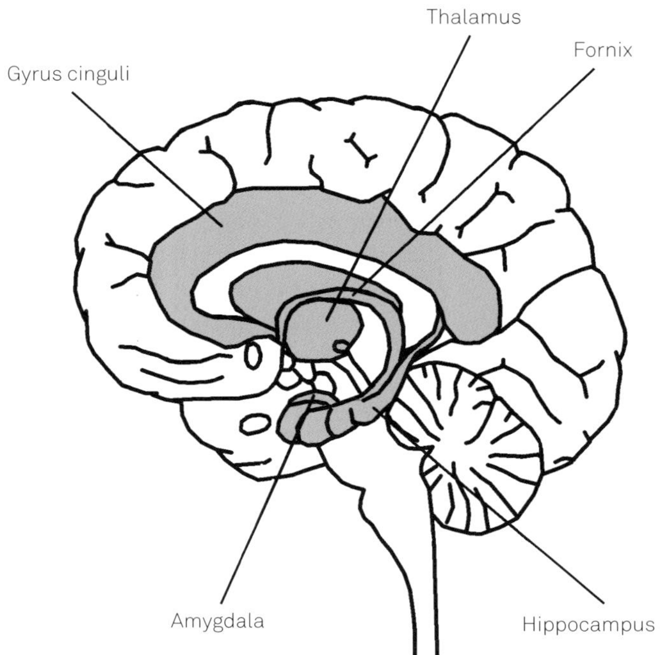

Abbildung 5-1: Längsschnitt durch das Gehirn. Das emotionale Erfahrungsgedächtnis (grau) liegt im Inneren des Großhirns, unterhalb der Großhirnrinde. Der Thalamus leitet als Umschaltzentrale sensorische Informationen aus dem Körper an die Großhirnrinde weiter, der Fornix ist an der Einspeicherung von Gedächtnisinhalten beteiligt, der Hippocampus wandelt sensorische Informationen in Gedächtnisinhalte um, die Amygdala-Kerne erkennen Gefahren und lösen entsprechende Reaktionen aus und der Gyrus cinguli spielt eine wichtige Rolle bei der Entstehung und Verarbeitung von Emotionen sowie bei Lern- und Gedächtnisprozessen.

bestimmten Vernetzung der Nervenzellen geführt. Jener Teil des Gehirns, in dem emotionale Erfahrungen gespeichert werden, liegt im Inneren des Großhirns und wird emotionales Erfahrungsgedächtnis genannt (Abbildung 5-1). Es bewertet jede neue Erfahrung aufgrund bisher gemachter Erfahrungen. Ist die neue Erfahrung gut für mich, möchte ich sie beibehalten oder wiederholen, ist sie schlecht, möchte ich sie vermeiden. Das emotionale Erfahrungsgedächtnis löst auf neuroelektrischen (elektrische Impulse) und neurochemischen (Hormone) Wegen die oben geschilderten Körperreaktionen aus (Abbildung 5-2). So spüren wir unsere Emotionen durch die Veränderungen in unserem Körper, sie kommen in unser Bewusstsein und werden mit Gedanken und Erinnerungen angereichert (Jäncke, 2017; LeDoux, 2006).

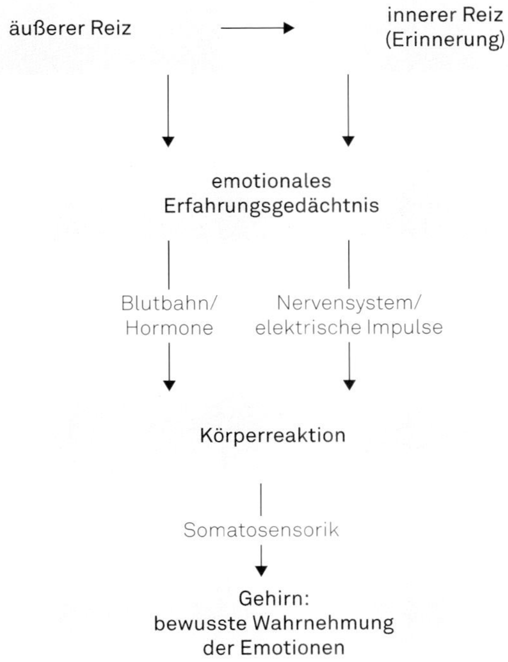

Abbildung 5-2: Vom Reiz zur bewussten Wahrnehmung der Emotion.

Es ist also auch möglich, dass die aktuelle Situation im Gehirn eine Erinnerung an eine frühere, ähnliche Situation weckt und eine entsprechende körperliche Reaktion auslöst. Diese körperlichen Reaktionen, Damasio (1994) nennt sie somatische Marker, dienen uns dazu, eine Situation einzuschätzen und entsprechend zu handeln.

Daraus folgt: Die Körperwahrnehmung ist Voraussetzung für die Wahrnehmung unserer Emotionen.

Ist unsere Körperwahrnehmung nur schwach entwickelt oder blenden wir sie aus, haben wir Mühe, Gefühle zu empfinden. Wir spüren nicht, was wir möchten und was nicht, was uns guttut und was uns schadet. Müssen wir uns entscheiden, dann tun wir das nicht aufgrund unserer Gefühle, sondern aufgrund unserer Gedanken. Folglich fehlt unseren Entscheidungen der Bezug zu unserem Körper, zu unserer Geschichte, zu uns selbst.

Da der Körper also die Bühne der Emotionen ist, sollte diese Bühne möglichst vielfältig bespielbar sein, um allen Arten von Emotionen den Auftritt zu ermöglichen. Für Gerda Alexander, die Begründerin der Eutonie, ist die gute Muskelspannung eine dynamische Muskelspannung, also die richtige Muskelspannung zur richtigen Zeit am richtigen Ort. Die Muskeln des Bewegungsapparates verharren nicht auf einem bestimmten Spannungsniveau. Sie variieren mit einer großen Bandbreite zwischen Entspannung und Anspannung, verändern die Spannung dauernd je nach erforderlicher Kraft für das Bewegen, aber auch mit feineren rhythmischen Schwankungen durch die Atembewegung. Ebenso soll sich die Emotionalität, welche wir über die Spannungszustände der Muskulatur wahrnehmen, dynamisch im ganzen Bereich der Möglichkeiten bewegen können. Das emotionale Erleben beschränkt sich dadurch nicht auf einen schmalen grauen Bereich, sondern kann in seiner ganzen Vielfalt und Intensität erlebt werden (Alexander, 1976). Emotionen verlieren ihre Dynamik, wenn sich Spannungszustände und Körperhaltungen festsetzen. Und wir verlieren unser emotionales Gleichgewicht, die innere Gelassenheit und Ruhe. Unser Körper hängt in Emotionen wie Trauer, Wut oder Angst fest.

Eine zentrierte, aufgerichtete Körperhaltung mit angenehm lebendiger Muskulatur schafft die Voraussetzung für das Erleben von positiver Lebensenergie, während eine angespannte Körperhaltung als Stimmungshemmer wirkt und einer emotional positiven Grundstimmung entgegenwirkt.

5.2 Angst

Eine Emotion von großer Bedeutung – eine, die unser Leben entscheidend prägt – ist die Angst. Angst ist der emotionale Ausdruck unseres Warnsystems. Achtung, da ist etwas, das dich, deine Gesundheit, dein Leben gefährden könnte. Sei aufmerksam und vorsichtig. Ohne Angst könnten wir Gefahren nicht erkennen, nicht richtig einschätzen und folglich auch nicht richtig entscheiden und handeln.

Eine Form der Angst, die für Menschen in Industrieländern schon fast normal, wenn nicht sogar Ausdruck eines Lebens von gesellschaftlicher Bedeutung geworden ist, ist der Stress. Doch Stress sollte ein Ausnahmezustand sein, kein Normalzustand. Er ist ein Zustand, den die Evolution für unsere steinzeitlichen Vorfahren entwickelt hat, um in lebensbedrohlichen Situationen überleben zu können – der *Kampf-, Flucht- oder Erstarrungsmodus*. Unsere heutige Lebensumgebung bringt uns aber nicht mehr in Kontakt zu steinzeitlichen Säbelzahntigern. Die Situationen, die in uns Ängste auslösen, sind anderer Art und erfordern selten eine körperliche Höchstleistung. Und trotzdem reagiert unser Körper so, wie der Körper unserer steinzeitlichen Vorfahren auf den Säbelzahntiger reagierte. Und was für unser Thema von besonderem Interesse ist: Angst verhindert die Wahrnehmung des Körpers. Bei Angst und Stress geht die Körperwahrnehmung verloren. Wir haben keine Aufmerksamkeitskapazität mehr für die Körperwahrnehmung. Sie fliegt aus unserem Arbeitsgedächtnis raus.

Bei Angst und Stress geht die Körperwahrnehmung verloren.

Angst löst das sogenannte Schreckmuster aus. Die Zunge geht hoch zum Gaumen, wir drücken die Zähne zusammen, ziehen die Schultern hoch, die Körperspannung steigt, das Herz schlägt schneller, wir haben keine Atembewegung mehr in Becken und Bauch, unsere Därme verspannen sich, unsere Wahrnehmung zieht sich von unten nach oben aus dem Körper zurück, wir spannen unsere Muskulatur an – unser Körper wird „gepanzert". Das Denken und die Wahrnehmung konzentrieren sich auf die Bedrohung. Die Aufmerksamkeit wird zum „Tunnelblick" auf die vermeintliche Gefahrenquelle und blendet alles andere aus. Der Körper ist bereit für Flucht, Kampf oder Erstarrung.

Mit den folgenden Fragen können Sie Ihren Umgang mit Gefahren erforschen:
- Was macht mir Angst? Was empfinde ich als Gefahr?
- Wie viel Gefahr halte ich aus? Und wie reagiere ich auf Gefahr?
- Wann beginnt mein Körper sich zu verspannen, verliert die Atembewegung ihren weichen Fluss, atme ich nicht mehr in den Bauch und ins Becken?
- Bis zu welchem Punkt erlebe ich eine gefährliche Situation als reizvolle Herausforderung und wann empfinde ich die Situation als bedrohlich?

Der Punkt, ab dem wir Angst empfinden, ist sehr individuell. Bedrohungen, welche von einer Person als sehr schlimm empfunden werden, sind für eine andere kaum als solche wahrnehmbar. Und es gibt Menschen wie Extrembergsteigerinnen oder Basejumper, die brauchen gefährliche Situationen, um sich lebendig zu fühlen. Extreme Erlebnisse wie traumatische Erlebnisse können diese Grenze aber auch für „mutige" Menschen schnell nach unten verschieben. Die Gewissheit, gefährliche Situationen kontrollieren zu können, ist dann weg. So spricht man von *Angstbereitschaft,* der Bereitschaft eines Menschen, auf eine Situation mit Angst zu reagieren. Hohe Angstbereitschaft heißt: Ich bin ständig in körperlicher, emotionaler und mentaler Anspannung, erwarte, dass etwas Schlimmes passieren könnte. Bei tiefer Angstbereitschaft denke ich: Was da auf mich zukommt, werde ich schon schaffen. Die Muskulatur bleibt locker und reaktionsfähig, das Denken offen und wird nicht von ängstlichen Gedanken dominiert.

Sich in verschiedenen Lebensbereichen Fähigkeiten zu erarbeiten, um mit Herausforderungen umgehen zu können, ohne dabei von Ängsten dominiert zu werden, ist eine der grundlegenden Aufgaben, die uns das Leben stellt. Ich kann lernen, in Situationen, die mir Angst machen, innezuhalten und die ausgelösten Körperreaktionen wahrzunehmen. Allein schon dieses *Innehalten und Wahrnehmen* verringert die Wirkung, welche die Situation auf mich ausübt. Meine Gedanken können aus dem „Tunnel" rauskommen und wieder weiter werden. Die Atembewegung kann wieder größer und die muskuläre Anspannung wieder kleiner werden. Auf diese Weise eröffnen sich neue Verhaltensoptionen und die Angst verliert ihre Dominanz.

Zu lernen, Herausforderungen erfolgreich zu meistern, ist eine tolle Erfahrung. Scheitern wir, kann uns dies ein Ansporn sein, es noch einmal und noch einmal zu versuchen – so oft, bis es klappt. Oder wir entwickeln Angst vor dem Misserfolg und lassen es bleiben. Doch dann bleibt uns das Erfahrungsfeld verschlossen und die Angst setzt sich in Form von Muskelanspannungen in unserem Körper fest.

Sich lebendig zu fühlen, hat etwas mit der Freude am Umgang mit Herausforderungen zu tun, mit dem Glauben, Herausforderungen erfolgreich meistern zu können. Beispiele wie Extrembergsteigerinnen und Basejumper illustrieren dies eindrücklich. Menschen, die solche Herausforderungen annehmen und meistern, zeigen uns, was alles möglich wäre. Jeder Mensch hat Erfahrungsbereiche, in denen er seine Komfortzone verlassen und sich vom Leben herausfordern lassen kann. Es geht dabei nicht darum, möglichst extreme Dinge zu tun, sondern sich Neugierde und Risikobereitschaft zu bewahren und darin immer wieder die eigene Lebendigkeit zu erleben.

5.3 Verortung von emotionalen Qualitäten

Schaut man in der Menschheitsgeschichte zurück und vergleicht Aussagen und Darstellungen aus verschiedenen Kulturen der Welt, so stellt man fest, dass sich die körperliche Verortung von emotionalen Qualitäten im Lauf der Geschichte verändert hat und auch klar vom kulturellen Umfeld abhängig ist.

In der Antike kannte man Körpermetaphern, wie das Dreierschema Kopf-Bauch-Glieder. Der Kopf war der Sitz des Gehirns und der Seele, ihm schrieb man Lebenskraft und Führung zu. Der Bauch hatte eine koordinierende Funktion für die Glieder und wandelte Nahrung in frisches Blut um. Ein anderes Schema betraf Brust, Herz und Leber. Die Brust war der Sitz des Denkens, das Herz der Ort der Gefühle. Die Leber galt als Sitz der Leidenschaften und war deshalb unedel. Im Mittelalter unterteilte man den Körper in oben und unten. Zum Oben gehörten der Kopf und das Herz, sie wurden als edel betrachtet und waren Sitz des Geistes. Zum Unten gehörten Bauch, Hände und Geschlecht. Hier entstanden die fleischlichen Gelüste und diese Bereiche waren deshalb unedel. Im 16. und 17. Jahrhundert entstand die Herz-Jesu-Verehrung, die Mystik des Herzens. Das Herz galt als der Ort des Gefühlslebens, der Innerlichkeit, als Quelle der Gedanken, des Glaubens, des Begehrens und der Begegnung mit Gott (Le Goff & Truong, 2007).

Auch heute sind wir es gewohnt, Emotionen mit bestimmten Körperreaktionen zu verbinden. In der Alltagssprache finden wir Beispiele für solche Verbindungen:

- Vor Freude sprengt es mir fast die Brust.
- Ich habe Schmetterlinge im Bauch.
- Die Trauer steckt mir wie ein Kloß im Hals.
- Ich habe ein gebrochenes Herz.
- Die Angst sitzt mir im Nacken.
- Ich habe Schiss.
- Ich habe kalte Füße bekommen.
- Der Ärger hat mir auf den Magen geschlagen.
- Ich habe eine Wut im Bauch.

Die aus Indien stammende Lehre der Kundalini-Chakren stellt ebenfalls eine Beziehung zwischen Emotionen und Körperregionen her. Die sieben auf der Körperachse liegenden Chakren werden als Energiezentren betrachtet, welche sich bestimmten Fähigkeiten und emotionalen Qualitäten zuordnen lassen. Zwei Beispiele von westlichen Interpretationen der Kundalini-Chakren von Ken Dychtwald (1981) und von Anodea Judith (2004) habe ich in Tabelle 5-2 zusammengestellt.

Tabelle 5-2: Chakren, Aspekte der menschlichen Entwicklung und des menschlichen Verhaltens sowie der Rechte des Menschen.

Chakren (Lage der Chakren)	Zuordnung von Ken Dychtwald	Zuordnung von Anodea Judith Ich habe das Recht …
Wurzel (Steißbein)	Urenergie, grundlegende Überlebensbedürfnisse	hier zu sein
Sakrum (eine Handbreit unter dem Bauchnabel)	Geschlechtstrieb, zwischenmenschliche Beziehungen	zu fühlen
Solarplexus (Höhe des Magens)	Machttrieb, gesellschaftliche Identifikation	zu machen
Herz (Brustbein)	Mitleid, Liebe, Selbstausdruck	zu lieben und geliebt zu werden
Hals (Kehlkopf)	Gedanken, Kommunikation, Ausdruck, Selbstidentifikation	die Wahrheit zu sagen und zu hören
Drittes Auge (zwischen den Augen)	Geisteskräfte, erhöhtes Selbstbewusstsein	zu sehen
Scheitel (am höchsten Punkt des Schädels)	Erfahrung der Selbstverwirklichung, Erleuchtung	zu wissen

Für Ken Dychtwald hat die Kundalini-Perspektive bemerkenswerte Ähnlichkeiten mit westlichen Methoden wie Bioenergetik (Lowen, 2008), Rolfing (Rolf, 1989) oder Chiropraktik. Die einzelnen Chakren beziehen sich auf bestimmte Aspekte des menschlichen Verhaltens und der menschlichen Entwicklung vom elementaren Überlebensbedürfnis bis zur spirituellen Entwicklung.

Die Zuordnung von Rechten zu den Chakren, wie sie sich bei Anodea Judith findet, ist auch interessant mit Blick auf die Erklärung der Menschenrechte in der Folge der französischen Revolution und dem Recht auf Schutz und Unversehrtheit des eigenen Körpers, wie es in den Staatsverfassungen nach dem Zweiten Weltkrieg festgeschrieben wurde (vgl. Kap. 8 „Der Blick zurück in die Menschheitsgeschichte"). Dies ist ein Hinweis auf den Einfluss von gesellschaftlichen Veränderungen auf die subjektive Wahrnehmung des eigenen Körpers. Übt die Gesellschaftsform Druck auf das Individuum aus und beschneidet seine Entfaltungsmöglichkeiten und Rechte, wirkt sich das auf die körperliche Befindlichkeit und somit auf die Wahrnehmung des eigenen Körpers aus.

Schon allein diese kurze Betrachtung zeigt einerseits die Wandelbarkeit, aber auch die Wirkung von kulturellen und gesellschaftlichen Einflüssen auf die körperliche Verortung von Emotionen.

5.4 Ein Film ohne Ende

Da jede Körperwahrnehmung Emotionen auslöst, hat sie immer auch eine unmittelbare Körperreaktion zur Folge. Das heißt, der Akt der Körperwahrnehmung löst einen zirkulären Prozess von Wahrnehmung und Reaktion aus.

Beispiel

Zirkulärer Veränderungsprozess

Ich liege auf dem Rücken und lege meine Hand auf den oberen Bauch. Ich nehme diese Selbstberührung wahr. Das emotionale Erfahrungsgedächtnis bewertet diese Körperwahrnehmung positiv und löst eine Körperreaktion aus. Die Muskulatur des Bauches entspannt sich. Die Bewegung des Zwerchfells wird größer, die Atmung ruhiger. Ich nehme diese Veränderung wahr, was wiederum eine Körperreaktion auslöst. Das Liegen und die Selbstberührung hat einen zirkulären Veränderungsprozess ausgelöst, der die Atmung und damit auch meinen Gefühlszustand langsam immer mehr beruhigt.

Die Körperwahrnehmung ist immer nur eine Momentaufnahme, ein Standbild aus einem Film, den wir nicht anhalten können. Und wie wir gesehen haben, verändert sogar der Akt des Wahrnehmens selbst den Zustand unseres Körpers. Wir müssen dabei gar nicht an eine Veränderung denken oder uns eine Veränderung wünschen. Das Wahrnehmen, die gerichtete Aufmerksamkeit, reicht, um diesen Prozess auszulösen. Wobei die Veränderung nicht unbedingt eine positive sein muss.

Beispiel

Negative Verstärkung

Ein Beispiel dafür sind kalte Hände. Ich habe kalte Hände (Körperwahrnehmung) und weiß, dass ich bald jemanden begrüßen, ihm die Hand geben muss. Der Gedanke ist mir unangenehm (emotionale Bewertung). Meine kalte Hand in Kontakt zur warmen Hand meines Gegenübers bringen zu müssen, löst in mir Gedanken und Gefühle aus. Ich erinnere mich an frühere Begrüßungen, wo ich auf meine kalten Hände angesprochen worden bin. Es war mir immer peinlich. Ich schämte mich für meine kalten Hände. Ich kann mir vorstellen, dass es für mein Gegenüber unangenehm ist, meine kalte Hand zu berühren, dass sich sein Körper im Moment der Berührung unweigerlich zusammenzieht. Dieses Geschehen möchte ich unbedingt vermeiden.

Die Ausgangssituation ist schon schwierig. Die Körperwahrnehmung, also die Kälte meiner Hände, wird von meinem emotionalen Erfahrungsgedächtnis negativ bewertet. Diese Bewertung erhöht meine muskuläre Anspannung und führt zu einem zusätzlichen Druck auf die Blutgefäße, die Durchblutung meiner Hände wird noch schwächer, die Hände werden noch kälter. Ein negativer Veränderungsprozess ist in Gang gekommen. Und hier wieder rauszukommen ist gar nicht einfach.

Was kann ich tun? Wie kann ich diesen zirkulären Prozess stoppen? Jemand gab mir mal den Tipp, ich solle an angenehm warme Handschuhe denken und gedanklich meine Hände da reinstecken. Hat nicht funktioniert. Warum? Weil es die negative Bewertung meiner Körperwahrnehmung nicht anging, sondern eher noch verstärkte. Du hast kalte Hände, das ist nicht gut, du musst etwas dagegen tun. Eine solche Gedankenreihe führt eher zu einer negativen Verstärkung, denn zu einer Verbesserung des Zustandes. Ich kann aber versuchen, mich von der negativen Bewertung meiner kalten Hände zu lösen. Ich befreie mich vom Druck, vom Anspruch, warme Hände haben zu müssen. Ich stelle mich positiv zu meinen kalten Händen. Ja, sie sind kalt. Ich kann das jetzt auch nicht ändern. Ich nehme mich so an, wie ich in diesem Moment bin. Und das ist ein toller Zaubersatz, der uns bei unangenehmen Körperwahrnehmungen immer wieder helfen kann. Ich nehme mich so an, wie ich jetzt, in diesem Moment, bin. Ich kämpfe nicht gegen mich. Vielleicht gelingt es mir so, den negativen Kreislauf aufzulösen, vielleicht auch nicht. Aber es erlöst mich davon, kämpfen zu müssen.

Negativspiralen, also negative Verstärkungen einer unangenehmen Körperwahrnehmung, gibt es auch in anderen Bereichen. Und auch da ist das direkte Wegmachen-Wollen dieser Wahrnehmung die falsche Strategie. Der indirekte Weg, also das Annehmen der unangenehmen Wahrnehmung, führt eher zum Erfolg.

6 Über Körperwahrnehmung sprechen

6.1 Was fasse ich in Worte und was nicht?

Beim Schreiben dieser Zeilen wird mir deutlich, auf welch schmalen Pfaden sich die Sprache und noch ausgeprägter die geschriebene Sprache bewegt. Den ganzen Raum um den Pfad herum – rechts, links, oben, unten – kann ich im Moment des Sprechens oder Schreibens nicht in Worte fassen, muss ihn beiseitelassen, beiseitestoßen, obwohl das Geschehen in diesen Räumen auch in Sprache umgesetzt werden möchte. Denn erstens kann ich immer nur einem Gedankenstrang folgen und alle parallelen und verzweigenden Stränge muss ich weglassen. Und zweitens gibt es Empfindungen, die sich nicht unmittelbar in Sprache fassen lassen, die ich ausblenden muss. Ihnen zu folgen bräuchte ein längeres Innehalten, ein Mich-auf-sie-Einlassen und ein Suchen nach einem sprachlich adäquaten Ausdruck.

6.2 Sensorische Erfahrung und sprachlicher Ausdruck

Wie kommt ein sprachlicher Ausdruck zustande? Wie haben sich menschliche Sprachen überhaupt entwickelt? Einen interessanten Hinweis gibt uns die Beobachtung der Nähe von körperlichen Erfahrungen und sprachlichem Ausdruck. Hier ein paar Beispiele:

- Der Griff – greifen – begreifen – Ich begreife das Problem.
- Die Berührung – berühren – berührt werden – Die Geschichte berührt mich.
- Ich sehe den Baum. – Ich sehe eine Lösung.
- Ihre Haltung ist entspannt und natürlich aufgerichtet. – Ihre Haltung ist sehr egoistisch.

Wenn wir diese Worte und Sätze lesen, so wird uns die sprachliche Nähe von sensorischen und kognitiv-emotionalen Erfahrungen bewusst. Und wir können sie als Hinweis dafür betrachten, dass sich die Sprache aus der nonverbalen Kommunikation, der Gestik und dem Handeln entwickelt hat. So verwenden wir etwa das Wort „berühren“ sowohl für das Herstellen und die Wahrnehmung eines Kontaktes wie auch für die Entstehung einer Emotion. Auch das Wort „Haltung“ steht sowohl für eine physische Aktion im Raum, die Körperhaltung, wie auch für eine innere Einstellung.

Die Körperwahrnehmung hat in ihrem Ursprung nichts mit Sprache zu tun. Am Anfang stehen die Rezeptoren, verteilt über unseren Körper, welche Informationen über Zustände und Veränderungen in elektrische Impulse umwandeln. Diese gelangen über Nervenleitungen in unser Gehirn, werden dort verarbeitet, emotional bewertet und für die Steuerung unserer Körperfunktionen und unseres Verhaltens verwendet. Nur in Ausnahmefällen kommen diese Informationen in unser Bewusstsein und führen zu einer Körperempfindung.

Eine Körperwahrnehmung ist also zuerst einmal eine nichtsprachliche oder vorsprachliche Körperempfindung. Um jedoch über eine Körperempfindung kommunizieren zu können, brauchen wir die Sprache. Man könnte eine Körperempfindung auch mit kreativen Medien zum Ausdruck bringen. Man könnte sie malen oder in Ton formen, doch die naheliegendste Form bleibt die Sprache. Auch bei einem Ausdruck mit kreativen Medien würde beim gemeinsamen Betrachten ein Austausch auf der Sprachebene folgen.

Doch die Umsetzung einer Körperwahrnehmung in Worte und Sätze ist alles andere als ein banaler, selbstverständlicher Vorgang. Er bedingt *Wahrnehmungs- und Ausdrucksfähigkeit,* etwas, das man erlernen muss. Oftmals sind diese Fähigkeiten im bisherigen Leben nur schwach entwickelt worden und müssen daher erst in einer agogischen Arbeit (Gymnastik, Yoga usw.) oder einer Therapie (Körpertherapie, Alexander-Technik, Feldenkrais, Eutonie usw.) aufgebaut werden.

Etwas wahrzunehmen, meint festzustellen, dass etwas so ist und nicht anders und dass es deshalb wahr ist. Wahrnehmung hat etwas Objektivierendes. Ich nehme wahr, dass es regnet oder dass die Farbe meiner Jacke rot ist. Körperwahrnehmungen hingegen sind weniger klar, sie sind subjektiv. Nur ich kann meinen Körper von innen wahrnehmen. Für die anderen ist mein Wahrnehmungsobjekt nicht wahrnehmbar. Sie können es nur aufgrund meiner Schilderung kennen. Meine Körperwahrnehmung ist deshalb nur für mich wahr.

Die Vorstufe der Körperwahrnehmung ist die Körperempfindung, sie ist nichtsprachlich oder vorsprachlich. Sie ist lediglich eine mit einer emotionalen Bewertung verbundene sensorische Information. Ich weiß, ob sich ein Körperbereich gut oder schlecht anfühlt. Im Prozess hin zur Wahrnehmung durchläuft die Empfindung ein Auswahl-, Vergleichs-, Einordnungs- und Deutungsverfahren, welches zur sprachlichen Denk- und Ausdrucksform führt. Wir schöpfen dabei aus kollektiven und individuellen Erfahrungen und Vorstellungen. Unsere sprachlich formulierten Körperempfindungen machen in unserem *subjektiven Erfahrungs-Vorstellungs-System* Sinn. Wir können aber nicht wissen, was der andere in seinem Körper empfindet. Die Kommunikation über seine Körperwahrnehmung baut nicht auf einer gemeinsamen Erfahrung auf. Wenn wir ihn kennen, haben wir vielleicht eine Ahnung von seinem Erfahrungs-Vorstellungs-System und das hilft uns, seine Aussagen etwas einzuordnen. Aber wir können nicht wissen, wie der andere einen Schmerz empfindet, wie sich sein verspannter Nacken, sein wohliger Bauch oder die Weite in seiner Brust anfühlt.

Gerade Schmerzempfindungen können sehr individuell sein und ein Urteil unsererseits, wie „Das tut doch gar nicht so weh", ist daher völlig unangebracht. Ich kann nicht wissen, wie weh es dem anderen tut, genauso wenig wie ich wissen kann, wie sich die Verspannung, das Wohlbefinden oder die Weite in seinem Körper anfühlt.

Bei der therapeutischen Arbeit ist deshalb große Vorsicht geboten, um nicht Gefahr zu laufen, man wisse, wie die Klientin oder der Klient seinen Körper empfindet. Die Körperempfindung bleibt eine absolut subjektive Sphäre, zu der nur die Empfindenden selbst Zugang haben. Interpretationen von geschilderten Körperwahrnehmungen vermitteln höchstens Hinweise, die sich für die Gestaltung des therapeutischen Prozesses nutzen lassen, sind aber immer wieder durch Rückfragen beim Klienten, bei der Klientin bezüglich ihrer „relativen Richtigkeit" zu prüfen.

6.3 Was ist Sprache?

Die nonverbale Kommunikation ist ursprünglicher als die verbale. Sprachforscher gehen davon aus, dass sich unsere Vorfahren zuerst mit ihrem Körper und seinen Gesten miteinander verständigten, bevor sich die Sprache als Kommunikationsmittel entwickelte.

Auch Säuglinge kommunizieren mit dem Körper, lange bevor sie sprechen können. Für Babys ist es eine ursprüngliche Erfahrung der Umwelt, nach Objekten zu greifen und sie in den Mund zu stecken. Sie begreifen ihre Umwelt. Und bevor ein Kind spricht, verwendet es Gesten und deutet mit der Hand auf alles, was sein Interesse weckt.

Evolutionsgeschichtlich betrachtet, hatte der aufrechte Gang des Menschen eine Absenkung des Kehlkopfs zur Folge und dies war eine Vorbedingung für die differenzierte Lautbildung. So konnte sich aus dem akustischen Ausdruck, den Lauten, eine Sprache bilden. Mit ihr war es beispielsweise möglich, sich bei der Jagd zu verständigen, auch wenn man einander nicht sah und eine Verständigung über Gesten nicht möglich war.

Durch die *Codierung von Bewusstseinsinhalten* mittels Sprache können wir „Dinge" benennen. Doch die Codierung ist individuell. Wir haben beispielsweise nicht alle die gleichen Vorstellungen, Erinnerungen und Emotionen bei den Worten „Länge" oder „Weite". Würden zwei Personen ihre Assoziationen zu diesen beiden Worten aufschreiben, so wären diese sehr unterschiedlich, denn die individuelle Bedeutung von Worten baut auf der individuellen Erfahrungswelt jedes Einzelnen auf. Dass zwei Menschen mit einem Wort das Gleiche verbinden, ist sehr unwahrscheinlich.

Wenn Sprache als ein vom Individuum losgelöstes, abstraktes Konstrukt einer Sprachgruppe erscheint, so täuscht das. Denn Sprache wird erlernt, entwickelt, ist eng verwoben mit der individuellen Lebensgeschichte. Das gemeinsame Fundament einer Sprache ist deshalb ziemlich wackelig. Wir können nicht wissen, was unser Gegenüber mit einem bestimmten Wort verbindet. Wir können es nur erahnen.

Und doch, wie der Sprachphilosoph Ludwig Wittgenstein (1889–1951) sagte: Sprache funktioniert (Wittgenstein, 1921). Doch wie funktioniert sie? Sprache ist selten wahr im Sinne einer allgemeingültigen Wahrheit. Sie ist ein Kommunikationsmittel, welches im praktischen zwischenmenschlichen Verhalten funktioniert. Wobei auch unwahre oder falsche Aussagen funktionieren. Alltagssprache ist ein Sprachspiel, bei welchem es meist nicht um den Anspruch auf Wahrheit geht. Zuweilen nützt es auch einfach nur den eigenen Interessen.

In den Naturwissenschaften gilt ein anderer Wahrheitsanspruch. Eine Aussage gilt dort so lange als wahr, bis sie von jemandem widerlegt wird. Die Naturwissenschaften streben daher Wahrheit im Sinn von Stimmigkeit in einem Denksystem an. Doch Denksysteme entwickeln sich, sind ständig in Bewegung, um neue Erkenntnisse zu integrieren. Wahrheit basiert im naturwissenschaftlichen Sinn also immer nur auf der Basis des aktuell verfügbaren Wissens.

6.4 Denken und Sprache

Sobald wir in Begriffen, Worten und Sprachsystemen denken, ist unser Denken kulturell mitbestimmt. Viele Meinungen und Annahmen sind in diesem System bereits gesetzt. Kollektive tradierte Erfahrungen haben die Kultur und damit ihre Sprache geprägt. Und auch die verschiedenen Lebensbereiche haben ihre eigenen Sprachsysteme: Alltagssprache in einer Familie, unter Freunden und Freundinnen, Gespräche in der Berufswelt, in der Therapie, in philosophischen oder naturwissenschaftlichen Diskussionen. Und da ich immer als Individuum spreche, fließt zudem noch meine individuelle Erfahrung mit ein.

Sprache lässt sich als kollektives, sich ständig weiterentwickelndes Konstrukt betrachten. Und auf diesem vorgefundenen, von seiner Umwelt verwendeten Konstrukt baut das Individuum sein eigenes Sprachsystem auf (Abbildung 6-1).

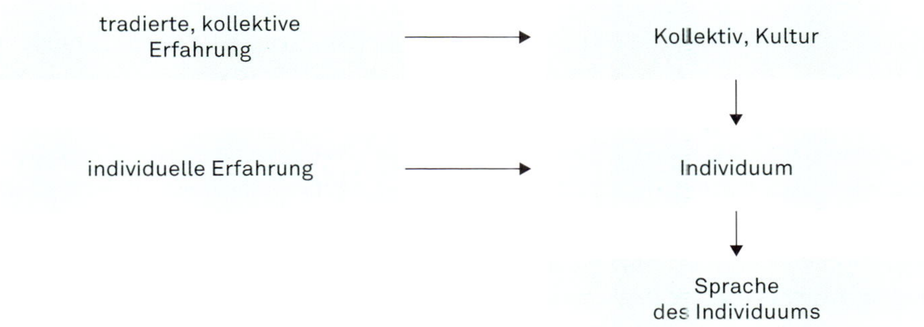

Abbildung 6-1: Schematische Darstellung zur Entstehung der Sprache des Individuums.

Exkurs

Wie wurde in der Philosophiegeschichte über das Denken und die Sprache gedacht?

Der griechische Philosoph Platon (428–348 v. Chr.) schrieb: „Denken ist das innere Gespräch der Seele mit sich selbst“ (Platon, Sophistes 263e). Es ist ein Denken ohne Botschaft nach außen, ohne Anspruch auf Wirkung nach außen, eher eine Art Meditation, ein In-sich-Denkenlassen. Heraklit (griechischer Philosoph um 520 v. Chr. bis um 460 v. Chr.) soll die Aussage „Panta rhei“, alles fließt, beim Sitzen und Betrachten eines Flusses gemacht haben. Ein schönes Beispiel für eine aus der Betrachtung entstandene Erkenntnis – der Erkenntnis, dass auch Wissen kein statisches Gebilde, sondern etwas sich ständig Veränderndes ist. Ludwig Wittgenstein meinte: „Die Grenzen meiner Sprache sind die Grenzen meiner Welt“ (1921, Satz 5.6). Doch stimmt das wirklich? Ist Denken nicht auch ohne Sprachsystem möglich? Ich meine ja. Es gibt auch ein Denken ohne Sprache, ein vorsprachliches Denken, z. B. das Denken eines Säuglings oder das Denken beim Memory-Spielen. Ich kann spüren, welche Karte die richtige ist, ohne dies logisch, denkerisch herzuleiten.

Die Annahme, dass Sprache die Grundlage des Denkens sei, ist eine Überbewertung und Fehleinschätzung der Sprache. Denn ich kann auch entscheiden, ohne zu denken. Ja, entscheiden wir nicht sowieso meist emotional? Der Hirnforscher Gerhard Roth (2007) meint, bevor wir mit dem Verstand eine Entscheidung fällen, leistet das emotionale Erfahrungsgedächtnis Vorarbeit. Und nach einer Phase des Überlegens trifft es schließlich auch die endgültige Entscheidung. So kommen wichtige Lebensentscheidungen, wie Partnerwahl, Berufswahl oder die Wahl des Wohnortes, letztlich nicht aufgrund logischer Überlegungen zustande, sondern aufgrund unseres Gefühls, unserer Emotionen. Für Luc Ciompi (2016) fängt unser Denken sowieso beim Körper und seinen emotionalen Reaktionen an. Ausgangspunkt sämtlicher kognitiver mentaler Strukturen sind zuerst immer wieder sensomotorische Abläufe, sie sind der Motor hinter unserem Denken.

Sprache ist in einem hohen Grad mit *subjektiver Verarbeitung* verbunden, sowohl beim Sprechenden wie beim Hörenden. Zusätzlich ist eine sprachliche Äußerung auch meist mit einer *Absicht,* einer angestrebten Wirkung, verbunden. Man kann sich also fragen: Sage ich, was ich wirklich denke und fühle, oder sage ich das, was mir nützt oder was mein Gegenüber hören möchte? Überlege ich, bevor ich zu sprechen beginne, welche Wirkung ich bei meinem Gegenüber erzielen möchte? Und als Hörender? Bin ich offen zu hören, was mir jemand sagen will, oder höre ich nur das, was ich hören will? Höre ich meinem Gegenüber nicht bereits mit einer Voreinstellung oder einem Vorurteil zu?

Sprache hat auch meist keinen absoluten Wahrheitsanspruch. Sie ist vielmehr ein subjektiver Ausdruck einer Meinung, eines Befindens, einer Wahrnehmung oder eines Willens, eines Wunsches. Ein Gespräch dient der Unterhaltung, dem Austausch, dem Ausprobieren, dem Experimentieren, dem Suchen und Finden von Lösungen oder der Manipulation, dem Durchsetzen des eigenen Willens. Es geht eher selten um das Finden der Wahrheit. Darum sollten wir die Frage nach dem Wesen der Sprache weniger von einer philosophisch erkenntnistheoretischen, sondern von der funktionalen Seite der *Sprachwissenschaften* angehen. Dort unterscheidet man *drei Funktionen* beim Gebrauch der Sprache:

Darstellende Funktion: Bei der darstellenden Funktion geht es um die reine Information, die der Sprecher/die Sprecherin vermitteln möchte. Dabei werden Gegenstände, Vorgänge, Personen oder Sachverhalte dargestellt. Dies kann in Form von Aussagesätzen, Nomen, Adjektiven, Zahlen, Daten usw. geschehen. So hat beispielsweise die Wissenschaftssprache die Funktion, Wissen darzustellen und dieses Wissen zu kommunizieren.
Beispiele von Aussagen über die Körperwahrnehmung:

- „Ich nehme wahr, wie sich mein Brustkorb beim Atmen weitet."
- „Ich nehme den Kontakt meiner Füße zum Boden wahr."

Expressive Funktion: Wenn Menschen kommunizieren, sagen ihre Äußerungen immer etwas über sie selbst aus. Das bezeichnen wir auch als expressive Funktion. Ob bewusst oder unterbewusst gibt der Sprecher/die Sprecherin Gefühle, Hoffnungen oder Gedanken preis.

Beispiele von Aussagen über die Körperwahrnehmung: Der Körper meldet sich in meinem Bewusstsein mit Schmerz, mit Wohlbefinden, mit einer Temperaturempfindung, mit Emotionen. Wir drücken diese Empfindung sprachlich aus:

- „Ich habe Rückenschmerzen."
- „Ich fühle mich ruhig und entspannt."
- „Ich friere."
- „Ich freue mich."

Appellative Funktion: Das Gesagte richtet sich an einen Empfänger, der zum Handeln, Denken oder Mitmachen aufgefordert wird. Dies geschieht meist durch Imperative. Wir verwenden Sprache als Mittel, um eine Wirkung zu erzielen. Sprache ist in dieser Funktion ein Feld, auf dem mit Worten gespielt wird, wo versucht wird, mit Worten eine bestimmte Wirkung zu erzielen.

Beispiele von Aussagen über die Körperwahrnehmung: Ich drücke eine Körperempfindung aus und richte damit eine Botschaft an meine Umwelt.

- „Ich habe Hunger. Ich möchte etwas essen."
- „Mir ist kalt. Nimm mich in die Arme und wärme mich."

Während eine Körperempfindung, also die Vorstufe der Körperwahrnehmung, nur dem empfindenden Subjekt zugänglich ist, kann eine Körperwahrnehmung mitgeteilt werden. Und je nach Kontext verwenden wir dabei eine der drei obigen Funktionen.

Schon dieser kleine Überblick über die drei Funktionen der Sprache macht klar: Sprache dient in der Regel nicht der Mitteilung einer „Wahrheit", sondern ist ein Mittel, welches eine Funktion in der Kommunikation zwischen Menschen erfüllt.

7 Individualgeschichte

Körperwahrnehmung ist Selbstwahrnehmung in einer konkreten Umwelt: Ich lebe mein Leben im heutigen Mitteleuropa, eingebettet in eine Phase der Menschheitsgeschichte. 75 Jahre nach dem Zweiten Weltkrieg, in einer Zeit von außergewöhnlichem Wohlstand, in der die Digitalisierung immer mehr Bereiche unseres Lebens beeinflusst und in der die Umweltzerstörung die Zukunft menschlichen Lebens bedroht.

Jedes individuelle Leben, jeder Körper steht im Kontext seiner Zeit und seiner Umwelt. Körperwahrnehmung ist deshalb nicht nur die Wahrnehmung von Haut, Muskeln, Knochen und Organen. Durch unseren Körper nehmen wir auch uns selbst, unsere Emotionen und unsere Umwelt in ihren zeitlich bedingten Veränderungsprozessen wahr.

7.1 Embryonale Entwicklung

Der Ausgangspunkt des sich aufbauenden Körpers eines Menschen ist das Genom der befruchteten Eizelle (Abbildung 7-1). In ihrem Zellkern sind Informationen gespeichert, die es ihr ermöglichen, auf Vorgänge in ihrem Inneren und auf Situationen außerhalb ihrer Zellhaut zu reagieren. Dieser zelluläre Wissensschatz besteht aus Nukleinsäurebausteinen, wir nennen sie DNA-Sequenzen. DNA ist die Abkürzung für das englische „deoxyribonucleic acid“. DNA-Bausteine dienen bei der Zellteilung als Kopievorlage, also wenn aus der Elternzelle zusätzlich eine Tochterzelle ent-

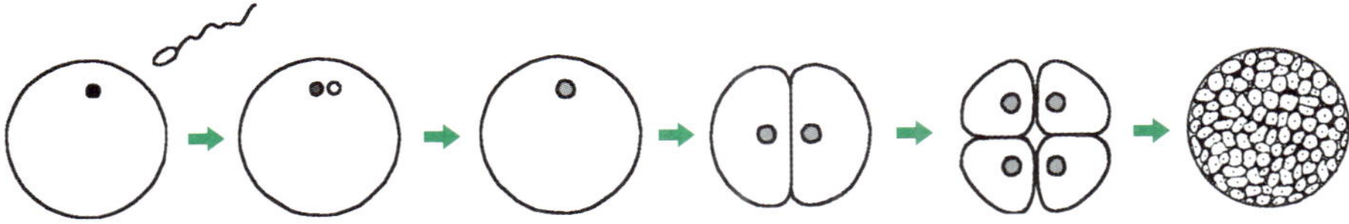

Abbildung 7-1: Der Beginn des menschlichen Lebens. Vom Zusammentreffen von Samen und Ei über die ersten Zellteilungen bis zum Zellklumpen.

steht. Diese Zellteilung schreitet innerhalb weniger Tagen voran, die Zellen vermehren sich und bilden einen Zellklumpen.

Ab der *3. Schwangerschaftswoche* kommt es dann zur Spezialisierung der Zellen. Die anfänglich identischen Zellen geraten in unterschiedliche Bereiche des entstehenden Embryos. Die lokalen Bedingungen veranlassen sie dann, bestimmte Gene intensiver abzuschreiben und bestimmte Leistungen stärker zu entwickeln als andere. So spezialisieren sich die Zellen z. B. zu Haut-, Darm-, Leber-, Muskel-, Drüsen- oder Nervenzellen (Abbildung 7-2).

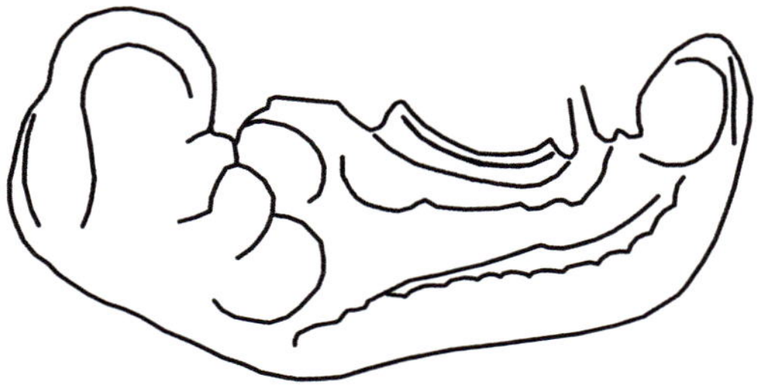

Abbildung 7-2:
Die Zellen spezialisieren sich.
Die Organe beginnen sich zu bilden.

Voraussetzung dafür ist die Kommunikation zwischen den Zellen. Zuerst geschieht diese direkt von Zelle zu Zelle mittels spezifischer Signalstoffe. Später, wenn die ersten Gewebe und Organanlagen entstanden und über ein funktionierendes Blutkreislaufsystem verbunden sind, kommunizieren die Zellen hormonell auch mit weit entfernten Bereichen im Körper des Embryos (Abbildung 7-3).

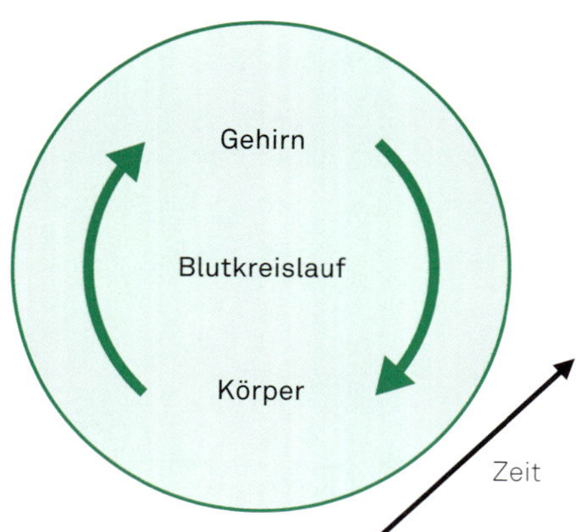

Abbildung 7-3:
Die Kommunikation zwischen Gehirn und Körper erfolgt über den Blutkreislauf.

Ab der 7. *Schwangerschaftswoche* lässt sich beobachten, wie der in der Fruchtblase schwimmende Fötus erste noch sehr unkoordinierte Bewegungen ausführt (Abbildung 7-4). Dies ist möglich, weil ab diesem Zeitpunkt vom Rückenmark und vom Gehirn aussprossende Nervenzellfortsätze mit Muskelzellen in Kontakt treten.

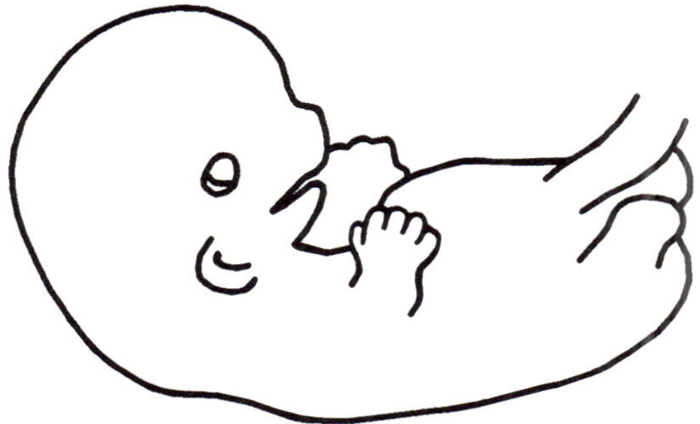

Abbildung 7-4:
Der Fötus macht erste Bewegungen.

Es bauen sich motorische und somatosensorische Verbindungen auf, welche Bewegungsimpulse vom Gehirn an die Muskeln und sensorische Informationen zurück ans Gehirn leiten (Abbildung 7-5). So gelingt es dem Fötus, im Verlauf eines langwierigen Lernprozesses seinen Rumpf, seine Beine und Arme koordinierter zu bewegen, regelmäßige „Atembewegungen" einzuüben oder seinen Daumen in den Mund zu stecken.

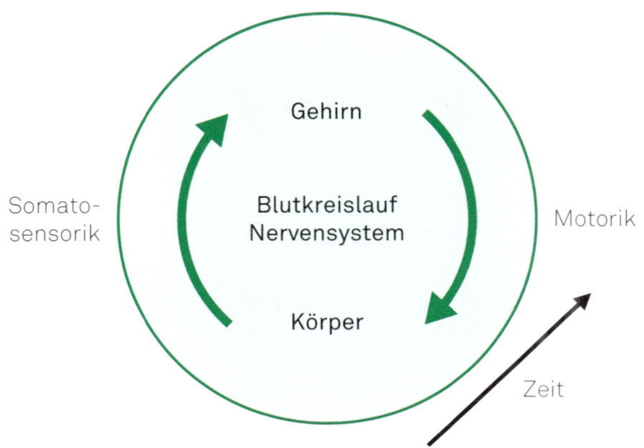

Abbildung 7-5:
Die Kommunikation innerhalb des Körpers erfolgt jetzt auch auf elektrischem Weg über das Nervensystem.

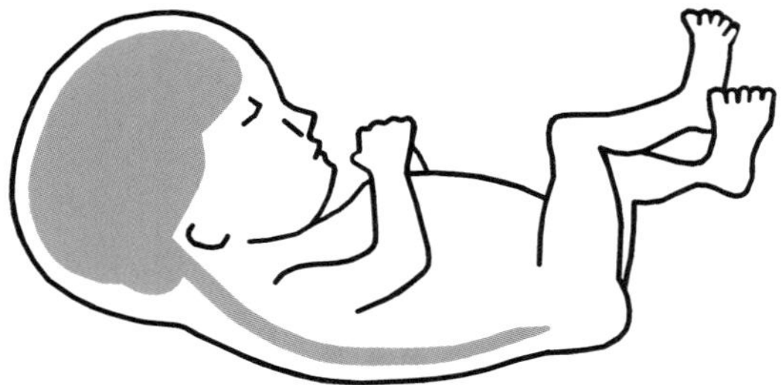

Abbildung 7-6: Das zentrale Nervensystem mit Gehirn und Rückenmark verbindet den ganzen Körper.

Ab der *18. Schwangerschaftswoche* verbindet das zentrale Nervensystem über das Rückenmark das Gehirn mit dem Rest des Köpers (Abbildung 7-6). Neben der Steuerung des Bewegungsapparates baut sich so auch die Steuerung aller anderen Körperfunktionen auf, also jene der inneren Organe, der peripheren Drüsen, von Blutkreislauf und Atmung, der Regulierung des Blutzuckerspiegels und der Sauerstoffversorgung bzw. der Kohlehydratsättigung im Blut. Auch die Informationen aus den Drucksensoren der Haut führen zu entsprechenden Verschaltungsmustern. Im Gehirn bilden sich dadurch neuronale Netzwerke – die Körperrepräsentationen. Dieser Aufbau läuft vollkommen unbewusst ab, da zu dieser Zeit die Bereiche für bewusste Wahrnehmung und Reaktionen noch gar nicht ausgereift sind. Dennoch entsteht im Gehirn des ungeborenen Kindes bereits ein inneres Bild der Beschaffenheit seines Körpers und der zwischen Gehirn und Körper ablaufenden Prozesse.

Bis zur *20. Schwangerschaftswoche* hat sich die Bewegungsfähigkeit im Verbund mit der inneren und äußeren Empfindungsfähigkeit entwickelt. Der Fötus hat nun, angeregt durch seine Bewegungsaktivität und die begleitenden Tasterlebnisse, ein neuronales Konzept seines Körpers.

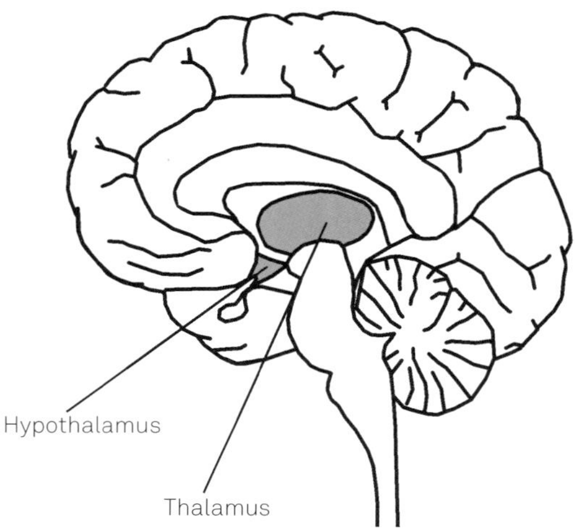

Abbildung 7-7: Längsschnitt durch das Gehirn mit Thalamus und Hypothalamus.

Im Hirnstamm und im Hypothalamus (Abbildung 7-7), die bereits vor der Geburt ausgereift sind, befinden sich neuronale Netzwerke zur Kontrolle und Aufrechterhaltung des inneren Milieus des Körpers. Diese Sammlung neuronaler Muster nennt der Hirnforscher Antonio Damasio das „Protoselbst“ (Abbildung 7-8).

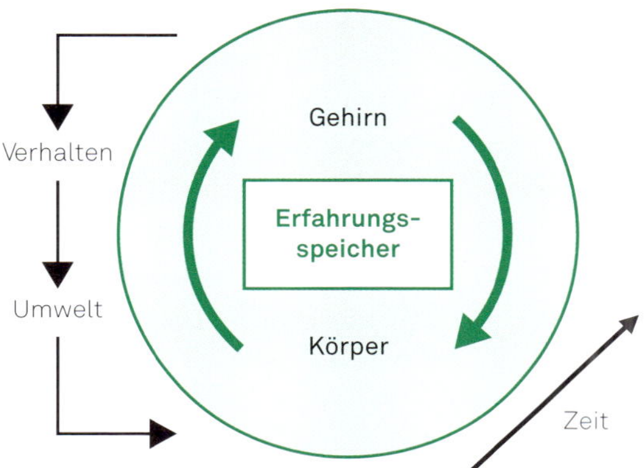

Abbildung 7-8:
Aus dem Erfahrungsspeicher im Großhirn entsteht das Protoselbst.

Aus ihm entsteht in den übergeordneten Ebenen, dem sich später bildenden emotionalen Erfahrungsgedächtnis und den assoziativen Kortizes, das „gefühlte Kernselbst“. In ihm entwickelt sich das Körpergefühl, welches eine bestimmte Antwort auf eine Situation in der Umwelt auslöst (Abbildung 7-9).

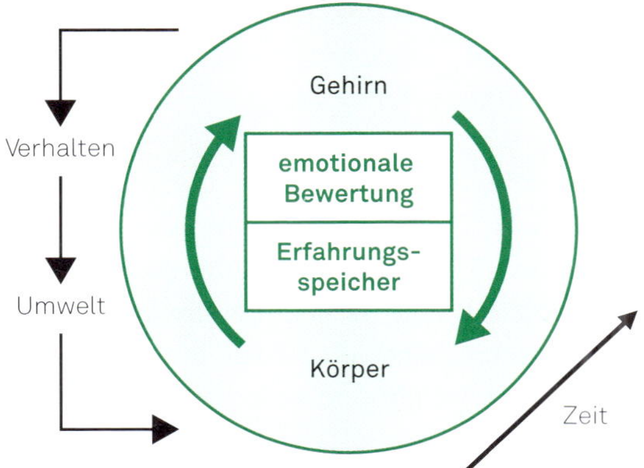

Abbildung 7-9:
Der Erfahrungsspeicher dient als Referenzsystem für die emotionale Bewertung von Erfahrung und steuert das Verhalten.

Protoselbst und gefühltes Körperselbst sind Vorstufen des „Körperselbst“, der Grundlage für unsere Vorstellungen von unserem „Ich“ (Hüther, 2006). „Das Körper-Selbst bildet die unterste Ebene für die Verankerung selbst gemachter Erfahrungen und dient als inneres Referenzsystem für die Bewertung von eigenen

Erfahrungen auf der Basis von Körpersignalen, die Damasio somatische Marker nennt.“ (Damasio, 1994; Hüther, 2006). Diese somatischen Marker signalisieren, ob eine bestimmte Situation oder nur schon eine Erinnerung an eine solche eine Stabilisierung oder Störung der inneren Ordnung des Organismus erwarten lässt, und führen zu einem darauffolgenden Annäherungs- oder Vermeidungsverhalten (Abbildung 7-10).

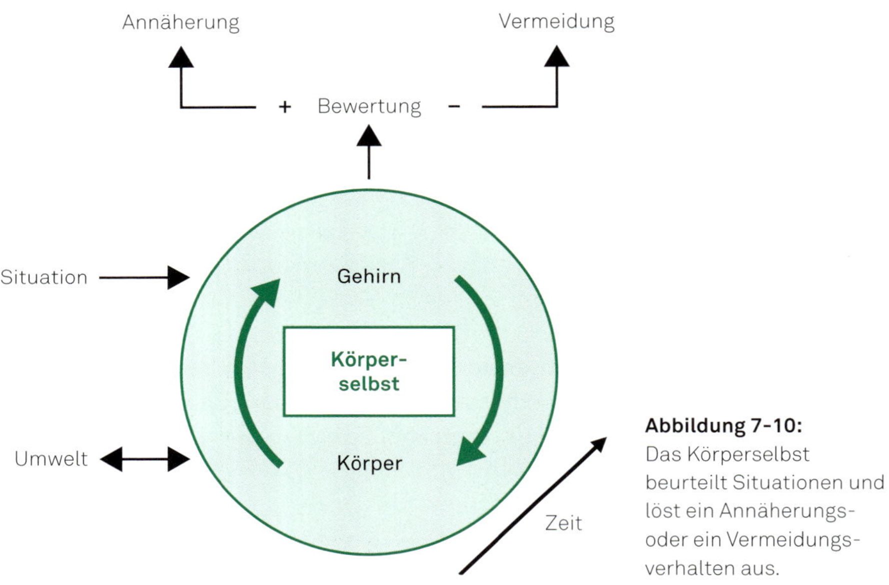

Abbildung 7-10: Das Körperselbst beurteilt Situationen und löst ein Annäherungs- oder ein Vermeidungsverhalten aus.

Das Körperselbst hat immer eine individuelle Geschichte, die sehr stark von den Beziehungserfahrungen der ersten Lebensjahre bestimmt ist. Die in dieser Zeit entstandenen Verhaltensmuster sind unbewusst und vorsprachlich. Es sind im Körper verankerte emotionale Reaktionsmuster. Erst später, wenn der assoziative Kortex weiter ausgereift und die kognitiven und selbstreflexiven Fähigkeiten vorhanden sind, entwickelt sich daraus schließlich ein Selbstbild und ein reflektierbares Ich-Bewusstsein (Hüther, 2006).

Das Körperselbst beginnt zwischen der *38. und der 40. Schwangerschaftswoche* das Verhalten zu steuern.

7.2 Säuglingsalter

Der Fötus muss sich noch nicht groß verhalten, er ist einfach. Er ist Teil, der ihn umgebenden Mutter. Er wird rundum berührt, ist in Kontakt; Mutter und Fötus sind eine Einheit. Mit der Geburt kommt es dann zur Trennung.

Auspressen, Krafteinwirkung, Geburt – es ist kühl und hell, der Kontakt fehlt. Eine radikale Veränderung. Das Neugeborene steht in einem neuen Verhältnis zu seiner Umwelt. Es ist getrennt vom Körper der Mutter, doch sein Organismus ist noch unfertig und nur dank der Umsorgung durch die ihn betreuenden Menschen lebensfähig.

Körperkontakt: Der Säugling ist gefordert, seine eigene Ganzheit zu finden, in seinen eigenen Grenzen, in seinem Körper zu leben. Er muss sein Verhalten, seine Bewegungen und seine Reaktionen auf seine Umwelt entwickeln. Dabei befindet er sich im Spannungsfeld zwischen Frei- und Verbundensein, zwischen Angenommen- und Abgelehntwerden. Der Körperkontakt spielt in diesem Prozess eine wichtige Rolle, ja er ist unbedingt notwendig. Denn das Gefühl geliebt und geschätzt zu werden, sich sicher zu fühlen, erwächst vor allem aus dem intensiven Körperkontakt.

Körperkontakt ist für den Säugling lebenswichtig,
ist die Voraussetzung für eine gesunde Entwicklung.

Bereits intrauterin sind grundlegende neuronale Programmierungen erfolgt und in den ersten Lebensmonaten kommen durch Kontakterfahrungen mit der Umwelt und den betreuenden Personen neue hinzu, in denen der Säugling die Grenze zwischen innen und außen, seine Körperoberfläche, seine Haut, erfährt.

Die Außenwelt bringt dem Säugling die Befriedigung seiner Nahrungs- und Kontaktbedürfnisse. Seine Haut wird berührt von offenen, liebevollen Menschen. Er spürt Wohlbefinden in seinem Bauch, in seinem Becken, in seiner Brust. Er darf er selbst sein und ist in Kontakt zu den ihn betreuenden Personen. Er erfährt gleichzeitig Freiheit und Geborgenheit.

Aufbau von Beziehungsmustern: Körperkontakt ist für den Säugling eine elementare Lebenserfahrung, denn er ist für den neuronalen Aufbau seiner Beziehungsmuster essenziell. Es entstehen Annäherungs- und Vermeidungsschemata. Körperkontakt ist mit Zuwendung und mit Zugewandtsein verbunden. Körperkontakt befriedigt sein Bedürfnis nach Nähe, Zugehörigkeit, Geborgenheit, Sicherheit. Seine Botschaft ist: Die Welt ist in Ordnung. Diese Erfahrung wird positiv bewertet und stärkt das Annäherungsverhalten. Erfährt der Säugling jedoch Kontaktarmut, Lieblosigkeit, Ablehnung, Vernachlässigung bis hin zu Bedrohung und Gewalt, entwickelt er das Vermeidungsschema. Statt in eine Welt hineinwachsen zu können, die ihn willkommen heißt, muss er sich mit dem Umstand arrangieren, dass sein elementares Kontaktbedürfnis nicht befriedigt wird. Säuglinge, welche zu wenig Zuwendung erfahren, passen ihr Verhalten entsprechend an. Sie entwickeln ein Vermeidungsverhalten, sie vermeiden es, den Kontakt zu suchen, ziehen sich zurück, um so den negativen Erfahrungen zu entgehen.

Die zwischenmenschlichen Beziehungen während der ersten drei Lebensjahre schaffen somit das Fundament für die Entwicklung des Annäherungsschemas, eines gesunden Verhältnisses zu sich selbst und zu anderen Menschen, oder führen zur Vermeidung der Selbstwahrnehmung und des Kontaktes zu anderen Menschen. Sie sind die Basis unserer lebensbestimmenden Verhaltensweisen (Fogel, 2013).

So kann die Beziehung zur Mutter sowie anderen Bezugspersonen im Säuglingsalter

- zur Störung der inneren Organisation, d.h. zur gestörten Verbindung von im Gehirn eingehenden Informationen und den darauffolgenden Reaktionen führen,
- zur Vermeidung der Körperwahrnehmung und damit zur Ausblendung der Wahrnehmung der eigenen Bedürfnisse (Vermeidungsverhalten) führen,
- zu störenden emotionalen Reaktionsmustern führen, welche den eigenen Bedürfnissen zuwiderlaufen, und
- Auswirkungen auf das Selbstbild, das Ich-Bewusstsein und das Selbstbewusstsein haben.

Säuglinge können ohne ein angemessenes Maß an Körperkontakt nicht gesund aufwachsen. Säuglinge in Waisenhäusern, die zu wenig körperliche Nähe erfuhren, starben, obwohl sie genügend Nahrung erhielten und warm und sauber gehalten wurden. Körperkontakt ist für den Säugling eine elementar wichtige Lebensbedingung.

> „Menschliche Babys benötigen die stabile und verlässliche Bindungsbeziehung zu einem bzw. mehreren feinfühligen Menschen, um die Regulation zentraler Bedürfnisse und Verhaltensanlagen zu gewährleisten." (Harms, 2008, S. 32)

Das Denken des Säuglings ist noch nicht sprachlich. Es verbindet Körperempfindungen, Emotionen und eigenes Verhalten mit den Reaktionen seiner Umwelt und entwickelt daraus Verhaltensmuster. „Bevor wir als Kind sprechen und verstehen lernen, lernen wir, uns auf das hinzubewegen, was uns guttut, und uns von dem abzuwenden, was uns nicht guttut. Das kontinuierliche Erlernen dieser Körpergefühle ist unerlässlich, um uns erfolgreich ohne Verletzung und Stress in der physischen und sozialen Welt zu bewegen. Dieser Lernprozess bedarf einer lebenslangen Kultivierung und Weiterentwicklung.“ (Fogel, 2013, S. VIII)

7.3 Auf dem Weg sein

Aus dem Körper-Selbst, der Verbindung von Erfahrungsspeicher und emotionaler Bewertung von Erfahrungen, entsteht mit der weiteren Entwicklung des Gehirns das Selbstbild und in seiner bewusst reflektierten Form das Ich-Bewusstsein (Abbildung 7-11). Das Kind erschafft sich ein Bild, eine Vorstellung von sich selbst, ein Bewusstsein seines Selbst.

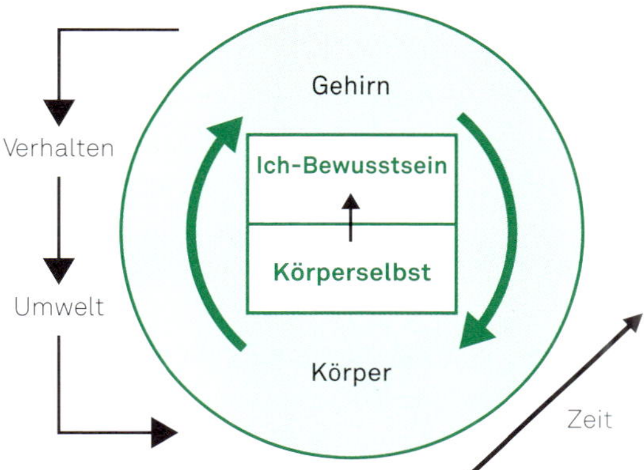

Abbildung 7-11: Ab dem dritten Lebensjahr entsteht aus dem Körperselbst das Ich-Bewusstsein.

Alan Fogel spricht in diesem Zusammenhang von verkörperter Selbstwahrnehmung. Er schreibt: „Verkörperte Selbstwahrnehmung wird über neuromotorische und neurohormonale Bahnen vermittelt, die zwischen dem Gehirn und dem Rest des Körpers verlaufen. Sie transportieren Informationen zur körperlichen Verfassung, ermöglichen optimales Wohlergehen und tragen so zur Aufrechterhaltung der Gesundheit bei. Werden diese Bahnen aufgrund körperlicher Verletzungen, psychischem Stress oder durch Traumata gestört, verlieren wir die Fähigkeit, unsere körperlichen Grundfunktionen zu überwachen und zu regulieren.“ (Fogel, 2013)

Die im Gehirn aufgebauten neuronalen Programme zur Steuerung unseres Verhaltens ermöglichen ein Überleben im natürlichen, sozialen und kulturellen Kontext. Sie können den Kernbedürfnissen nach Lebendigkeit, Entwicklung und Freiheit aber auch zuwiderlaufen.

Ab dem zweiten Lebensjahr, mit einsetzender Sprachentwicklung, beginnt die Bewertung des eigenen Denkens, Fühlens und Handelns durch die wichtigen Bezugspersonen eine zunehmend stärkere Rolle einzunehmen. Zuschreibungen und

Tabelle 7-1: Körperliche Auswirkungen der Sozialisierung.

Positive Auswirkungen	Negative Auswirkungen
Eigene Bedürfnisse finden Befriedigung. Der Körper kann sich gut entwickeln und entfalten.	Eigene Bedürfnisse werden dem starken Bedürfnis nach Zugehörigkeit und Anerkennung geopfert, was seinen Ausdruck in der Körperhaltung, der Körperspannung sowie den Bewegungen findet.
Sich frei, dem Bedürfnis des eignen Körpers entsprechend bewegen können und dürfen.	Das Bewegungsbedürfnis wird durch die Sozialisierung in Familie, Kindergarten, Schule, Berufsausbildung, Berufsleben, Freizeitaktivitäten unterdrückt.
Die eigene Befindlichkeit (Freude, Lust, Trauer, Wut, Angst, Schmerz) wird durch den Einsatz des ganzen Körpers ausgedrückt.	Das Bedürfnis nach emotionalem Ausdruck wird unterdrückt, das eigene Gesicht wird zur Maske.
Sich seinen inneren Anlagen entsprechend entwickeln zu können, führt zu einem authentischen Verhalten und einem lebendigen, dynamischen Körper.	Die eigenen Denk- und Verhaltensweisen werden stark an jene der anderen angepasst. Der Körper ist angespannt und in seiner Bewegungsvielfalt eingeschränkt.

Bewertungen durch andere Menschen werden verinnerlicht, ins eigene Selbstbild integriert. Sie können das eigene Körperselbst partiell überlagern, überformen oder unterdrücken. Es kommt zu Störungen bis hin zum Verlust der Verbindung zum eigenen Körper (Selbstentfremdung). Die Sozialisierung des Individuums kann im Laufe des Lebens sowohl positive wie auch negative Auswirkungen zeigen (Tabelle 7-1).

7.4 Berühren und berührt werden

Selbstberührung: Selbstberührung ist ein gutes Mittel, um den eigenen Körper kennenzulernen, zu erforschen – die Körperwahrnehmung zu erlernen. Selbstberührung schafft kognitive Strukturen, um Empfindungen des eigenen Körpers einzuordnen, zu verstehen und bewusst mit ihnen umzugehen. Säuglinge und Kleinkinder tun dies sehr intensiv. Und auch später, als Kinder, Jugendliche und Erwachsene, können wir diesen gesunden Selbstbezug weiterhin pflegen. Wir können unseren Körper durch Berührungen lebenslang immer wieder neu kennenlernen. Wenn er schmerzt oder wenn sich etwas in uns verändert, fordert uns der Körper auch dazu auf.

Sich zu berühren, kann uns auch erregen. Selbstbefriedigung ist eine Form der Selbsterforschung, ist die Selbstwahrnehmung als sexuelles Wesen, die Erfahrung des Wohlseins in der sexuellen Erregung und Entladung. Kleine Kinder erleben Lust am ganzen Körper (Schröter & Meyer, 2018), eine Fähigkeit, welche wir das ganze Leben pflegen können. Die Selbstberührung gehört zu einem normalen Verhältnis zum eigenen Körper. Und für Kinder ist sie besonders wichtig, um ein gutes Verhältnis zum eigenen Körper und zur eigenen Sexualität zu entwickeln.

Sich einzucremen bei Schmerzen oder zur Hautpflege, einem speziellen Körperbereich Zuwendung zu schenken, indem wir ihn massieren, regt die Selbstheilung an. Wir lernen achtsam mit diesem Körperbereich umzugehen. Wir erfahren, was er braucht. Wenn ich mir beispielsweise die Füße regelmäßig eincreme, erhöht dies mein Bewusstsein für die Füße. Ich spüre ihre inneren Strukturen wie Knochen, Muskeln und Sehnen. Ich erfahre einen anderen, vielleicht entspannteren Zustand meiner Füße. Das erzeugt in mir das Bedürfnis, diesen Zustand zu bewahren oder immer wieder zu ihm zurückzufinden.

Sich selbst zu berühren ist eine Form der Selbstvergewisserung. Ich spüre mich, nehme mich wahr. Ich erfahre eine Rückverbindung mit mir, mit dem Körper, der ich bin. Und indem ich mich berühre, kann ich mich entspannen, ruhiger werden. Ich kann mein Wohlbefinden selbst beeinflussen und ich erfahre dadurch eine Art von Selbstkompetenz.

Berührt werden: Die wohltuende und heilsame Wirkung der Berührung lässt sich auch beim liebevollen Berührtwerden durch einen anderen Menschen beobachten. Die erste derartige Erfahrung des Berührtwerdens ist der Kontakt im Bauch der Mutter. Nach der Geburt lernen wir, dass es auch ein Getrenntsein gibt, und so stehen wir als Säuglinge bereits im Spannungsfeld zwischen Verbunden-sein-Wollen und Frei-sein-Wollen – ein Spannungsfeld, das uns lebenslang begleiten wird.

Kontakterfahrungen mit anderen Menschen sind für unser Leben von großer Wichtigkeit.

Der Körper reagiert auf Berührung. Berührung ist unser erster Kommunikationsweg (Grunwald, 2017). Und aus diesen Berührungen entwickelt sich unsere Körperwahrnehmung. Im Gehirn entsteht ein neuronales Abbild der Oberfläche des Körpers. Die Berührung wirkt aber auch in die Tiefe des Körpers, verändert die Spannung der Muskulatur, die Atembewegung, den Herzschlag usw. Und jede Berührung wird emotional bewertet, etwa beim liebevollen, warmen Gehaltenwerden als Säugling, dem Urzustand positiver Selbsterfahrung. Es entsteht ein emotionaler Bezug zur Umwelt. Unser Gehirn funktioniert dabei als Sozialorgan, indem es die Kontakterfahrungen zur sozialen Umwelt abspeichert (Fuchs, 2010). So gestaltet sich im Laufe des Lebens eine Art Erinnerungsalbum der Berührungen, also jener Erfahrungen, bei denen wir mit unserem Körper in direkten Kontakt mit Menschen getreten sind. Eine Sammlung von Kontakten, Berührungen, welche wir aus unserem Gedächtnis abrufen können.

7.5 Kontakt

Was löst die Anwesenheit von anderen Menschen bei uns aus? Was geschieht mit uns, wenn wir anderen Menschen begegnen, mit ihnen zusammen sind? Was geschieht mit unseren Gedanken, Gefühlen und mit unserem Körper? Wie reagieren wir? Und umgekehrt: Wie reagiert unsere Umwelt auf uns? Was löst unsere Anwesenheit bei den Menschen in unserer Umgebung aus? Löst unsere Anwesenheit bei anderen Menschen positive Emotionen aus wie Gefallen, Freude, Zuneigung (Annäherungsverhalten) oder negative Emotionen wie Missfallen, Ärger, Wut, Aggression, Abwehr, Abgrenzung (Vermeidungsverhalten)?

Sich positiv und sich negativ verstärkende Regelkreise: Wenn wir erwarten können, dass unsere Anwesenheit positive Reaktionen auslöst, verhalten wir uns offen und mit Selbstvertrauen. Wir genießen es, in Kontakt mit anderen Menschen zu treten, weil wir wissen, dass uns positive Emotionen entgegenkommen. Es wirkt ein sich positiv verstärkender Regelkreis. Im umgekehrten Fall, wenn wir denken, mit unserer Anwesenheit negative Reaktionen auszulösen, gehen wir bereits mit einer Schutz- oder Abwehrhaltung in eine Begegnung. Wir wollen verhindern, dass die negativen Reaktionen unseres Gegenübers in uns weitere unangenehme Gefühle auslösen. Wir wollen nicht Abwehr, Aggression oder verletzendes Verhalten erfahren. Wir sind bereits vor der Begegnung verschlossen und bereit, uns zu schützen, uns zu wehren. In unserem Gegenüber wird durch unser Verhalten kein Annäherungsverhalten, keine Lust, keine Freude, kein Interesse ausgelöst. Unser Gegenüber öffnet sich nicht für uns. Vielleicht zeigt es ebenfalls ein Schutz- und Abwehrverhalten, vielleicht auch Gleichgültigkeit und Desinteresse bis hin zu Ablehnung und verletzendem Verhalten. Es tritt ein, was wir bereits vor der Begegnung erwartet haben. Es wirkt ein sich negativ verstärkender Regelkreis.

Unsere Umwelt, das Feld, in dem wir uns bewegen, übt immer einen Einfluss auf unseren Körper aus und wir unsererseits auch auf unsere Umwelt. Wir sind immer im Austausch mit unserer Umwelt und sie mit uns, denn wir sind keine isolierten, nur innerhalb unserer körperlichen Grenzen funktionierenden Wesen. Die Umwelt wirkt auf uns ein, löst in uns körperliche, emotionale und kognitive Reaktionen aus. Und wir wirken auf unsere Umwelt ein, auf alles, was uns umgibt, Räume, Landschaften, Kulturen, Menschen, Tiere, Pflanzen – und auch auf unseren eigenen Körper.

Unser Körper ist unser primärer Erfahrungsraum. Und aus den von ihm empfangenen Informationen entsteht unsere Welt.

Auch beim Thema Kontakt ist der phänomenologische Zugang äußerst hilfreich – die subjektive Sicht auf das Kontaktgeschehen. Eine andere haben wir ja auch nicht.

Die Empfindung des Verbundenseins, wie es Merleau-Ponty (1966) beschrieb, ist immer da. Wir können sie ins Bewusstsein kommen lassen und den Kontakt zu unserem Körper und zum Anderen wahrnehmen. Dabei spüren wir die Grenze zwischen außen und innen, die Körperoberfläche, die Haut. Neben dem Getrenntsein vom Anderen nehmen wir immer auch die Erfahrung des Verbundenseins mit dem Anderen wahr, indem wir uns auf die Erfahrung von körperlicher Nähe, spielerischer Hingabe oder intensivem In-Verbindung-Sein mit Menschen, mit der Natur, mit Tieren, Pflanzen oder Objekten einlassen.

Aus dem intensiven In-Verbindung-Sein mit unseren Betreuungspersonen im ersten Lebensjahr entsteht die Basis unseres Grundvertrauens, unserer Beziehungs- und Bindungsfähigkeit, unserer Fähigkeit zu Intimität und Nähe. Wir erleben diese Fähigkeit in der frühen Kindheit besonders stark, doch sie bleibt uns als Möglichkeit das ganze Leben lang erhalten (Petzold & Müller, 2010). Das In-Verbindung-sein-Wollen steht dabei aber immer im Spannungsverhältnis zum Frei-sein-Wollen. Denn Nähe und Berührung bergen auch die Gefahr der Bedrohung des Selbst, sowohl durch das Zuviel, aber auch das Zuwenig an Kontakt sowie durch die Erfahrung von Missbrauch und Gewalt.

Leben unter Menschen: Ich gehe durch Zürichs Altstadt, die verkehrsfreien Gassen, durch die Touristen gerne flanieren. Ich nehme mir vor, dies mit offener Körperhaltung und offenen Augen zu tun und wahrzunehmen, was und wer mir begegnet. Zuerst fällt mir auf, dass mir kaum jemand begegnen will. Die Menschen schauen auf den Boden, auf ihr Smartphone, auf die Häuserfassaden, in die Schaufenster, sie sind mit ihrem Partner, ihrer Gruppe beschäftigt oder sie sind in ihren Gedanken anderswo, aber nicht hier. Begegnungen, bei denen ein Augenkontakt entsteht, erlebe ich fast keine.

Diese Erfahrung lässt sich wohl in jeder größeren Stadt wiederholen. Von vielen Menschen umgeben zu sein, überfordert uns. Wir können nicht in zehn Minuten mit hundert Menschen in Kontakt treten. Wir wollen es meist auch nicht. Doch dem Einfluss dieser Menschen auf unseren Körper können wir nicht entgehen. Auch ohne dass wir es bewusst wahrnehmen, sind wir in nonverbaler Interaktion mit den Menschen in unserer Umgebung.

Befinden wir uns in einer Menschenansammlung, so ziehen wir uns in unseren psychischen Innenraum zurück. Denn unsere psychische und biologische Grundkonstruktion ist in der Zeit unserer steinzeitlichen Vorfahren entwickelt worden.

Und wenn wir uns vorstellen, dass Steinzeitmenschen in Gruppen von höchstens 30–40 Individuen (Fogel, 2013) unterwegs waren und dabei kaum je auf andere Gruppen stießen, so ist es leicht verständlich, dass unsere Psyche durch das Zusammentreffen mit einer Anhäufung von Menschen überfordert ist. Wir reagieren, indem wir uns in unser Inneres zurückziehen. Wir fühlen uns nicht zugehörig und auch nicht für die anderen verantwortlich.

Im Zusammenleben mit anderen Menschen kann deshalb an die Stelle von lebendigem, interaktivem Verhalten, welches aus der Aufmerksamkeit für die aktuelle Situation entsteht, gewohntes, zurückgezogenes Verhalten treten. Ich wiederhole unbewusst das Verhalten, das ich schon einmal – auch damals wahrscheinlich unbewusst – gewählt habe. Ich entscheide nicht im Moment, wie ich mich verhalte, sondern lasse mich von meinen Gewohnheiten leiten. Auch die Wahrnehmung der aktuellen Situation wird von meinen Gewohnheiten bestimmt. Ich nehme nicht wahr, was ist, ich nehme wahr, was ich erwarte. Ich denke mir die Zukunft vorweg. Das macht mein Leben vermeintlich einfacher, weil ich mich auf ein bestimmtes Vokabular von Verhaltensweisen beschränken kann. Ich erspare mir so Aufmerksamkeitsleistung und muss mich nicht dauernd für verschiedene Verhaltensmöglichkeiten öffnen, sie gegeneinander abwägen, eine auswählen, diese dann realisieren und die Unsicherheit aushalten, ob ich mich richtig entschieden habe. Ich kann es so machen, wie ich es immer mache. Doch was einerseits einfacher und effizienter ist, bringt andererseits auch negative Folgen mit sich.

Auf der körperlichen Ebene führt die häufige Wiederholung der gleichen Wahrnehmungs- und Verhaltensmuster zu einer Einschränkung des Bewegungsvokabulars, zum Verlust von Lebendigkeit. Die Vielfalt möglicher Bewegungen wird kleiner. Oft gewählte Muster beginnen sich im Körper einzuschreiben, werden zu Körperhaltung und können körperliche Probleme wie Rückenschmerzen, Nackenschmerzen, Gelenkschmerzen, Verdauungsprobleme, Atembeschwerden verursachen. Eine starke Einschränkung der Verhaltensmöglichkeiten kann unsere psychischen Reaktionsmöglichkeiten so stark limitieren, dass wir in einer neuen Lebenssituation keine Handlungsmöglichkeiten mehr erkennen können. Wir wissen nicht mehr weiter. Gerald Hüther hat für die Visualisierung dieses Zustandes das Bild der Straßenkarte gewählt (Hüther, 2003). Pflegen wir ein vielfältiges Verhaltensvokabular, besitzen wir ein feinverzweigtes neuronales Netz wie ein System aus vielen miteinander verbundenen Straßen. Sind unsere Verhaltensmöglichkeiten jedoch beschränkt, so sind da nur noch wenige Straßen oder vielleicht ist da sogar nur noch eine Autobahn. Ist diese dann blockiert, so fehlen die Ausweichmöglichkeiten. Wir haben ein Problem. Wir stecken in einer Sackgasse, sind blockiert, sehen keinen Weg nach vorne. Wir tun deshalb gut daran, ein breites Spektrum von Verhaltensmöglichkeiten zu pflegen. Die Wahrnehmung unseres Körpers, seiner Lebendigkeit und Beweglichkeit ist uns dabei ein guter Indikator. Haben sich limitierende Körperhaltungen, muskuläre Spannungsmuster und ein eng begrenztes Bewegungsvokabular festgesetzt, dann ist es höchste Zeit, dass wir uns wieder mehr Spielraum verschaffen.

7.6 Störungen

Anpassung: Die im Vergleich zu Tieren lange Hilfsbedürftigkeit des Menschen – die lange Kindheit und Jugend, die Zeit, bis wir fähig sind, selbstständig zu leben – zwingt uns zur Anpassung an unsere Umwelt. Etwa ab dem vierten Lebensjahr erfolgt diese Anpassung durch Imitationslernen von Mutter, Vater, Geschwistern, Bezugspersonen, Spielkameraden oder Vorbildern. Dabei verstecken wir unsere Gefühle. Unsere innere Welt wird zur privaten Gefühlswelt, wir entkoppeln unsere Mimik und Gestik von unseren tatsächlichen Gefühlen. Unsere gefühlten Bedürfnisse und unser Verhalten haben sich voneinander entfernt. Wir entwickeln eine Maske, hinter der wir unsere wirklichen Gefühle verbergen. Die Folge davon sind muskuläre Verspannungen, einschränkende Bewegungsmuster und eine beeinträchtigte Atembewegung.

Traumata: Ein seelisches Trauma ist eine schwere seelische Verletzung, die entsteht, wenn die eigenen Möglichkeiten zur Bewältigung einer Situation nicht ausreichen und die betroffene Person folglich massiv überfordert ist. Das können Erfahrungen von lebensbedrohlichen Krankheiten, von Krieg, Kampfeinsatz, Folter, Unfall, von medizinischen Eingriffen oder von sexueller Gewalt sein. Aber auch weniger dramatisch erscheinende Ereignisse wie schwere persönliche Angriffe und Schmähungen, lang andauernde Manipulation, Mobbing, emotionaler Missbrauch, Vernachlässigung, körperliche Züchtigung, Scheidung oder Trennung können zu einem Trauma führen.

Wird die Belastung für unser Nervensystem in einer traumatisierenden Situation übergroß, müssen wir unsere Körperwahrnehmung teilweise oder ganz ausblenden. Unser Nervensystem lenkt die Energie von der Selbstwahrnehmung weg und hin zur Empfindung von Angst und Panik. Wenn wir zu lange in einer solchen Alarmbereitschaft verharren, bekommen wir Probleme (Fogel, 2013). Die Erfahrung der traumatisierenden Situation wird im Körper abgekapselt und so von unserem Bewusstsein ferngehalten. Die stärkste Form, den Körper auf diese Weise nicht wahrzunehmen, ist die Dissoziation. Typische Fälle, bei denen es so weit kommt, sind sexueller Missbrauch und Erfahrung von körperlicher Gewalt. Dabei werden nicht nur die Erfahrungen, sondern auch gleich die damit verbundenen Körperbereiche „vergessen“. Im weiteren Leben haben die Betroffenen in jenen Bereichen keine normale Körperempfindung mehr. Sie bleiben teilweise oder ganz ausgeblendet. Eine Heilung von dieser Störung ist jedoch möglich, wenn sich die Betroffenen dafür entscheiden, die ausgeblendeten Körperbereiche wieder in ihr Bewusstsein zurückzuholen und mit den damit verbundenen Erlebnissen in Kontakt zu treten.

7.7 Körperbild – Selbstbild

Körperbild: Unser Körperbild ist immer in Bewegung, denn die Körperwahrnehmung, aus der es entsteht, ist extrem flüchtig, schwer fassbar, schon wieder weg und wieder anders. Wohl auch weil sich die Körperwahrnehmung in jedem Moment immer wieder neu einstellt, weil sie von emotionalen, kognitiven sowie körperlichen Prozessen dauernd beeinflusst wird. Denn unser Körper ist immer in Bewegung. Er bewegt sich in seiner Umwelt und gleichzeitig bewegt es sich in seinem Inneren. Wir sagen dazu: Der Körper lebt. Seine Bewegungen, seine Aktivitäten, aber auch der Entwicklungs- und Alterungsprozess bewirken dauernd Veränderungen. Es gibt keine stabilen Zustände. Wir sind daher immer wieder gefordert, diese Veränderungen in unserem Bewusstsein nachzuvollziehen, die Vorstellungen, die wir von unserem Körper haben, anzupassen.

Selbstbild: Unser Selbstbild ist unsere zur Vorstellung gewordene Selbsterfahrung, unser Erklärungsmodell für das eigene So-in-der-Welt-Sein, wie wir sind. Das Selbstbild ist ein Gedankenkonstrukt, für das uns unsere Kultur Bausteine anbietet, z. B. Geschlecht, Lebensform, gesellschaftliche Stellung, Beruf oder Polaritäten wie stark – schwach, gesund – krank, schön – hässlich, alt – jung, klug – dumm, sympathisch – unsympathisch, arm – reich, erfolgreich – unbedeutend usw. Die eigene Körperwahrnehmung dient dabei als Boden, aus dem das eigene Selbstbild wächst. Ich kann mich nicht denken, ohne von diesem Boden auszugehen, etwas anderes kenne ich nicht. Der eigene Körper ist unser Erfahrungsgrund, wirkt als solcher für unser Selbstbild aber immer auch limitierend.

Ich lebe innerhalb meiner Möglichkeiten und Gewohnheiten. Und es gibt die Ränder dieser Möglichkeiten und Gewohnheiten. Sie zu verändern oder zu überschreiten, führt zur Infragestellung des Körper- und Selbstbildes, zur Herausforderung, aber auch zur Verunsicherung, vielleicht auch zur Krise, weil uns die gewohnte innere Referenz wegrutscht.

In der Kindheit kannten wir nur Wachstum und Veränderung. In der Jugendzeit stellte sich uns dann die Frage „Wer bin ich?". Und als Erwachsene denken wir vielleicht: „Ich bin so, wie ich bin." Und doch sind wir auch im Erwachsenenalter immer auf der Suche, denn unser Körper und unsere Umwelt sind weiterhin in dauernder Veränderung. Wir können dies als Störung, aber auch als Normalzustand betrachten. Denn nicht das statische „Ich bin so", sondern das dynamische „Ich bin in einem dauernden Veränderungsprozess“ definiert unser Wesen. Verweigern wir uns diesem Veränderungsprozess, wird sich unser Selbstbild verhärten; wir fixieren es, halten krampfhaft daran fest. Und aus diesem gedanklichen Festhalten wird auch ein muskuläres und emotionales Festhalten. Wir werden steif und ängstlich. Wir haben Angst, das Auf-uns-Zukommende nicht bewältigen zu können. Wir haben Angst, den Boden unter den Füßen zu verlieren. Wir können den Fluss des Lebens nicht mehr zulassen.

Beispiele verfestigter Selbstbilder, die zu Störungen führen, sind:

- Übertriebenes Pflichtgefühl → Unterdrückung von Gefühlen und angespannte Muskulatur
- Sich überfordern, sich überschätzen → Dominanz des Denkens, Missachtung von Körpersignalen, Verlust des Kontaktes zum eigenen Körper
- Sich unterordnen, sich abwerten, sich zusammenziehen → Verlust der natürlichen Auf- und Ausrichtung des Körpers
- Einem bestimmten Bild entsprechen wollen → Sich anpassen, Imitation der Körperhaltung eines Vorbildes, Verlust der Authentizität
- Sich nicht annehmen können, wie man ist → Mit sich nicht versöhnt sein, nicht im eigenen Körper zu Hause sein
- Sich nicht abgrenzen können → Das Gefühl für sich selbst verlieren, weil man die Signale des Körpers nicht wahrnehmen kann
- Nicht sein können, wie man sein möchte → Sich im Körper nicht wohlfühlen

Es lohnt sich daher immer wieder, sich zu fragen: Fühle ich mich wohl in meinem Körper? Bin ich zufrieden mit der Rolle, die ich in meiner sozialen Umwelt spiele? Fühle ich mich angenommen, so wie ich bin? Bekomme ich Achtung, Respekt, Anerkennung, Zuneigung und Liebe, wie ich es mir wünsche?

Gedachtes und empfundenes Körperbild: Das gedachte Körperbild ist das Bild, das ich mir von meinem Körper mache und in Worte fasse. Ihm gegenüber steht mein empfundenes Körperbild, der Körper, den ich über die somatosensorischen Rezeptoren empfinde und emotional bewerte. Das gedachte und das empfundene Körperbild sind nicht identisch. Im Idealfall liegen sie nahe beisammen und die Synthese aus beiden Körperbildern, das wahrgenommene Körperbild, steht in einem lebendigen Bezug zum empfundenen Körperbild (Abbildung 7-12). Das gedachte und das empfundene Körperbild können aber auch weit auseinander liegen. Im Extremfall hat das wahrgenommene Körperbild gar nichts mit dem empfundenen Körperbild zu tun. Es ist dann ein rein gedachtes Körperbild, denn das Bewusstsein für den empfundenen Körper fehlt.

Das empfundene Körperbild ist immer in Bewegung und wir erleben es dadurch oft auch als verwirrend, verunsichernd und diffus. Bei der Verarbeitung zu einem

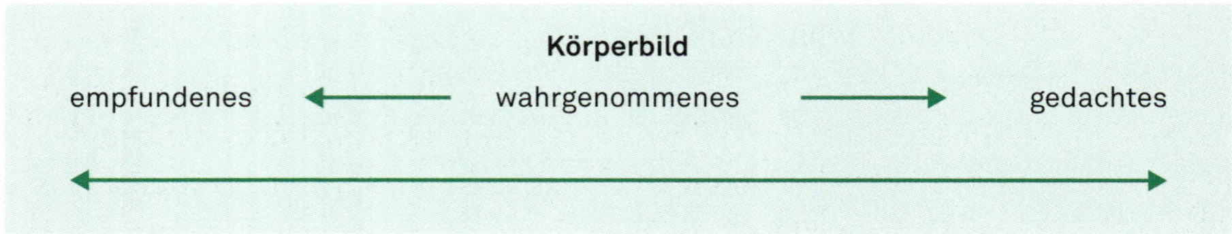

Abbildung 7-12: Unser wahrgenommenes Körperbild bewegt sich zwischen den Polen des empfundenen und des gedachten Körperbildes.

wahrgenommenen Körperbild versuchen wir, es mithilfe von Vorstellungen einzuordnen und zu benennen. Bei diesem Verarbeitungsprozess besteht jedoch immer die Gefahr der Verfestigung und Fixierung, des Festhaltens an Gewohntem und im Extremfall der völligen Loslösung von der Körperempfindung. Statt unseren Körper zu empfinden, denken wir uns unseren Körper nur noch. Und dies hat Folgen. Wir denken, wie wir sind. Verändern sich unsere Lebensbedingungen, haben wir Schwierigkeiten, angemessene Verhaltensmöglichkeiten zu entwickeln, da uns der lebendige Bezug zu unserem Körper, zu uns selbst und zu unserer Umwelt fehlt. Wir bewegen uns mental in einem starren System von Vorstellungen. Wir sind überfordert und kommen in eine Krise.

Beispiel

Magersucht

Beim Thema Magersucht kommt der Unterschied zwischen dem gedachten und dem empfundenen Körperbild sehr deutlich zum Ausdruck. Die magersüchtige Frau denkt, sie sei dick (gedachtes Körperbild), aber die somatosensorischen Rezeptoren geben ihr die Information, dass sie sehr dünn ist (empfundenes Körperbild). Es ist die kognitive Verarbeitung der Körperempfindung, welche aus der magersüchtigen dünnen Frau eine vermeintlich dicke Frau macht. Das Nervensystem entscheidet, die somatosensorischen Informationen zu unterdrücken und den Vorstellungen recht zu geben. Es macht aus der sehr dünnen Frau eine dicke Frau.

Der Selbstfindungsprozess von Jugendlichen und jungen Erwachsenen ist eine große Herausforderung. Da in dieser Lebensphase durch den starken körperlichen Entwicklungsprozess ein klarer, kräftiger und lebendiger Bezug zum eigenen Körper oftmals fehlt, ist es schwierig, sich selbst zu spüren. An die Stelle der Selbstempfindung tritt die Orientierung an Personen im Umfeld, die Sehnsucht, so sein zu wollen wie Vorbilder, oder das Streben nach Idealen. Diese *„Verkopfung"* durch gedachte, begriffliche Konzepte überlagert oder unterdrückt die eigenen Empfindungen. Den Körper zu spüren und die Emotionen wahrzunehmen, wird schwierig.

Wenn wir den Bezug zu unserem empfundenen Körper verlieren, verlieren wir den Bezug zur Grundlage unserer Existenz, zu unserem Körper. Wenn wir nur noch denken, wer und wie wir sind, wenn unser Selbstbild nur noch über die berufliche Leistung, das gefüllte Bankkonto, die Schönheit, die sportliche Leistung, religiöse oder ideologische Vorstellungen definiert wird, besteht die Gefahr, dass unser Selbst in Gedanken erstarrt, seine Dynamik verliert.

Beispiel

Verkopfte Welt
Die Welt der Informatik ist in diesem Sinn auch eine „verkopfte Welt". Da gibt es keine natürlichen Prozesse, sondern nur die Logik der Programme. Und diese Welt hat etwas Faszinierendes, weil sie machbar und beherrschbar ist. So ganz anders als unser Körper mit seiner Eigendynamik, seinen natürlichen Veränderungsprozessen, die von uns nicht beherrschbar sind. Menschen, die sich in der Welt der Informatik bewegen, stehen deshalb sehr stark in diesem Spannungsfeld zwischen Empfindung und Vorstellung. Für ihre Gesundheit ist es darum sehr wichtig, mit dem Körper und dem realen Leben verbunden zu bleiben.

Vorstellungen überformen und verändern die Wirklichkeit: Vorstellungen sind nicht nur Erklärungssysteme, also Systeme, mit welchen wir versuchen, die Wirklichkeit – also das, was auf uns einwirkt – zu erklären. Vorstellungen wirken auch auf die Wirklichkeit ein, indem sie unseren Umgang mit der Wirklichkeit beeinflussen. Denn in der Interaktion mit unserer Umwelt verhalten wir uns entsprechend den Vorstellungen, die wir von uns selbst und unserer Umwelt haben. Auf diese Weise beeinflussen wir die Umwelt, wirken auf sie ein und verändern sie. So werden unsere Vorstellungen selbst zu einem Teil unserer Wirklichkeit, zu dem, was wiederum auf uns einwirkt.

Gerade bei der Körperwahrnehmung, denn unser Körper ist ja auch Teil unserer Umwelt, geschieht dies auf eindrückliche Art und Weise. Unsere bewussten und unbewussten Vorstellungen wirken auf unsere Haltung, die Spannung unserer Muskulatur, die Art, wie wir uns bewegen, wie wir atmen, welchen Raum wir unseren inneren Organen geben, den Modus, in dem sich unser Nervensystem befindet (z. B. gestresst oder entspannt), ein.

Wie verschieden Menschen ihren Körper wahrnehmen, ist auch immer wieder erstaunlich. Die beobachtbare Bandbreite ist groß. Wir können unseren Körper oder Teile von ihm aus unserem Bewusstsein ausblenden. Wir können uns groß oder klein fühlen, unabhängig von der wirklichen Körpergröße. Wir können aber auch am Bild eines schmerzhaften Körpers festhalten, obwohl wir es auch loslassen könnten, weil die Schmerzursache ausgeheilt ist.

Wenn wir unser Selbst- und Körperbild fixieren, an einem bestimmten Bild festhalten, führt dies zu einem muskulären Festhalten. Zum Beispiel aus Angst, das Auf-uns-Zukommende nicht bewältigen zu können, oder der Weigerung, alt zu werden. Doch Leben heißt Veränderung, heißt Veränderung zulassen, heißt Vorstellungen von uns selbst loslassen, uns als sich verändernde Wesen verstehen, denn unser Körper, unsere Umwelt – alles verändert sich.

7.8 Schmerz

Was ist ein Sich-Spüren und wann wird aus dem Sich-Spüren eine Schmerzempfindung? Eine Frage, auf die es nur individuelle Antworten gibt. Denn die Schmerzempfindung ist ein individuelles, subjektives Phänomen. Was ich als leichten Schmerz empfinde, kann von einer anderen Person als kaum wahrnehmbar oder aber als extrem schmerzhaft empfunden werden. Die Schmerzempfindung ist je nach Person sehr unterschiedlich und eingebunden in ihr subjektives Erleben.

Was uns beunruhigt, empfinden wir als Schmerz. Wenn wir eine Empfindung aber einordnen, sie verstehen können, so verschwindet der Schmerz oft wieder. Folglich beeinflusst die Art, wie wir über eine Empfindung denken, die Art, wie wir sie wahrnehmen.

Wir können uns auch an Schmerzen gewöhnen und sie aus der Wahrnehmung verdrängen. Dann werden aus angespannten Muskeln, verspannte und später chronisch verspannte Muskeln. Nach einer Phase des Schmerzes melden sich die Empfindungsmeldungen aus diesem Körperbereich ab. Wir spüren nichts mehr. Typisches Beispiel dafür ist die Muskulatur des Nackens und jene des unteren Rückens. Zuerst empfinden wir die angespannte Muskulatur als schmerzhaft. Gelingt es uns nicht, darauf zu reagieren, die Anspannung loszulassen, wird sie zu einer Verspannung und kann sich schließlich zu einer chronischen Verspannung entwickeln. Die Muskulatur bleibt steif und die Schmerzempfindung verschwindet aus unserer Wahrnehmung.

Unser Empfindungsspektrum reicht von großem Wohlgefühl über die neutrale Empfindung bis zum unerträglichen Schmerz. Momente des Wohlgefühls können sich bei Entspannung, aber auch bei Krafteinsatz und Ausdauerleistung einstellen. Die meisten Empfindungen unseres Körpers liegen im neutralen Bereich. Sie sind weder extrem wohltuend noch extrem störend oder schmerzhaft. Sie erfordern keine Reaktion unsererseits. Alles läuft in einem normalen Bereich.

Empfinden wir jedoch einen Schmerz, so kann dies Verschiedenes bedeuten: die Meldung einer Erkrankung, einer Verletzung, einer physikalischen oder einer chemischen Einwirkung auf den Körper. So betrachtet sind Schmerzen eigentlich eine positive Sache. Sie sind Signale unseres Schutzsystems. Sie melden uns ungute Veränderungen unseres Körpers. Sie fordern uns zu einer Reaktion auf und helfen uns, einen Weg zur Wiederherstellung unseres Wohlbefindens zu finden.

Wir unterscheiden verschiedene *Arten von Schmerz*:
- langsam sich aufbauender Schmerz (Degeneration, langsame Veränderung)
- Schmerzen durch Verspannung der Muskulatur, emotional (Stress) oder mechanisch (Überlastung) bedingt
- Schmerzen durch krankhafte Veränderungen, wie Entzündungen oder Gewebeveränderung
- Schmerzen durch Verletzung von Haut, Muskeln, Knochen oder inneren Organen, hervorgerufen durch äußere Krafteinwirkung (geschädigtes Gewebe, Gewebe unter Druck oder Zug)
- Schmerzen durch chemische Einwirkungen (Verätzung, Vergiftung)
- chronifizierter Schmerz (anhaltender, nicht auflösbarer Schmerz)

Eine Schmerzempfindung als Zeichen einer positiven körperlichen Veränderung: Im Verlauf einer Alexander-Technik-Therapie treten des Öfteren Schmerzphänomene auf, die nicht die Folge einer verletzungs- oder krankheitsbedingten Veränderung des Körpers sind, sondern Nebenerscheinungen einer positiven Veränderung in der Selbstorganisation.

Beispiel

Lockerung verspannter Muskulatur
Die konstant verspannte Muskulatur im unteren Rücken führt zum Ausblenden dieses Körperbereiches aus der Wahrnehmung. Lockert sich die Muskulatur im Verlauf der Therapie wieder, so „erwachen“ die in ihr eingelagerten Rezeptoren und die Verspannungen werden im Gehirn als Schmerz wahrgenommen. Gelingt es, die gewohnte Reaktion auf diesen Schmerz, also das Anspannen der Muskulatur, zu hemmen, so kehrt die Muskulatur in einen gesunden, dynamischen Zustand, einen Wechsel von Anspannung und Entspannung, zurück und die Wahrnehmung dieses Körperbereichs ist wieder möglich. Das Empfinden von Schmerz ist in diesem Fall als Zeichen eines positiven Veränderungsprozesses zu betrachten und hält 1–2 Tage lang an, ähnlich wie ein Muskelkater.
Auch beim Sport können Schmerzphänomene auftreten, die eher eine positive Veränderung im Körper signalisieren. So können beim Joggen kurz nach dem Start Schmerzen in den Knien auftreten. Rennt man mit diesen Schmerzen trotzdem weiter, so verschwinden sie nach wenigen Minuten wieder. Die muskuläre Anspannung um die Kniegelenke hat sich gelöst.

Jede Veränderung der gewohnten Körperhaltung bedeutet eine Veränderung in der muskulären Bespannung des Skeletts. So gibt es Muskelgruppen, die danach mehr, und solche, die weniger unter Zugspannung stehen. Solche Veränderungen der Muskelspannung können dann als Schmerz wahrgenommen werden.

Beispiel

Verändern der Körperhaltung

Ein typisches Beispiel dafür ist das Verändern der Fußstellung. Wenn jemand gewohnt ist, die Füße in einer V-Stellung zu positionieren, und diese Stellung dann zugunsten einer Parallelstellung verändert, so führt dies zu anderen Spannungsverhältnissen in der Beinmuskulatur. Wahrscheinlich wird an der Beinaußenseite eine erhöhte, vielleicht unangenehme bis schmerzhafte Spannung zu spüren sein. Bleibt die Person aber eine Weile so stehen, beginnt sich die Muskelspannung zu harmonisieren und die Anspannung verschwindet.

Umgang mit Schmerzen im Heilungsprozess: Schmerzempfindungen gehören zum Leben. Doch wenn wir Schmerzen richtig interpretieren und richtig mit ihnen umgehen können, verändert sich unser Verhältnis zum Schmerz. Wir können unnötige Reaktionen auf eine Schmerzempfindung abbauen und wieder zu einer guten Selbstorganisation zurückfinden. Aus diesem Grund verlangen Verletzungen im Heilungsprozess eine bewusste Reintegration des betroffenen Körperbereiches. Es wird nicht einfach von alleine gut, denn es besteht Gefahr, dass wir uns an die Schmerzen gewöhnen, ein Schonverhalten (Anspannungen, Ausweichbewegungen) aufbauen und dass die Schmerzen so chronifiziert werden.

Wir können Schmerzphänomene *aktiv angehen*, indem wir versuchen, das eigene Verhalten als mögliche Ursache der Schmerzen zu hinterfragen.

Beispiel

Eigenes Verhalten hinterfragen

Ich kann mich bei Schmerzen im unteren Rücken fragen: Wie sieht die Form meiner Wirbelsäule aus, wenn ich sitze oder stehe? Wie sieht mein Bewegungsverhalten im Alltag aus? Sitze ich zu viel? Bewege ich mich genügend, sorge ich für Entspannung und Stärkung meiner Rückenmuskulatur? Spüre ich die Atembewegung im unteren Rücken?

Welche Bewegungen sind trotz der Schmerzen möglich? Was tut mir gut? Entspannung, sanftes Bewegen, das Erlernen neuer Bewegungsmuster oder Übungen zum Muskelaufbau?

Ich kann das Wohlbefinden des Körpers in meinem Alltag zum Thema machen, aufhören, die Schmerzen zu verdrängen, sie stattdessen wahrnehmen, mich aktiv mit ihnen auseinandersetzen und einen Weg zur Heilung suchen. Gelingt es mir so, erfolgreich mit einem Schmerzphänomenen umzugehen, so stärkt dies auch mein Vertrauen in die Regenerationsfähigkeit meines Körpers und gibt mir ein Gefühl von Selbstkompetenz.

Beispiel

Verstauchtes Fußgelenk

Um das verletzte Gelenk zu schonen, versuche ich, den Fuß zu entlasten, indem ich das Gewicht mehr auf den gesunden Fuß verlagere. Zusätzlich drehe ich den verletzten Fuß nach außen, damit ich das Fußgelenk beim Gehen weniger bewegen muss. Baue ich dieses Schonverhalten nach dem Abheilen der Verstauchung nicht wieder ab, so bleibt es bestehen, ohne dass ich es bemerke. Die Beinachse bleibt nach außen gedreht und die Körperhaltung ist asymmetrisch. Arbeite ich jedoch gezielt an der Beweglichkeit des Fußgelenkes und daran, den Fuß wieder voll zu belasten, ihn beim Gehen wieder in die Fortbewegungsrichtung zu drehen, so findet der Fuß zur gesunden Funktionsfähigkeit zurück. Ich vermeide so schädliche Auswirkungen des Schonverhaltens, wie die Fehlbelastung des Knie- und Hüftgelenkes oder einen Schiefstand des Beckens und die daraus entstehende Wirbelsäulenverformung.

Zirkuläre Dynamik der Schmerzwahrnehmung: Je nach Umgang mit der Schmerzempfindung kann ein Schmerz stärker oder schwächer werden. Ein Schmerz wird von den Rezeptoren erfasst und als elektrischer Impuls ans Gehirn geleitet. Dort wird er vom emotionalen Erfahrungsgedächtnis bewertet und kommt als Körperempfindung ins Bewusstsein. Verbinden wir diese mit Vorstellungen und Erinnerungen, so entsteht eine Körperwahrnehmung. Dieser Verarbeitungsprozess kann die Schmerzempfindung verstärken, aber auch abschwächen. Die Muskulatur reagiert darauf mit einer weiteren Anspannung oder einer Entspannung. Diese Spannungsveränderung wird wiederum von den Rezeptoren erfasst und der Kreislauf beginnt von Neuem (Abbildung 7-13). Er kann also sowohl eine Verstärkung wie auch eine Abschwächung der Schmerzempfindung zur Folge haben, je nachdem wie ich mit der Schmerzempfindung umgehe. Ich kann beispielsweise versuchen, trotz der Schmerzempfindung die betreffende Körperregion zu entspannen und die Atembewegung dorthin zu lenken, um so die zirkuläre Dynamik der Schmerzempfindung abzuschwächen oder gar aufzuheben.

Verdrängen oder mit Medikamenten wegdrücken: Im Spitzensport kennt man auch noch einen ganz anderen Umgang mit Schmerz. Um Spitzenleistungen erzielen zu können, müssen Sportler:innen alarmierende Schmerzzustände aushalten und trotzdem weitermachen können. In Ausdauersportarten wie Langstreckenlauf oder Rudern treten gegen Ende des Wettkampfs Schmerzen auf, welche die Sportler:in-

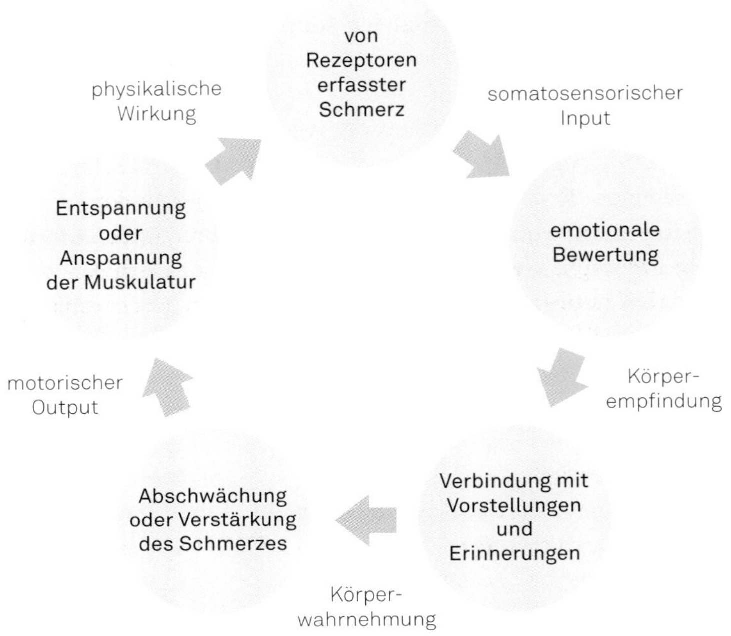

Abbildung 7-13: Die zirkuläre Dynamik der Schmerzempfindung.

nen ausblenden müssen. Für Fußballer:innen gehören Verletzungen der Beine und Füße ganz selbstverständlich zu ihrer Karriere. Schmerzen aufgrund kleinerer Verletzungen werden bei Sportler:innen weggespritzt und können erst nach der Saison auskuriert werden. Doch ein solcher Umgang mit Schmerz kann zu bleibenden Schäden führen.

Schmerzhafte Körperbereiche auszublenden, aus dem Bewusstsein zu verdrängen, ist zwar eine normale Schutzreaktion. In einer extremen Notsituation kann sie uns helfen, unser oder das Leben anderer zu retten. Wir können Verletzungen und Schmerzen ausblenden und weiterfunktionieren. Doch das funktioniert nur kurze Zeit, danach braucht es eine Phase des Ruhens und Wahrnehmens, welche zu einem Heilungsprozess führt.

Auch das Unterdrücken der Schmerzempfindung durch Medikamente kann kurzfristig durchaus eine sinnvolle Maßnahme sein. Sie kann z. B. bei Hexenschuss helfen, die stark verspannte Rückenmuskulatur wieder zu entspannen. Ohne Medikamente würde dieses Loslassen der Verspannung viel länger dauern. Aber eine längere Anwendung von Schmerzmitteln ist problematisch, da sie die Wahrnehmung einer ernsthaften Verletzung und damit die bewusste Arbeit am Heilungsprozess und eine allenfalls notwendige medizinische Behandlung verhindert. Denn schmerzhafte Empfindungen verlangen einen Heilungsprozess, damit sich der geschädigte Bereich regenerieren und der Körper wieder in einen Normalzustand zurückkehren kann.

Die psychischen Anteile von Schmerzen: Wenn ein Heilungsprozess nicht stattfindet oder nicht stattfinden kann, kann sich aus einem akuten Schmerz ein chronischer Schmerz entwickeln. Um Schmerzempfindung zu verhindern, vermeiden wir dann Bewegungen im betroffenen Körperbereich. Dadurch fühlen wir uns entsprechend weniger beweglich, weniger lebendig und trauen uns weniger zu. Ein Gefühl von Trauer bis hin zu einer Depression kann sich einstellen. Der chronische Schmerz wird Teil des Selbstbildes.

Beispiel

Starke Rückenschmerzen
Ich erwache morgens mit starken Schmerzen im unteren Rücken. Es fällt mir schwer aufzustehen und mich zu bewegen. Mein körperliches Wohlbefinden ist massiv gestört. Ich vermeide Bewegungen, welche die Schmerzen auslösen. Dadurch sind meine Bewegungs- und Verhaltensmöglichkeiten stark eingeschränkt.
Ich leide unter den Schmerzen. Ich kann mich nicht bewegen, kann nicht sein, wie ich sein möchte. Ich kann in Selbstmitleid verfallen, kann den Schmerz passiv erdulden, hinnehmen oder verdrängen. Vielleicht profitiere ich auch vom Schmerz, weil ich dann umsorgt werde, oder der Schmerz kann mir einen Grund liefern, meine Probleme nicht zu lösen, Aufgaben nicht zu erledigen, Veränderungen nicht anzugehen.

Der Schmerz kann aber auch eine psychische Ursache haben. So kann beispielsweise auch Angst zu Verspannungen und Schmerzen im unteren Rücken führen oder angestaute Wut kann Bauchschmerzen verursachen.

Mit Schmerzen leben: Wenn sich Schmerzen und Bewegungseinschränkungen nicht auflösen oder behandeln lassen, bin ich gezwungen, mit ihnen zu leben. Ich kann versuchen, mich von den Einschränkungen nicht behindern zu lassen. Einschränkungen können mich dazu führen, Neues zu entdecken. Bleibt mir ein Lebensbereich verschlossen, so kann ich meine Energie in einen neuen, bisher vielleicht weniger oder nicht gelebten Bereich stecken.

Körperliche Einschränkungen erleben die meisten früher oder später im Leben. Und letztlich müssen wir uns alle einem Degenerationsprozess hingeben, müssen die Selbstbestimmung über das eigene Leben und am Ende auch unser Leben selbst loslassen, um sterben zu können.

8 Der Blick zurück in die Menschheitsgeschichte

Die Vorstellungen, welche wir zur kognitiven Verarbeitung unserer Körperempfindungen gebrauchen, sind uns wenig bewusst. Wir stellen vielleicht fest, dass andere Menschen anders mit Körperempfindungen umgehen als wir, doch wie unser Bewusstsein dies macht, welche ordnenden und bewertenden Strukturen da aktiv sind, ist uns nicht oder nur schwach bewusst. Eine Möglichkeit, diesen Strukturen oder Vorstellungen auf die Schliche zu kommen, ist das Studium der Geschichte, unserer eigenen – wie im vorigen Kapitel – oder jener unserer Vorfahren. Dies kann uns helfen, unsere eigenen erfahrungsverarbeitenden Vorstellungen zu erkennen, zu verstehen, auf ihre Nützlichkeit hin zu überprüfen und wenn nötig zu verändern.

Der Körper des Menschen gehört zu den größten Lücken der Geschichtsschreibung. Meist geht es ihr darum, das Leben und Wirken der Mächtigen zu beschreiben, doch auch sie bleiben meist Wesen ohne Fleisch und Blut. Ihre Körper sind lediglich Symbole im Fluss der Geschichte. Und der gewaltige Strom der einfachen Menschen findet nur summarisch unter dem Begriff „Volk" Erwähnung. Ihre Geschichte, ihre Gefühle und Gedanken, ihr Alltag finden keine Erwähnung (Le Goff & Truong, 2007), genauso wie ihre Körper. Und genau diesem Thema werden wir in diesem Kapitel nachgehen.

Wie nahmen die einfachen Menschen, also nicht der Adel, der Klerus oder das wohlhabende Bürgertum, sondern die überwiegende Mehrheit der Menschen ihren Körper wahr? Und wie wirkt diese „Wahrnehmungsgeschichte" in unserer heutigen Körperwahrnehmung nach?

„Körpergeschichte" ist seit den 1980er-Jahren ein Thema der universitären Geschichtsforschung (Lorenz, 2000), hat jedoch noch lange nicht den Stellenwert, der ihr eigentlich zusteht und der für das Verständnis des Lebens unserer Vorfahren notwendig wäre. Bei der Suche nach der Geschichte der Körperwahrnehmung ist der Blick zurück in die Menschheitsgeschichte daher aufgrund fehlender Quellen und fehlender Forschungsarbeiten zugegebenermaßen eher spekulativ. Aber wir können trotzdem aus den historischen Zeugnissen vom Leben unserer Vorfahren Rückschlüsse ziehen und Vermutungen darüber anstellen, wie sie ihren Körper wahrgenommen haben.

Die Menschheitsgeschichte ist sehr komplex und kommt uns je nach Weltregion in verschiedenen Ausprägungen entgegen. Ich habe deshalb entschieden, mich zur Illustration des Themas beispielhaft auf die europäische und insbesondere die Schweizer Geschichte zu konzentrieren. Und ich mache dies ausschließlich aus der Sicht der für die Körperwahrnehmung relevanten Themen.

Die Lebensbedingungen haben die Vorstellungen der Menschen über ihren Körper wohl meist unbewusst geprägt. Um diese Prägung trotzdem sichtbar und nachvollziehbar zu machen, stelle ich folgende Themen in historischen Längsschnitten und anhand beispielhafter Vorgänge und Ereignisse dar: Mensch und Natur, Religion, Herrschaft und Unterdrückung, Körper als Arbeitskraft, Krieg, Stellung der Geschlechter in der Gesellschaft, Medizin und Körperkultur. Dieser Überblick kann natürlich nur skizzenhaft sein, kann aber doch die Bedeutung der Fragestellung für unser heutiges Verhältnis zu unserem Körper aufzeigen. Ich werde deshalb zu jedem Thema einen kurzen, auf relevante Punkte beschränkten historischen Abriss geben und danach die daraus folgenden Auswirkungen auf die Körperwahrnehmung darstellen.

Zurück zur Ausgangsfrage: Wie nahmen die einfachen Menschen durch all die Jahrhunderte ihren Körper wahr? Wir wissen es nicht, wir können es nur vermuten und wir tun es aus einer extrem privilegierten Position. Menschen in den westlichen Industrienationen leben heute in einem Wohlstand, den es zuvor so noch nie gegeben hat. Die Art, wie wir mit unserem Körper umgehen, ja sogar die Muße haben, uns darüber Gedanken zu machen, ist ein Luxusphänomen. Denn für die allermeisten unserer Vorfahren ging es in ihrem Leben primär darum zu überleben, denn das Leben war unsicher und oft in Gefahr.

Doch bei allen Veränderungen der Lebensbedingungen über die Jahrtausende der Menschheitsgeschichte bleibt festzuhalten: Wir haben auch heute noch einen Körper, der in der Steinzeit, der Jagd-und-Sammel-Kultur, entstanden ist. Eine einfache Tatsache, die wir gerne vergessen. Es wäre aber für unseren Umgang mit unserem Körper wichtig, dieses evolutionäre Erbe nicht aus den Augen zu verlieren. Denn die Menschheitsgeschichte ist zu 99,5 % (2 Millionen Jahre) die Geschichte der steinzeitlichen Menschen. Und das Leben dieser Menschen prägt das Design unseres Körpers bis heute, indem es Spuren in unseren Genen hinterlassen hat. Ressourcen und Altlasten unserer Vorfahren sind in unserem Körper eingelagert. Unsere Fähigkeiten, uns fortzubewegen, zu sehen, miteinander zu kommunizieren sowie in Gruppen zu leben, sind Errungenschaften aus der Steinzeit.

Auch unsere Angstreaktionen haben sich im Laufe der Menschheitsgeschichte entwickelt. Molekularbiologen fanden in den letzten Jahren immer mehr Hinweise dafür, dass traumatische Erlebnisse Spuren im genetischen Code in Form von sogenannten epigenetischen Veränderungen hinterlassen. Diese Modifikationen lassen sich vor allem in Stressgenen finden, welche den Stoffwechsel von

Stresshormonen wie dem Cortisol beeinflussen. Gene verändern sich also durch die erlebte Geschichte, sodass auch wir auf diese Weise unsere Geschichte an unsere Nachfahren genetisch weitergeben (Liesen, 2015).

8.1 Vorgeschichte

Die Evolution ging nicht systematisch vor, sie experimentierte, probierte aus, vieles war nicht erfolgreich, aber einiges führte zu Verbesserungen in der Überlebensfähigkeit der Organismen, sodass sie sich erfolgreich den sich ständig verändernden Lebensbedingungen anpassen konnten. So entstand auch der menschliche Körper. Unsere allerersten menschlichen Vorfahren spalteten sich von den Menschenaffen ab und entwickelten sich vom Vier- zum Zweibeiner, was ihnen den aufrechten Gang ermöglichte. Aus dieser entscheidenden Veränderung ergaben sich körperliche Eigenschaften, welche den Menschen zu einem besonderen Tier machten.

- Freie Arme und Hände ermöglichten den Gebrauch von Werkzeugen, ermöglichten es, die Welt zu verändern.
- Der Unterkiefer wurde nicht mehr zum Greifen, Packen, Zerreißen usw. gebraucht. Der von diesen Tätigkeiten befreite Unterkiefer ermöglichte die Kommunikation mit dem Mund. Der Mensch konnte Laute und schließlich Worte erzeugen, die von den Ohren und Gehirnen der anderen erfasst wurden. Es entstanden Sprachsysteme und ein Denken in Sprachsystemen.
- Durch das Stehen und Fortbewegen auf zwei Beinen kam es zu einer Umgestaltung des Beckens, zu einem engeren Geburtskanal. Deshalb kommen wir Menschen zu früh, also noch nicht ausgereift zur Welt und bleiben lange Zeit von unseren Betreuungspersonen abhängig. Unser Gehirn ist sogar erst im 20. Lebensjahr fertig entwickelt.

Vor rund 2 Millionen Jahren entwickelte sich die Gattung Homo mit einem ähnlichen Körper, wie wir ihn heute haben. Diese ersten Menschen lebten vom Jagen und Sammeln, vermehrten und verbreiteten sich über große Teile der Welt (Asien, Afrika und Europa). Vor 300 000 Jahren entstand dann die heutige Form des Menschen, der Homo sapiens.

Die Evolution veränderte den menschlichen Körper so, dass er unter seinen spezifischen Lebensbedingungen möglichst gute Überlebenschancen hatte. Dieser Anpassungsprozess ging aber sehr langsam vonstatten. Und heutige Bedürfnisse, wie langes Leben oder Glück, waren dabei nicht von Bedeutung. Es ging ausschließlich um die Fähigkeit zu überleben und Nachkommen hervorzubringen (Liebermann, 2015).

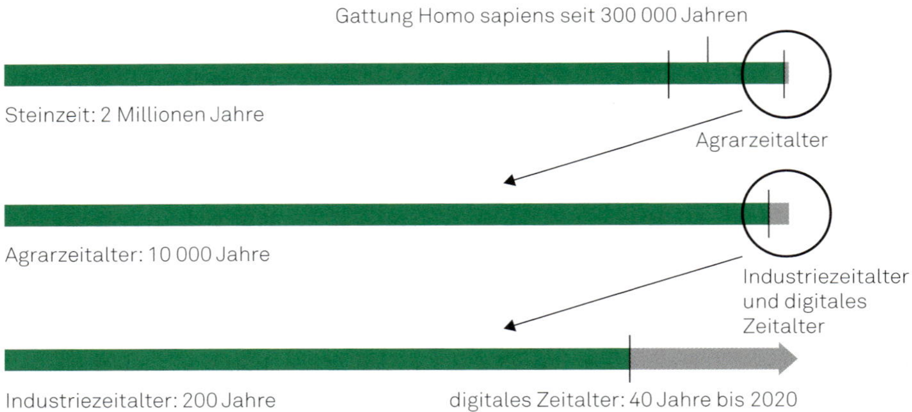

Abbildung 8-1: Die Menschheitsgeschichte auf dem Zeitstrahl.

Stellt man die Menschheitsgeschichte auf einem Zeitstrahl dar, so wird dieser klar vom Leben in der Steinzeit, d.h. vom Leben in der Jagd-und-Sammel-Kultur, dominiert (Abbildung 8-1). Dieses bestimmt den überwiegenden Teil der Menschheitsgeschichte. Die jüngeren Kulturen machen nur einen sehr kleinen Teil unserer Geschichte und somit unserer Evolution aus. Das Zeitalter, in dem wir Maschinen und Computer erfunden haben, ist nur ein kleines Blitzlicht im Vergleich zur ganzen Menschheitsgeschichte.

8.2 Mensch und Natur

8.2.1 Jagen und Sammeln

Leben mit der Natur: Das steinzeitliche Leben war ein sehr körperliches Leben, ein Leben in der Natur und mit der Natur. Zu überleben und sich fortzupflanzen, waren die Antriebe des Lebens. Die Kindersterblichkeit war hoch und die durchschnittliche Lebenserwartung gering, denn Verletzungen und Krankheiten führten schnell zum Tod. Wenn die Menschen lange lebten, wurden sie 35 Jahre alt. Die meisten starben jedoch schon früher an Krankheiten, durch Raubtiere, an den Folgen von Verletzungen oder an Hunger. Die Natur gab den Rhythmus des Lebens vor und so passten sich die Menschen der Natur an, der eigenen und jener, in der sie lebten. Das hieß essbare Pflanzen suchen, jagen und fischen, sich viel und vielfältig bewegen, aber auch sich erholen und die Gemeinschaft pflegen.

Eingebunden in die Natur.
Körperliche Bedürfnisse bestimmen das Leben.

Die Steinzeitmenschen waren in kleinen Gruppen von maximal 30–40 Menschen nomadisierend unterwegs und hatten dabei wenig Kontakt zu anderen Gruppen (Liebermann, 2015). Sie verbrachten viel Zeit im Zusammensein in der Gruppe, pflegten den Körperkontakt, die Sexualität, das Spiel mit den Kindern. Sie hielten Rituale ab, gönnten sich viel Ruhe und Entspannung. Beobachtungen der wenigen Jagd-und-Sammel-Gesellschaften, die es heute noch gibt, lassen dies jedenfalls vermuten, denn diese Menschen arbeiten in der Regel nicht mehr als 5 bis 6 Stunden pro Tag (Fogel, 2013).

Die Mütter stillten ihre Kinder bis zum Alter von 3 Jahren und bekamen daher nur alle 3 bis 4 Jahre ein Kind. Eine Frau gebar in ihrem Leben durchschnittlich 6 bis 7 Kinder, wovon nur die Hälfte das Säuglings- und Kleinkindalter überlebte. Das heißt, nur etwa 3 ihrer Kinder erreichten das Erwachsenenalter. Die Bevölkerung wuchs daher nur sehr langsam.

Leben im Hier und Jetzt: Das Leben fand vor allem im Hier und Jetzt statt, die Antizipation und die Planung des Lebens waren nicht so wichtig. Alltägliches und Spirituelles verschmolzen zu einer Einheit, das Göttliche war in allen Dingen der Natur und Fragen zum Leben nach dem Tod fanden ihren Ausdruck in Bestattungsritualen. In der Jagd-und-Sammel-Kultur lagen Bedürfnisse und Handlungen, um diese Bedürfnisse zu befriedigen, nahe beisammen (Abbildung 8-2). Und die Menschen bestimmten selbst über ihr Leben.

Die Nahrungsbeschaffung in der Jagd-und-Sammel-Kultur benötigte Hingabe, ein Sich-Öffnen für die Natur. Die Natur beschenkte die Menschen mit Nahrung. Aber das Beschenkt-Werden verlangte ein waches Dasein, ein Hineinspüren, viel-

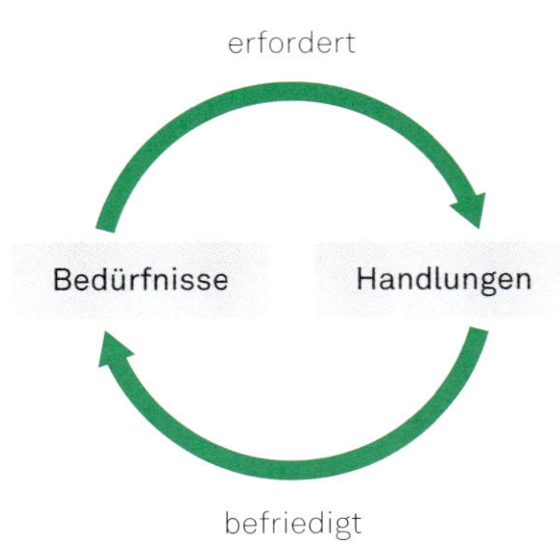

Abbildung 8-2:
Bedürfnisse und Handlungen zu ihrer Befriedigung stehen in der Jagd-und-Sammel-Kultur in einem engen Zusammenhang.

leicht sogar ein Eins-Werden mit der Natur. Man verwendet den Begriff Animismus, wenn man von der Religion dieser Kultur spricht. Das ist die Vorstellung, dass sich das Göttliche in allen Dingen der Natur offenbart, in Steinen, Pflanzen, Tieren, Menschen, in allem. In diesem alles vereinenden Ganzen war der Mensch aufgehoben. Wenn er sich von Pflanzen und Tieren ernährte, so nahm er etwas von diesem Ganzen für sich. Menschen, die vom Jagen und Sammeln lebten, produzierten ihre Nahrung nicht. Sie wurden von der „göttlichen" Natur ernährt. Und als Zeichen ihrer Dankbarkeit und Demut brachten sie Teile des Essens dem Göttlichen als Opfer dar.

8.2.2 Nahrung herstellen

Das Ende der letzten Eiszeit, vor ca. 10 000 Jahren, führte zu berechenbareren Wetterbedingungen, welche den Anbau von Ertrag bringenden Pflanzen ermöglichten und die Bevölkerung wachsen ließen. In der so beginnenden Agrarkultur ist die Natur nicht mehr die mütterliche, Geborgenheit und Leben spendende Natur wie in der Jagd-und-Sammel-Kultur. Die Natur wird bearbeitet, die Nahrung wird hergestellt.

„Macht euch die Erde untertan."
(Bibel, Genesis 28)

Aus Natur wird Kulturland: In der Schweiz sind Rodungen sowie der Anbau von Nahrungs- und Textilpflanzen ab ca. 5000 v. Chr. belegt. Auf den Feldern wurden wahrscheinlich mehrere Jahre hintereinander verschiedene Getreidearten angebaut, denen eine längere Zeit der Brache folgte. Dort wuchs rasch wieder Wald, der die Menschen mit Nutz- und Brennholz sowie diversen Früchten wie Haselnüssen und Äpfeln versorgte. Später dehnte sich das Kulturland allmählich weiter aus. Die Brache verkürzte sich und in der Umgebung der Dörfer wurden größere Bodenflächen bestellt. In der Bronzezeit von ca. 2200 bis 700 v. Chr. glich die Landschaft im Mittelland bereits derjenigen des Mittelalters. Wiesen und bestellte Felder grenzten an bewirtschaftete Waldparzellen. In der Eisenzeit, bis ca. 50 v. Chr., kam es dann zu bedeutenden Neuerungen in der landwirtschaftlichen Technik wie dem Einsatz von Hakenpflügen, dem Mähen und Beweiden von Wiesen sowie der Stallhaltung von Vieh (Rachoud-Schneider, 2007).

Land wird Besitz: Im frühen Mittelalter gab es bäuerliche Siedlungen mit Viehwirtschaft und extensivem Ackerbau. Vor allem geistliche Grundherren betrieben in ihrem Herrschaftsbereich die Landwirtschaft nach dem System des Fronhofs (Leonhard, 2007). Dieses Lebens- und Herrschaftssystem, in dem unfreies Hofgesinde und hörige Bauersleute Feldarbeit für ihre Herren leisteten, prägte ab dem 7. Jahrhundert die ländliche Gesellschaft. Ab dem 9. Jahrhundert wurde im Zuge des Bevölkerungswachstums immer mehr Kulturland für den Ackerbau erschlossen, der Getreideanbau intensiviert und ab dem 12. Jahrhundert mittels kommunal organisierter Dreizelgenwirtschaft besser genutzt. In den höher gelegenen Teilen der Voralpen und Alpen spezialisierte sich die Landwirtschaft ab dem 14. Jahrhundert zunehmend auf Viehwirtschaft. Großen Einfluss auf die Entwicklung der Landwirtschaft hatten die ab dem 13. Jahrhundert aufblühenden Städte. Herrschte bis dahin die Produktion zur Selbstversorgung vor, so verkaufte nun eine bäuerliche Oberschicht ihre Überschüsse vermehrt auf städtischen Märkten. Umgekehrt investierten wohlhabende Stadtbürger in stadtnahe Landwirtschaftsgebiete, wo sie leicht absetzbare Waren wie Wein, Fleisch, Gemüse, Obst, Flachs, Hanf und Färbepflanzen produzieren ließen (Leonhard, 2007).

Dem Boden Nahrung abringen: Trotz der im späteren 16. Jahrhundert einsetzenden Heimarbeit blieb der Agrarsektor über die gesamte frühe Neuzeit der bei Weitem wichtigste Zweig der Schweizer Wirtschaft. Die übergroße Mehrheit der Bevölkerung lebte bis ins 19. Jahrhundert von der Landwirtschaft. Vor allem im Schweizer Mittelland war sie in hohem Ausmaß in die Herrschaftsbeziehungen zwischen städtischen Obrigkeiten und ländlichen Untertanen eingebunden. In den Voralpen und Alpen gestalteten sich die wirtschaftlich-sozialen und herrschaftlichen Beziehungen indirekter und lockerer miteinander verflochten (Schnyder, 2007).

Die Bauersleute konnten dem Boden nur bescheidene Erträge abringen, von denen sie zudem der Obrigkeit und der Kirche noch Abgaben zu leisten hatten. Unter diesen Umständen waren die Bauersleute gezwungen, den Acker allein für den Anbau von Getreide, Hülsen- sowie Ölfrüchten zu verwenden. Für Futterpflanzen blieb kein Platz. Das Vieh musste sich sein Futter auf unbebauten Weiden suchen, verstreute dort seinen Dung, der deshalb nicht als Dünger auf den Wiesen und Feldern genutzt werden konnte. Dies verhinderte die Weiterentwicklung der Landwirtschaft. Die Mehrheit der ländlichen Bevölkerung musste ihre Existenz neben der Arbeit auf dem eigenen landwirtschaftlichen Kleinbetrieb mit Zusatzeinkommen aus Kleinhandel, Handwerk, Gewerbe oder als Taglöhner sichern.

Das große Wachstum der Bevölkerung zwischen 1500 und 1800 verlangte eine Steigerung der Agrarproduktion durch die Erschließung von Neuland und die intensivere Nutzung von bestehendem Kulturland. Begleiterscheinungen des starken Bevölkerungswachstums waren die fortgesetzten Aufteilungen der Betriebe in Kleinstbetriebe, verbunden mit der Verarmung der Bevölkerung und wiederholten Hungersnöten. Vor allem die Familien der ländlichen Unterschicht waren deshalb ab dem 18. Jahrhundert gezwungen, ihr Leben durch die Kombination von Kleinlandwirtschaft und heimindustrieller Arbeit zu bestreiten.

Von der Landwirtschaft zur industriellen Nahrungsmittelproduktion: Zu grundlegenden Veränderungen der Landwirtschaft kam es im 18. und 19. Jahrhundert. Namentlich die Privatisierung der gemeinsam genutzten Weideflächen, der Allmenden, die Einführung der Kartoffel und der Sommerstallfütterung führten zu einer Abkehr von der traditionellen Landwirtschaft (Schnyder, 2007). Die Verbesserungen in der Fruchtwechselwirtschaft, die Düngung, die Aufhebung der Brache und die einsetzende Mechanisierung steigerten Ertrag und Produktivität. Vieh- und Milchwirtschaft breiteten sich im Voralpengebiet weiter aus und im Flachland entstanden Käsereien. Die Landwirtschaft entwickelte sich mit ihrem vor- und nachgelagerten Gewerbe und den verarbeitenden Industrien zunehmend zu einem Teil der Nahrungsmittelproduktion (Baumann & Moser, 2007).

8.2.3 Die Fabrik und die Stadt

Nach 10 000 Jahren Landwirtschaft begann im 19. Jahrhundert eine neue Ära der Menschheitsgeschichte: die Industrialisierung. Während es bis zu dieser Zeit darum ging, in der Natur zu überleben und die Nutzung ihrer Ressourcen zu verwalten, wurde die Natur nun durch die Industrialisierung mit ihren neuen Techniken im großen Stil wirtschaftlich ausgebeutet und zerstört.

Die Menschen begannen in einer von ihnen selbst geschaffenen Welt zu leben.

Technik und Industrialisierung: Technik war das Zauberwort der Industrialisierung und entwickelte eine ungeheure Dynamik. Die Menschen begannen, sich mit Technik zu umgeben, waren davon fasziniert, denn eine neue Welt tat sich ihnen auf. Die Dampfmaschine und später die Dampflokomotive wurden zu den Symbolen der Industrialisierung. Später führte die Elektrifizierung zu einem weiteren Entwicklungsschub. Und dann kam auch noch das Auto mit seinem Verbrennungsmotor auf den Markt. All diese Innovationen befeuerten die wirtschaftliche Entwicklung.

Als Folge von Bevölkerungswachstum, Armut und Hunger auf dem Land sowie der zunehmenden Nachfrage nach Arbeitskräften in der aufstrebenden Industrie wuchsen die Städte rasant. So stieg z.B. Zürichs Bevölkerung von 10 000 im Jahr 1800 (Senti, Waser & Guyer, 1951) auf 150 000 im Jahr 1900 und auf 436 000 im Jahr 2021 (Stadt Zürich, 2021).

Meine Großeltern waren Bauersleute. Meine Eltern hatten einen Gemüsegarten. Ich kaufe mein Essen im Supermarkt.

Bis ins 19. Jahrhundert war die Landwirtschaft in der Schweiz mit weit über 80% Beschäftigten der mit Abstand wichtigste wirtschaftliche Sektor, was auch die Gesellschaft ganz wesentlich prägte (Rachoud-Schneider et al., 2007). Mit dem industriellen Wachstum begann dann aber die Zahl der Beschäftigten in der Landwirtschaft zu schrumpfen. Ihr Anteil an der Gesamtzahl der Beschäftigten war schon um 1900 auf 31% gesunken, 1950 auf 19,5% (Baumann & Moser, 2007) und lag 2020 bei etwa 2% (Schweizerisches Bundesamt für Statistik (BFS), 2022a). Dank enormer Ertrags- und Produktivitätssteigerungen konnte die Produktion dem Bevölkerungswachstum und den gestiegenen Ansprüchen an die Ernährung aber trotzdem folgen, ja den Selbstversorgungsanteil des Landes sogar noch erhöhen (Baumann & Moser, 2007).

8.2.4 Zerstörung der Natur

Der schnelle Anstieg der Stadtbevölkerung ließ die Städte in Dreck und Gestank versinken. Es gab noch keine Kanalisationssysteme, Fäkalien und Abfall landeten auf den Gassen und Straßen. Choleraepidemien breiteten sich aus. Abfälle und Abwasser aus Haushalten, von Schlachthöfen und Fabriken wurden in die Bäche und Flüsse geleitet, verschmutzten das Wasser und ließen die Fische verenden. Die Abgase der Fabriken führten zu Atemwegserkrankungen, Waldsterben, zur Vergiftung des Bodens und der Gewässer. Die Landflucht erhöhte die Nachfrage nach Brennholz, was zu einer starken Abholzung von Wald führte und später zum Import von Steinkohle, Erdöl und Erdgas.

Ab 1900 begann man dann Kanalisationssysteme und Kläranlagen zu bauen. Und um die Luftverschmutzung zu vermindern, erhielten die Fabriken hohe Schornsteine. Diese reinigten die Abgase zwar nicht, aber sie verteilten sie über eine größere Fläche, was Boden, Wasser und Luft im weiteren Umkreis zunehmend verschmutzte.

Nach dem Zweiten Weltkrieg führte die Lebensweise der Konsumgesellschaft zu einer zunehmenden Motorisierung, dem Bau von Autobahnen und ständig wachsenden Siedlungsgebieten. So hat sich die überbaute Fläche der Schweiz seit 1950 mehr als verdoppelt und wertvolles Kulturland ist verloren gegangen. Und die verbleibenden Flächen wurden durch die verschmutzte Luft, den Einsatz von Dünger und Pflanzenschutzmitteln mit bedeutenden Schadstoffmengen belastet (Pfister, 2014). Die Verunreinigung der Luft durch die Industrie, das Heizen und das Autofahren nahm in der Zeit von 1950 bis 1990 massiv zu. Der Straßengütertransport stieg auf das 11-Fache, der Benzinverbrauch auf das 12-Fache, die Anzahl Personenwagen auf das 20-Fache, der Luftverkehr sogar noch stärker (Pfister, 2014).

8.2.5 Zurück zur Natur

Natur- und Umweltschutz: Die Lebensreformbewegung seit Mitte des 19. Jahrhunderts und mit ihr das wachsende Bewusstsein für den Naturschutz waren die romantische Reaktion auf die Industrialisierung. Sie erwuchsen aus dem ästhetischen Bedürfnis, die Schönheit der Natur trotz der wirtschaftlichen Entwicklung zu bewahren. So entstand beispielsweise 1914 im Engadin, im Osten der Schweiz, der erste Nationalpark in den Alpen.

Umweltschutz ist seit 1950 ein Thema der Wissenschaft. Nicht der Mensch steht dabei im Zentrum der Überlegungen, sondern das Ökosystem. Der Mensch ist in diesem System nur ein Lebewesen unter vielen und ökologische Probleme werden nicht lokal, sondern global betrachtet. Umweltschutz verlangt einen verantwortungsbewussten Umgang mit der Natur auf dem ganzen Planeten Erde. Das heißt, die wirtschaftliche Entwicklung muss sich daher in eine nachhaltige Entwicklung wandeln. Denn die bedrohliche Natur der Agrarkultur hatte sich seit der Industrialisierung zu einer durch den Menschen bedrohten Natur gewandelt.

Seit den späten 1960er-Jahren findet der Umweltschutzgedanke bei vielen Menschen Resonanz. Der wachsende Wohlstand schuf die Voraussetzungen für die Umsetzung von kostspieligen Schutzmaßnahmen, wie dem Bau von Kläranlagen, Lärmschutzvorrichtungen, dem Einbau von Filteranlagen und Katalysatoren. In den 1970er-Jahren entwickelte sich die politische Umweltbewegung, die mit ihren Massenprotesten den Baustopp für weitere Atomkraftwerke forderte. 1971 nahm das Schweizer Volk den Verfassungsartikel zum Umweltschutz mit 93 % Ja-Stimmen an. Die Umwelt zu schützen war jetzt Aufgabe des Staates (Haefeli-Waser, 2014).

Global wurde der Umweltschutz erstmals an der UNO-Konferenz von 1972 zum Thema. 1987 verabschiedete man unter dem Eindruck der Zerstörung der stratosphärischen Ozonschicht das Protokoll von Montreal, welches die Grundlagen zur Eindämmung der Emissionen von Fluorkohlenwasserstoffen legte. Seit 1992 finden UNO-Konferenzen zum Thema Klimaerwärmung statt. 2015 einigte sich die Klimakonferenz von Paris auf ein rechtlich bindendes Abkommen, welches den globalen Anstieg der Temperaturen auf weniger als 2 Grad begrenzen soll.

Der ökologische Fußabdruck eines Landes, also die Anzahl der benötigten Erden, wenn die ganze Weltbevölkerung so wie die Bevölkerung dieses Landes leben würde, liegt in den deutschsprachigen Ländern heute etwa bei drei. Um keinen Raubbau an der Natur mehr zu betreiben, müsste er bei eins liegen. Unser Verbrauch an natürlichen Ressourcen müsste also drastisch sinken. Diese Einsicht ist heute schon weitverbreitet. Selbst ökonomische Überlegungen sprechen für den Übergang zu einem neuen Wirtschaftssystem. Denn ohne Natur wird es in Zukunft auch keine funktionierende Wirtschaft mehr geben.

Jugendbewegungen gaben und geben immer wieder Anstöße, das Konzept des Lebens in unserer Gesellschaft zu hinterfragen. Die Bewegungen der 68er- und der 80er-Jahre sowie die Klimabewegung von heute sind Beispiele dafür. Immer wieder lauten die Fragen: Worum geht es im Leben wirklich? Was wollen wir Menschen von unserem Leben? Wie hat menschliches Leben auf unserem Planeten eine Zukunft?

Wir müssen unseren Körper als Teil der Natur wiederentdecken. Wir sind nicht die Besitzer der Natur. Wir sind selbst ein Teil von ihr. Um in ihr überleben zu können, sollten wir uns dieser Tatsache bewusstwerden und unser Verhalten entsprechend ändern, uns wieder als Teil der sich natürlich regenerierenden Kreisläufe betrachten.

8.2.6 Auswirkungen auf die Körperwahrnehmung

Kultur statt Natur. Von „Ich bin mein Körper“ zu „Ich habe einen Körper“: Beim Übergang von der Jagd-und-Sammel- zur Agrarkultur veränderte sich das Verhältnis der Menschen zur Natur und zum eigenen Körper. Ein neues Lebensgefühl entstand. Von der Hingabe und dem Getragensein durch die Natur wechselte es zum Gestalten, Besitzen und Beherrschen der Natur. Die Menschen lebten in einer zunehmend von ihnen kultivierten Welt. Sie bauten ihre Nahrung an, hielten Tiere, bauten sich Hütten und Häuser. Sie bauten sich ihre Lebenswelt auf und bemächtigten sich der Natur.

Der Körper lebte nicht mehr in und von der Natur, er wurde zum Bearbeiter der Natur. Die Menschen verloren dadurch ihre enge Verbindung zur Natur und zu ihrem Körper.

Leben in der Stadt, Arbeit in der Fabrik: In der Zeit der Industrialisierung zogen die Menschen auf der Suche nach Arbeit weg vom Land, weg aus den Dörfern und wohnten in der Nähe der Fabriken in den Städten. Die Beziehung zur Natur, ihrer Lebensgrundlage, ging noch mehr verloren. Das Bewusstsein für die eigene „Natürlichkeit“ schwand.

Der naturwissenschaftliche Blick auf den menschlichen Körper: Es entstanden andere Bilder über das eigene Menschsein, der naturwissenschaftliche und der technische Blick auf den menschlichen Körper. Die Reduktion der Natur auf das Materielle führte zu einem Verlust des Bewusstseins für das Lebendige der Natur – und des eigenen Körpers. So wurde der Körper eher als Maschine, denn als lebendiger

Organismus betrachtet. Denn die Maschine war das Neue, das Tolle, die Vision der Zukunft. Die Menschen verbanden ihr „Ich“ mit ihren Gedanken und vielleicht auch noch mit ihren Gefühlen, doch ihren Körper betrachteten sie als etwas, das sie haben und nicht etwas, das sie sind.

Die Menschen sehen sich nicht mehr verbunden mit ihrem Körper und der Grundlage ihrer Existenz, der Natur. Menschen nehmen sich als Wesen in einer von ihnen selbst geschaffenen Welt wahr.

Zerstörung der Natur: Ab der Renaissance (ab 1500) trieben Naturwissenschaft und Technik die vermeintliche Beherrschung der Natur zunehmend voran. Das gleichzeitig sinkende Bewusstsein für den Umstand, von der Natur und in der Natur zu leben, führte zur Zerstörung der Natur, der Lebensgrundlage des Menschen. Der Mensch ist vom Beherrscher der Natur zum Zerstörer der Natur geworden. Er verkennt, dass er selbst ein Körper und als solcher Teil der Kreisläufe der Natur ist und nur innerhalb dieser Kreisläufe leben kann.

Die Menschen produzieren ihre Nahrung nicht mehr selbst: Körperliche Aktivität und Nahrungsbeschaffung haben den Bezug zueinander verloren. Die unmittelbare, direkte Beziehung zur Nahrungsmittelproduktion ist durch die Industrialisierung innerhalb weniger Generationen verloren gegangen. Was für das Leben der Menschen früher ganz zentral war und in der ganzen Menschheitsgeschichte dominierte, erledigt heute die Nahrungsmittelindustrie für uns. Nahrung kaufen wir im Supermarkt oder bestellen sie online. Dass unsere Nahrung in der Natur entsteht, ist aus unserem Bewusstsein verschwunden.

Zurück zur Natur: Die Lebensreformbewegung ist in der Mitte des 19. Jahrhunderts als Reaktion auf die Industrialisierung entstanden. Sie war der Ausdruck eines wachsenden Bewusstseins für die Bedeutung der Natur als Grundlage unserer Existenz. Seit den 1960er-Jahren gibt es die Umweltschutzbewegung als Reaktion auf die weiter zunehmende Umweltzerstörung. Heute demonstrieren Jugendliche für die Umsetzung von Klimaschutzmaßnahmen. Das Bewusstsein, dass unsere körperliche Existenz von der Zerstörung der Natur akut bedroht ist, wächst.

Wir sind gefordert, uns wieder als Teil der Natur wahrzunehmen. Unser Leben findet nicht in unserem Kopf, in einer rein geistigen, materielosen Sphäre statt. Es findet in unserem Körper statt und die Existenz unseres Körpers ist abhängig von der Umwelt, in der er lebt – von der Natur auf dem Planeten Erde.

8.3 Religion

Vom Animismus zum Christentum: Archäologische Funde, die auf religiöse Anschauungen und Praktiken hindeuten, werden bis in die Zeit des ersten Auftretens des Homo sapiens, also bis 300 000 v. Chr., datiert. Es sind Hinweise auf animistische Vorstellungen, welche lebenden Wesen und unbelebten Objekten eine „Seele“ oder einen „Geist“ zusprechen. Der Begriff Animismus kommt vom altgriechischen Wort „anemos“, was mit Wind oder Hauch übersetzt werden kann.

Vor rund 10 000 Jahren begann sich die Religion vom Animismus der Jagd-und-Sammel-Kultur zur Herrschaftsreligion der Agrarkultur zu wandeln. Das Göttliche war nicht mehr in der Natur, sondern wurde von der Natur getrennt und über sie gestellt. Es entstanden göttliche Welten und die Religion wurde zur Sache von Spezialisten, von Priestern und Herrschern. Nur sie standen in Verbindung mit dem Göttlichen. Sie ließen religiöse Stätten errichten, in denen das Göttliche sichtbar und verehrt, in denen es „Wirklichkeit“ wurde. Aus dieser Zeit lassen sich differenzierte figürliche Darstellungen finden. Darunter auch viele weibliche Figuren, die als mythische Muttergöttinnen, welche die Fruchtbarkeit der Erde erhalten, interpretiert werden können.

Hunger, Krankheiten und Tod waren im Leben der Menschen allgegenwärtig. Leben zu können, war keine Selbstverständlichkeit. Man versuchte deshalb, mit religiösen Ritualen die Naturkräfte günstig zu beeinflussen, erkrankte oder verwundete Menschen zu heilen, gute klimatische Bedingungen zu schaffen und die Nahrungsquellen zu sichern.

Aus der nomadischen Lebensform im Nahen Osten entstand der Monotheismus, der sich in Vorstufen bereits im 14. Jahrhundert v. Chr. in Ägypten entwickelt hatte. Im Christentum, im Judentum und im Islam fand er dann weltweite Verbreitung.

Den Körper abtöten: Die römischen Besatzer zerstörten im Jahr 70 n. Chr. den Tempel in Jerusalem, raubten den Juden damit ihren rituellen Mittelpunkt und vertrieben sie ins Exil. Es kam zu einer Art Umbruch der Zeiten, doch nicht so, wie es sich die Juden und die ersten Christen vorgestellt hatten. Denn Gott griff nicht in die Geschichte ein, um die „Gläubigen“ zu retten. Das irdische Leben ging weiter. Die Erlösung sollte erst nach dem Tod im Himmel auf die Menschen warten. In der Folge wurden das irdische Dasein und damit auch der menschliche Körper abgewertet. Diese negative Bewertung des Körpers fand für die Christen ihre Verdichtung im Bild des gekreuzigten Jesus: Der Körper wird gefoltert und getötet, danach ist die Seele erlöst und steigt auf zu Gott.

Das wirkliche Leben, so die kirchliche Lehre, findet nach dem Tod im Himmel statt. Diese Ansicht diente auch der Legitimation der Herrschenden, denn so ließ sich der Sinn des Erduldens von Armut und Elend durch die Untertanen religiös begründen. Wer auf Erden seine Pflicht erfüllt und sich an die Regeln der kirchlichen Moral hält, wird nach seinem Tod im Himmelreich Gottes belohnt. Wer dies nicht tut, dem drohen Fegefeuer, ewige Qualen – die Hölle. Dieses frühchristliche Konzept hat die abendländische Kultur entscheidend geprägt.

Neben dieser negativen Bewertung der körperlichen Existenz lässt sich im Christentum aber auch eine klare Bejahung des menschlichen Körpers beobachten. Gottes Sohn, Jesus, kam als Mensch in diese Welt, er starb durch die Kreuzigung einen qualvollen Tod und wurde mit seinem Körper wieder lebendig, um schließlich in den Himmel zu Gott aufzufahren. Die Geburt des Gottessohnes als realer, menschlicher Körper wurde in der religiösen Praxis des Christentums ebenso gefeiert wie seine körperliche Auferstehung nach dem Tod.

Diese positive Sicht auf den menschlichen Körper verliert sich aber in der weiteren Entwicklung des Christentums. Beispielhaft dafür steht das Leben und die Lehre des Kirchenvaters Augustinus von Hippo (354–430). Er vollzog einen Wandel vom sinnesfreudigen Mann und Liebhaber zum sinnesfeindlichen, asketischen Kirchenmann, dessen Erbsündenlehre und Körperfeindlichkeit zu wichtigen Elementen der Kirchenlehre wurden. Papst Gregor der Große (540–604) betrachtete 200 Jahre später den Körper sogar als abscheuliches Gewand der Seele (Le Goff & Truong, 2007).

Der römische Staat war gegenüber fremden und neuen Religionen relativ tolerant. Christen waren wie andere religiöse Gruppen geduldet. Trotzdem kam es in kurzen Phasen zu Christenverfolgungen. Dabei mag mitgespielt haben, dass der Glaube an das nahe Ende der Welt und die Erlösung der Menschen durch Gott, der in den Anfangszeiten des Christentums sehr präsent war, bei manchem Märtyrertod motivierend mitgewirkt haben mag. Später wurde der Märtyrertod als beispielhaft, als Ausdruck für die Kirchentreue uminterpretiert, hervorgehoben und als Machtinstrument missbraucht. So galt der in Askese lebende und sich selbst kasteiende Mönch bis weit ins Mittelalter hinein als Vorbild christlicher Lebensführung.

Kaiser Konstatin (ca. 285–337) erklärte das Christentum zur römischen Staatsreligion und ab diesem Zeitpunkt standen Kirche und weltliche Macht immer in einem gegenseitigen Legitimationsverhältnis. Die Kirche stützte Herrscherdynastien und wurde umgekehrt von ihnen gestützt. Dies sollte bis zur Aufklärung und der Gründung demokratischer Staaten mit Religionsfreiheit so bleiben.

Der Glaube, das Böse stecke im Körper des Menschen, fand im Christentum schreckliche Ausdrucksformen. Das Sich-selbst-Quälen, um sich das Böse auszutreiben, war im Christentum eine in verschiedenen Formen, wie Selbstkasteiung oder extremes Fasten, verbreitete religiöse Praxis. Beim Exorzismus ging man sogar davon aus, dass ein Körper vom Teufel besessen sei und dieser ausgetrieben werden muss. Oder denken wir an die schreckliche Zeit der Inquisitionsprozesse ab dem 13. Jahrhundert, in denen die Kirche Menschen des falschen Glaubens oder der Zusammenarbeit mit dem Teufel beschuldigte, folterte und hinrichtete. Eine Praxis, die bis zu den Hexenverbrennungen im 18. Jahrhundert weitergeführt wurde. Die Botschaft dahinter: Das Gute ist im Geist, in den Lehren der Kirche. Im Körper steckt das Böse. Dem eigenen Körper ist daher mit Misstrauen und Ablehnung zu begegnen.

Doch gleichzeitig änderte sich ab dem 13. Jahrhundert die Einstellung der Kirche zum Körper. Der Mönch und Philosoph Thomas von Aquin (1225–1274) meinte, das körperliche Vergnügen sei ein unentbehrliches Gut des Menschen, das aber vom Verstand gelenkt werden müsse. In der Zeit der Renaissance (ab 1500) begann ein Wandel vom Glauben zum Wissen, vom Menschen als Geschöpf Gottes zum selbstbestimmten Wesen. Das Denken des Individuums erfuhr eine Aufwertung. Tradierter Glaube und geglaubtes Wissen wurden kritisch betrachtet, die Vorstellung vom Menschen als Teil des göttlichen Schöpfungsplanes aufgebrochen und die „Göttlichkeit" des menschlichen Körpers wiederentdeckt. Der Mensch wurde mehr ins Zentrum gerückt, Gott zurückgestuft. Man begann den Menschen als Ebenbild Gottes zu betrachten und seinen Körper aufzuwerten. Nicht mehr die Askese war nun das Ideal der christlichen Lebensführung. Der Mensch war jetzt ein Mitwirkender in der Schöpfung Gottes und nicht mehr primär ein Sünder.

Von Glauben und Wissen: Das naturwissenschaftliche Denken begann das religiös-magische Denken des Mittelalters abzulösen. Die Welt und ihre Wirklichkeit erklärten sich nicht mehr aus dem Glauben, sondern erschlossen sich dem Menschen im Denken, im Erkennen der Naturgesetze. Nicht mehr die Religion lieferte die Erklärungen, wie die Welt entstanden ist und wie sie funktioniert, sondern die Naturwissenschaften.

Die gemäß biblischer Erzählung von Gott geschaffene Erde war nicht mehr das Zentrum unseres Planetensystems, sondern die Sonne (Nikolaus Kopernikus 1473–1543, Galileo Galilei 1564–1641). Dieser Wechsel stellt symbolisch den weltanschaulichen Übergang dar. Nicht der Wille Gottes, sondern die von Menschen entdeckten Naturgesetze liegen der sinnlich erfahrbaren Welt zugrunde. In der Folge stieg das Selbstbewusstsein des Menschen, der Glaube an seine Selbstbestimmung wuchs und es kam zu einem Loslösen aus der Abhängigkeit von Gott und Kirche. Selbst zu denken war gefragt. Und Experimente sollten zur Verifizierung von Erkenntnissen führen. Das Wissen war nicht mehr eine ewige Wahrheit, sondern als eine sich in Bewegung befindliche Erkenntnis zu betrachten. Naturwissenschaftliche Erklärungsmodelle müssen deshalb immer wieder überprüft und weiterentwickelt werden.

Der menschliche Körper war nicht mehr primär eine Schöpfung Gottes. Er war Teil der Natur, die sich mit naturwissenschaftlichen Mitteln erforschen lässt. Man begann menschliche Körper zu sezieren, entzauberte damit den von Gott geschaffenen Körper und machte ihn zu einem Studienobjekt der Wissenschaft.

Der Übergang von einem theozentrischen zu einem anthropozentrischen Denken hatte begonnen. Diese Aufwertung des Menschen kommt in Michelangelo Buonarrotis (1475–1564) Deckengemälde in der Sixtinischen Kapelle im Vatikan schön zum Ausdruck. Der Mensch, Adam, wird mit Gott auf die gleiche Ebene gestellt. Adam und Gott berühren sich mit den Zeigefingern des ausgestreckten Armes.

Mit der Reformation (1517–1648) kam es zu einem weiteren Aufbrechen des Machtgeflechtes von Adel und Kirche. Die Macht der Kirche begann zu zerfallen. Die Religion wurde zur Sache des einzelnen Menschen und war dadurch auch nicht mehr als Herrschaftslegitimationsmittel brauchbar. Der Schicksalsglaube, der Glaube an den Plan Gottes, wurde von einem neuen Welt- und Menschenbild abgelöst. Es begann die Zeit des Menschen als individuelles Subjekt. Dieser Wandel ging jedoch nicht friedlich, sondern höchst kriegerisch vonstatten. So wütete von 1618–1648 in Europa der Dreißigjährige Krieg, der anfänglich ein Kampf zwischen Reformierten und Katholiken war, doch im späteren Verlauf in Chaos und in einer moralischen Bankrotterklärung des Adels und der katholischen Kirche sowie in Elend, Armut und Seuchen endete.

In der Folge der Reformation kam es zum Aufstieg des wohlhabenden Bürgertums. Ab 1700 begann die Zeit der Aufklärung, die am Ende des Jahrhunderts zur Französischen Revolution führte, zur Erklärung der Menschenrechte, des Rechts des Individuums auf Selbstbestimmung, und zum Übergang von feudalen Reichen zu Nationalstaaten.

Die Reformation brachte aber keine Verbesserung der sozialen Stellung der Bauersleute, also der Mehrheit der Bevölkerung. Bestrebungen mit der Reformation auch die Unterdrückung der Bauersleute aufzuheben, wurden blutig niedergeschlagen. So rief beispielsweise der Reformator Thomas Müntzer (1489–1525), anfänglich ein Anhänger und Bewunderer Martin Luthers, nicht nur zum Widerstand gegen die vom Papsttum beherrschte geistliche Obrigkeit, sondern auch gegen die ständisch geprägte weltliche Ordnung auf. Sein Aufstand wurde aber niedergeschlagen und Müntzer hingerichtet. Solche Bauernaufstände flammten in Europa in der Zeit vom 15. bis 18. Jahrhundert immer wieder auf.

In ländlichen katholischen Gebieten blieb das traditionelle Herrschaftssystem, in welchem sich Oberschicht und Kirche gegenseitig stützten, auch nach der Reformation bis in die zweite Hälfte des 20. Jahrhunderts bestehen. Diese Zeit ging als Kulturkampf zwischen den beiden Konfessionen in die Geschichte ein und war geprägt von gegenseitigem Misstrauen und kriegerischen Auseinandersetzungen.

Selbstwert durch Leistung: Die Reformation pflegte ein eigenes Verständnis der Körperlichkeit. Die Kirche verlor die Deutungshoheit der Bibel. Sie wurde in die Sprachen des Volkes übersetzt und dank des Buchdrucks in großer Zahl verbreitet. Jede und jeder konnte sie lesen und daraus Schlussfolgerungen fürs eigene Leben ziehen. So entstand das Ideal des hart arbeitenden Menschen und der ökonomische Erfolg wurde zum Zeichen eines gottgefälligen Lebens. Reichtum war nicht mehr feudalen Herrscherfamilien vorbehalten, auch tüchtige Bürger durften reich werden.

Großbritannien erlebte mit diesem Denken einen enormen wirtschaftlichen Aufschwung, wurde zur Weltmacht und dank seiner Kolonien sehr reich. Das britische Arbeitsethos des 17./18. Jahrhunderts hieß: Nützlich und moralisch gut ist, wer arbeitet, wer Leistung erbringt.

Der wirtschaftliche Erfolg Großbritanniens hatte jedoch auch seine Kehrseite – die Verarmung der Bauersleute und Arbeiter:innen sowie die Ausbeutung der Kolonien. Der Erfolg war ein Erfolg der britischen Oberschicht und erzeugte bei der Unterschicht großes Elend. Ein neues System der Ungerechtigkeit war entstanden.

Nicht mehr die mittelalterliche Askese war seit der Reformation das Ideal christlicher Lebensführung, sondern das Leben mit harter Arbeit. Der Körper wurde zum Arbeitsmittel, das Leistung zu erbringen hat. Führte diese Leistung zum Erfolg, wurde dieser religiös überhöht und als Zeichen göttlicher Gnade betrachtet. Dieses Leistungsdenken ist in den westlichen Konsumgesellschaften noch heute so mächtig, dass wir uns kaum vorstellen können, wie es auch anders sein könnte.

Vom Gottesglauben zur naturwissenschaftlichen Weltanschauung: Neben den religiösen Weltanschauungen gewann der im 19. Jahrhundert aufkommende Atheismus immer mehr Anhänger und die Religion – Karl Marx nannte sie „Opium des Volkes“ – wurde zu einem zentralen Kritikpunkt an den gesellschaftlichen Verhältnissen. Nach den Ideen für gesellschaftliche Veränderungen im Zuge der Französischen Revolution (1789) stellte nun auch das marxistische Konzept eine alternative Möglichkeit des Zusammenlebens dar. Es war die Zeit der Religionskritik, welche Friedrich Nietzsche mit seinem „Gott ist tot“ (Nietzsche, 1887) prägnant auf den Punkt brachte. Und ein weiteres wichtiges Ereignis dieser Zeit war die Veröffentlichung von Charles Darwins Buch „Über die Entstehung der Arten“ im Jahr 1859, worin er seine Evolutionstheorie darstellte. Der Mensch ist ein Tier wie andere Tiere auch. Er ist nicht die Krone der Schöpfung Gottes und als solche dazu auserlesen, den Planeten Erde zu beherrschen. Doch gleichzeitig beflügelten die Fortschritte von Naturwissenschaft und Technik das Selbstbewusstsein des modernen Menschen und ließen die Vorstellungen des Menschen als Geschöpf Gottes verblassen. Mit dem Sieg des Kapitalismus als Gesellschaftssystem hat, so der Soziologe Max Weber (1864–1920), der Rationalismus über religiöse Deutungsmuster triumphiert (Tanner, 2012).

Heute pflegt nur noch eine Minderheit der Menschen eine traditionelle religiöse Praxis. Ein Drittel der Menschen im deutschsprachigen Europa ist konfessionslos. In der Schweiz besuchen noch rund 10 % der Menschen den Sonntagsgottesdienst, rund 25 % beten täglich, aber rund 50 % glauben an die Existenz einer höheren Macht (Schweizerisches Bundesamt für Statistik (BFS), 2022b).

In der pluralistischen Gesellschaft von heute können Moralvorstellungen deshalb nicht mehr religiös begründet werden. Es gibt keine gemeinsamen religiösen Weltanschauungen mehr und so wird auch der Körper nicht mehr in einem religiösen Kontext betrachtet. Das verändert den Blick auf den Körper, er wird zu einem Blick ohne religiös-moralische Brille. Der Sinn des Lebens ist nicht mehr auf die Erlösung im Jenseits ausgerichtet. Das Leben findet im Diesseits statt und den Sinn des Lebens muss jede und jeder für sich selbst finden.

Der Mensch nimmt sich in seiner körperlich-materiellen Existenz als ein Produkt von Prozessen wahr, die nach naturwissenschaftlichen Gesetzmäßigkeiten ablaufen. In seiner Ideenwelt haben Naturwissenschaft, Technik, Konsum und Wohlstand einen hohen Stellenwert. Doch auch diese Ideenwelt hat Risse bekommen. Die technischen und wirtschaftlichen Spielräume stoßen an Grenzen oder haben diese Grenzen bereits überschritten. Der unbegrenzte Konsum als Lebenssinn taugt nicht mehr, weil er die Natur, die Grundlage unserer Existenz, zerstört.

8.3.1 Auswirkungen auf die Körperwahrnehmung

Vom Animismus über den Ein-Gott-Glauben zum Atheismus und Konsumismus: Dies sind die sich wandelnden Vorstellungen über den Ursprung der menschlichen Existenz und ihres Verhältnisses zum Göttlichen.

Im *Animismus* nimmt sich der Mensch in seiner körperlichen Existenz als Teil der vom Göttlichen durchdrungenen Natur wahr.

Mit dem *Ein-Gott-Glauben*, wie er im Christentum praktiziert wird, kommt es zur Trennung von Erde und Himmel, Diesseits und Jenseits, Natur und Gott, Körper und Geist. Der Mensch nimmt seine körperliche Existenz, wie auch die ihn umgebende Natur, als Teil der göttlichen Schöpfung wahr und er unterscheidet zwischen seinem irdischen, körperlichen Dasein und seinem himmlischen, geistigen Dasein.

Der *Atheismus* lehnt die Existenz Gottes aus philosophischen oder ideologischen Gründen ab. Gott ist nicht mehr die Basis der eigenen Existenz. Die Frage nach dem Sinn des Lebens stellt sich neu, wirft den Menschen auf sich selbst zurück, fordert ihn auf, seine eigenen Antworten zu finden.

Der heute gelebte „*Konsumismus*" ist eine mögliche Antwort auf diese Frage, indem er den Sinn des Lebens in den individuellen Konsum legt. Der eigene Körper wird zum konsumierenden Körper. Doch er verliert durch diesen Konsum, der nicht seinem natürlichen Bedürfnis entspricht, sein inneres Gleichgewicht, seine Gesundheit, die Rückverbindung zu den Wurzeln seiner Existenz – der Natur.

Entfremdung vom eigenen Körper: Die im frühen Christentum und im Frühmittelalter entstandene Vorstellung, wonach das wirkliche Leben ein jenseitiges, ein

Leben nach dem Tod oder ein geistiges von unserm Körper losgelöstes Leben sei, hat die Menschen von ihrem Körper entfremdet.

Der Körper galt als Einfallstor des Bösen. Es kam zu einer Abspaltung des Körpers und zur Betonung der „Geistigkeit“ des Menschen. Das „Göttliche“ des menschlichen Körpers ging damit verloren. Er wurde abgewertet, wurde zum sündhaften Körper. Die Askese galt als Lebensideal. Diese negative Bewertung des Körpers blieb ein Wesenszug des Christentums, deren erschreckende Konsequenzen bis heute nachwirken. Der Körper als Ort des Lebens, der Freude und der Lust, des Wohlseins blieb lange Zeit auf der Strecke und dies hatte weitreichende Folgen, wie Fehlatmung, muskuläre Verspannung, beeinträchtigte Funktionsfähigkeit der inneren Organe, gestörte Selbstempfindung als Auswirkung von Stress.

Ein neues Selbstverständnis: Die philosophische Religionskritik des 18. und 19. Jahrhunderts war der Weg vom biblischen Gottesbild über den Gott der Philosophen hin zum Atheismus. Im 20. Jahrhundert bekam der Mensch dank naturwissenschaftlicher Erkenntnis und technischer Errungenschaften die Natur in den Griff. Einen Gott, der für das Wohl des Menschen sorgt, brauchte es deshalb nicht mehr. Es kam zu einer Pluralisierung des Verhältnisses zur Religion mit Auswirkungen auf die Sinnfrage menschlicher Existenz. Mit dem Aufbegehren der Arbeiterschaft gegen die Herrschaftsverhältnisse in der Zeit der Industrialisierung wurde die Religion und ihre gesellschaftliche Funktion auch von einer breiten Schicht der Bevölkerung infrage gestellt. Die Ablehnung des Gottesglaubens stellte einem Akt der Befreiung aus dem traditionellen Herrschaftssystem dar.

Der Mensch ist nicht das Geschöpf Gottes, er ist ein Wesen, welches durch einen nach naturwissenschaftlichen Gesetzen verlaufenden Prozess entstanden ist. Die Religion als sinngebendes Narrativ wird nicht mehr gebraucht. Damit ist auch der Körper nicht mehr der sündhafte Körper, der erlöst werden muss, bevor er zu Gott in den Himmel aufsteigt. Die Fragen nach dem Sinn des Lebens, dem Leben nach dem Tod und den Regeln des Zusammenlebens von Menschen stellen sich im heutigen Pluralismus von sinnstiftenden Systemen immer wieder neu. Denn auch das zurzeit wohl mächtigste Sinnsystem, die Konsumgesellschaft, dürfte seinen Zenit überschritten haben. Für die Zukunft des Menschen sind neue Lebens- und Sinnkonzepte gefragt und damit auch ein neues Verhältnis zum eigenen Körper.

Es ist auch heute noch die Natur, aus der unser Körper entsteht, und es ist die Natur, in der wir leben. Der Begriff Religion (vom Lateinischen „religere“ – zurückbinden, anbinden) bringt diese Rückbindung sehr schön zum Ausdruck. Ich bin als Mensch ein Teil der Natur, des Planeten Erde, des Universums. Das Bewusstsein für diese Verbundenheit mit dem Größeren, dem Ganzen, ist ein Aspekt der Religion, den schon unsere steinzeitlichen Vorfahren lebten und zum Ausdruck brachten.

8.4 Herrschaft und Unterdrückung

8.4.1 Hierarchien entstehen

Mit dem Wechsel von der Jagd-und-Sammel- zur Agrarkultur strebten die Menschen nach mehr Unabhängigkeit von der Natur. Gleichzeitig verloren sie dadurch aber auch einen Teil ihrer Selbstbestimmung. Größere Menschengruppen lebten sesshaft in Dörfern und später in Städten zusammen, was bedeutete, dass sie nicht mehr nur für sich und ihre Gruppe arbeiteten, sondern auch für die Menschen, die sie beherrschten. Dies ermöglichte den Herrschenden Besitz, Statussymbole, feudale und sakrale Bauten. Es bildeten sich gesellschaftliche Eliten: Herrscher, Priester und Krieger – Menschen, die nicht arbeiteten. Und es gab Arbeitsteilung, Unterdrückung und soziale Schichten.

Die Botschaft der Ausübung von herrschaftlicher Gewalt:
Der Untergeordnete hat kein Recht zu sein.

Ein symbolischer Ausdruck der Herrschaft fand und findet sich noch heute auf den Hügeln der Landschaft. Dort stehen Festungen, Burgen, Schlösser oder Überreste davon. Oben zu sein ist der räumliche Ausdruck des Herrschaftsanspruches, der Macht über das Untenliegende und steht gleichzeitig für die Beziehung zum Oben, zum Göttlichen. Zudem ist es eine strategisch vorteilhafte Position.

Macht wurde mittels Androhung und Vollzug von körperlicher Gewalt ausgeübt. Exemplarisches Bestrafen diente dabei der Einschüchterung, der Verbreitung von Angst. Der Mächtige verletzte den Körper des Untergeordneten oder tötete ihn. Der Historiker Lauro Martines schreibt dazu: „Immer mehr Ortsbehörden wandten die Folter als Möglichkeit der Schuldfeststellung an, und ab Mitte des 13. Jahrhunderts kam sie überall in Europa vor. Daneben verhängte man Strafen wie Brandmarken, das Abhacken von Gliedmaßen, verschiedene Formen der Gesichtsverstümmelungen, Verbrennen und als öffentliches Spektakel inszenierte Hinrichtungen." (Martines, 2015, S. 9). Nach der Französischen Revolution wurden die angewandten Formen von Gewalt subtiler, so kam die Guillotine als „humanere" Hinrichtungsmethode zum Einsatz und Gefängnisse, psychiatrische Kliniken sowie Erziehungssysteme dienten der Disziplinierung der Menschen (Foucault, 1976).

8.4.2 Leibeigenschaft

Mein Körper gehört nicht mir.

Wir kennen in der Menschheitsgeschichte verschiedene Bezeichnungen wie Unfreie, Sklaven oder Leibeigene als Formen des Verfügungsrechtes über das Leben und den Körper von Menschen. Sklaverei gibt es seit Anbeginn der Menschheit. Sklaven waren die Beute von Kriegszügen und hatten sie Kinder, so wurden auch sie Sklaven. Es gab sie überall und sie kamen von überall her. Es gab sie im antiken Griechenland und im Römischen Reich. Auch germanische Stämme unterschieden zwischen Freien und Unfreien. Die Entstehungsgründe der Unfreiheit waren neben der Kriegsgefangenschaft auch die Unterdrückung oder die freiwillige Ergebung.

Im Mittelalter, ab dem 7. Jahrhundert, prägten Fronhöfe die ländliche Gesellschaft. Sie wurden vom Besitzer in Eigenwirtschaft oder von einem von ihm eingesetzten Verwalter, einem Meier, geführt. Die Feldarbeit leisteten unfreies Hofgesinde, das ständig auf dem Fronhof lebte, und hörige Bauersleute, die neben ihrem Frondienst für den Fronhof auch eigene Höfe bewirtschafteten (Grüninger, 2005). Im 9. Jahrhundert traten in Europa Grundherrschaft und Leibeigenschaft vermehrt auf, auch weil viele vormals Freie die Leibeigenschaft vorzogen, um sich der militärischen Dienstpflicht zu entziehen. Denn Leibeigene waren zu Frondiensten verpflichtet und durften deshalb nicht vom Gutshof des Leibherrn wegziehen (Dubler, 2012). Ab dem 12. und 13. Jahrhundert bewirtschafteten die Grundherren ihre Ländereien nicht mehr selbst, sondern lebten von den Abgaben der Bauersleute (Abbildung 8-3), was zu einem Bedeutungsverlust des Fronhofes innerhalb der ländlichen Siedlung führte (Grüninger, 2005). Doch die Menschen waren über ihre Familien-

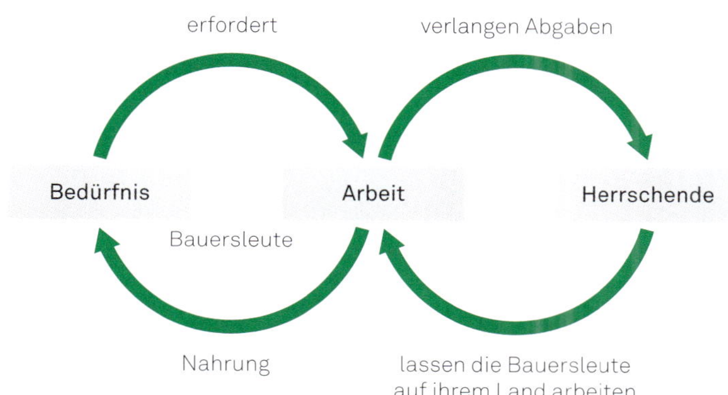

Abbildung 8-3: Fremdbestimmung der Bauersleute durch die Herrschenden.

herkunft weiterhin fest in grundherrschaftliche Beziehungen eingebunden, die als Herrschafts-, Betriebs- und Lebensformen die Gesellschaft bis in die frühe Neuzeit bestimmten (Bünz, 2007). Die Leibeigenschaft wurde erst anfangs des 19. Jahrhunderts aufgehoben.

8.4.3 Vom Feudalismus zur Herrschaft des Bürgertums

Das Aufkommen des Handels lässt ab dem 13. Jahrhundert eine wohlhabende Bürgerschaft entstehen, die ihre Rechte einfordert. Der Adel, der seinen Reichtum weiterhin aus dem landwirtschaftlich geprägten Gesellschaftssystem zieht, verliert langsam an Macht. 1789 kam es zur Französischen Revolution, deren Leitspruch „Freiheit, Gleichheit, Brüderlichkeit" Ausdruck in der Erklärung der Menschenrechte fand. Damit war ein wichtiger Schritt auf dem Weg hin zum Recht des Menschen auf Selbstbestimmung gemacht. Napoleon Bonaparte führte ab 1804 neue Rechtssysteme ein, welche die Freiheit und die Gleichheit aller vor dem Gesetz garantieren sollten. Nach den Niederlagen der napoleonischen Armeen auf den Schlachtfeldern Europas stellten die siegreichen Monarchien am Wiener Kongress 1815 jedoch die alten Verhältnisse, also die feudalen Systeme, wieder her. Doch das 19. Jahrhundert blieb in Europa weiterhin eine unruhige Zeit. Denn Europas aufstrebendes Bürgertum war ergriffen von der Vision der Gleichberechtigung der Menschen. Und 1848 wurde sie dann in der Schweizerischen Bundesverfassung, in Österreich in der Märzverfassung von 1849 und in Deutschland in der Weimarer Verfassung von 1919 auch festgeschrieben. Konsequent umgesetzt wurde dieses Recht damit aber noch lange nicht.

Die Gleichberechtigung blieb auch nach ihrer Festschreibung in den Staatsverfassungen ein Gebiet der gesellschaftlichen Auseinandersetzung. Die Leibeigenschaft wurde lediglich von neuen Formen der Unfreiheit abgelöst, etwa der Fabrikarbeit zu Beginn der Industrialisierung im 19. und 20. Jahrhundert. Und die Frage nach den Rechten, die jeder einzelne Mensch hat, stellt sich auch heute noch.

8.4.4 Gesellschaftlicher Umbruch

1848 veröffentlichte Karl Marx das Kommunistische Manifest – eine Kritik an den katastrophalen Lebensbedingungen, unter denen die arbeitende Bevölkerung zu leiden hatte. Während das wohlhabende Bürgertum (Fabrikbesitzer, Kaufleute, Verwaltungsbeamte, Akademiker) nach politischer Emanzipation strebte, kämpften die Arbeiterinnen und Arbeiter weiterhin um das Überleben ihrer Familien. Dieser Kampf war eines der großen Themen des 19. Jahrhunderts.

Zwischen den Weltkriegen: 1918, nach dem Ersten Weltkrieg, krachte das alte Herrschaftssystem in den europäischen Staaten zusammen und mit ihm die Monarchien in Deutschland, Österreich-Ungarn und Russland. Es folgte eine Zeit der Instabilität und der Krisen, eine Zeit des Umbruchs. Sozialistische, kommunistische und anarchistische Bewegungen formierten sich und versuchten ihre Visionen einer neuen Gesellschaftsordnung zu verwirklichen. In der Schweiz kam es zum Generalstreik und daraufhin zur Einführung eines neuen Wahlsystems für den Nationalrat, der großen Kammer des Parlamentes. Die Freisinnigen, welche die bürgerliche Oberschicht repräsentierten, mussten die Hälfte ihrer Sitze an die Sozialdemokraten und an die Bauern-, Gewerbe- und Bürgerpartei abgeben.

1929 kollabierte in Amerika das Wirtschaftssystem, die Börsen brachen zusammen, was zu einer Weltwirtschaftskrise mit Arbeitslosigkeit und Armut führte, dem idealen Nährboden für nationalistisches und rassistisches Gedankengut, welches direkt in den nächsten Krieg führte. Nach dem Zweiten Weltkrieg organisierte sich die Welt neu. Der Nationalismus faschistischer Prägung war besiegt. Der Kampf der kapitalistischen (USA) und kommunistischen (UdSSR) Gesellschaftssysteme um die Vorherrschaft in der Welt sollte die nächsten Jahrzehnte bestimmen. Das kapitalistische System setzte sich letztlich durch, was seinen symbolischen Ausdruck 1989 im Fall der Berliner Mauer fand.

Nach dem Zweiten Weltkrieg: Um Zustände wie in der Zwischenkriegszeit zu verhindern und dem Kommunismus die Stirn zu bieten, war man sich nach dem Zweiten Weltkrieg in Europa einig, dass es eine robuste Wirtschaft, aber auch eine Umverteilung des Reichtums, offene Hierarchien, starke demokratische Staaten und große Investitionen in die Bildung brauchte, damit sich keine vom sozialen Fortschritt abgekoppelte Unterklasse bildet (Blom, 2019). So entstand die Konsumgesellschaft als neue Form des Zusammenlebens.

Der menschliche Körper erhielt dabei eine neue Bedeutung. Der Schutz und die Unversehrtheit des Körpers des Menschen war eine zentrale Voraussetzung für den Aufbau von demokratischen Staaten. Denn eine demokratische Gesellschaft bedingt eine gewisse Freiheit und Unabhängigkeit ihrer Bürgerinnen und Bürger. Nur so sind freie und vernünftige Entscheidungsprozesse möglich.

In der 1968er-Bewegung übte die Nachkriegsgeneration Kritik an der herrschenden Nachkriegs-Gesellschaftsordnung. Sie forderte mehr Gleichberechtigung, auch für Frauen, für Menschen der Unterschicht und Menschen in wirtschaftlich schwach entwickelten Ländern.

Globalisierung: Nach dem Fall der Mauer in Berlin 1989 gab es nur noch ein wirtschaftliches und gesellschaftliches Konzept: den Kapitalismus. Und dieser entwickelte sich durch die Globalisierung weiter. Handel und Produktion wurden nach den Prinzipien von Kostenminimierung und Absatzsteigerung global organisiert. Während der Anteil der Arbeitsplätze im Dienstleistungssektor in Europa anstieg, wurden Arbeitsplätze in der Produktion und mit ihnen auch die ausbeuterischen Arbeitsbedingungen in Länder mit tieferem Lohnniveau ausgelagert. So müssen Menschen in wirtschaftlich weniger entwickelten Ländern weiterhin um elementare Arbeitsrechte kämpfen.

Und auch in europäischen Ländern lassen sich heute wieder antidemokratische Entwicklungen beobachten. Autokratische Tendenzen in der europäischen Politik wecken die Angst vor einem Rückfall in alte Formen der Unfreiheit, in nationalistisches Denken, ein Denken, welches in den letzten beiden Jahrhunderten zu Kriegen führte.

Digitalisierung und Entsolidarisierung: Das Bewusstsein für die Werte der demokratischen Gesellschaft, das Bewusstsein für das Zusammengehen von Individualismus und Gemeinschaft sowie die Bereitschaft, sich dafür einzusetzen, schwindet. Die digitale Technologie ermöglicht ein scheinbar von sozialen und ökologischen Vernetzungen losgelöstes Leben. Doch eine demokratische Gesellschaft kann nur funktionieren, wenn sich die Individuen auch für das Gemeinwohl verantwortlich fühlen.

Und eine weitere, neue Spielart von Manipulation und Unfreiheit bringen heute die sozialen Medien des Internets mit sich. Meinungsbildungsprozesse finden nicht mehr auf der öffentlichen Bühne, in Zeitungen, Radio und Fernsehen statt, sondern haben sich in die isolierten Meinungsblasen der sozialen Medien verlagert. Basis des Meinungsbildungsprozesses sind nicht mehr wissenschaftlich belegte Fakten. Jede Lüge kann dort zum „alternativen Fakt" werden. Vernünftige, wissenschaftlich gestützte Argumente sind somit nicht mehr die Basis der Diskussionskultur. Demokratischen Gesellschaften droht damit der Verlust des Bodens, auf dem sie gebaut sind.

Und noch eine weitere Entwicklung bedroht ihre Existenz. Die Politik verliert in den westlichen Gesellschaften an Bedeutung und Macht. Sie wird von der globalen wirtschaftlichen Macht dominiert. Politische Entwicklungen richten sich nicht nach dem Wohl aller, sondern wieder verstärkt nach dem Willen der Wohlhabenden. Das führt zu einer Entsolidarisierung der Gesellschaft. Die Einkommensschere öffnet sich. Reiche werden immer reicher, sehr reich, gigantisch reich. Und Arme gleichzeitig ärmer.

In der Schweiz besitzt das reichste Fünftel der Bevölkerung 86 % des Vermögens. Die ärmsten 60 % besitzen nur gerade 4 % des Vermögens (Lenz, 2018).

Den Höhepunkt der wirtschaftlichen Entwicklung zur Konsum- und Leistungsgesellschaft haben wir heute wahrscheinlich bereits überschritten. In Zukunft wird es in der gesellschaftlichen Auseinandersetzung daher wohl weniger um die Verbesserung der Lebensbedingungen gehen als um den Kampf für den Erhalt des jetzigen Zustandes von Wohlstand und Freiheit sowie um Themen wie Stress, Angst vor dem Verlust der Arbeit oder der Zerstörung der natürlichen Lebensgrundlagen. Wir müssen uns deshalb die Frage stellen, welche Bedeutung Werte wie Freiheit, Gleichheit und Gerechtigkeit heute haben. Wem gegenüber fühlen wir uns zu solidarischem Handeln verpflichtet? Basiert unsere eigene Freiheit, unser Wirtschaftssystem nicht auf der Unfreiheit anderer, auf der Auslagerung von Arbeiten mit tiefer Wertschöpfung in Länder mit tieferen Einkommen?

8.4.5 Auswirkungen auf die Körperwahrnehmung

Das Leben des Menschen bewegt sich zwischen Fremd- und Selbstbestimmung. Die Menschheitsgeschichte lässt sich vom Beginn der Agrarkultur bis zur heutigen Konsum- und Leistungsgesellschaft als Weg der Befreiung von Herrschaft und Unterdrückung hin zum Zusammenleben in einer demokratischen Gesellschaft betrachten.

Agrarkultur und Feudalherrschaft: Im Gegensatz zur Jagd-und-Sammel-Kultur arbeiteten die Menschen in der Agrarkultur nicht nur für sich und ihre Gruppe. Sie mussten auch für die nicht arbeitende herrschende Schicht arbeiten. Die eigenen Bedürfnisse und das eigene Handeln standen dadurch in einem Widerspruch, was zum Ausblenden der Körperwahrnehmung und zur Entfremdung vom eigenen Körper führte.

Von der Antike bis ins 19. Jahrhundert mussten Menschen ohne das Recht auf eigene Meinung bis hin zur Rechtlosigkeit der Unfreien, der Sklaven und der Leibeigenen leben. Das hieß, auch kein Recht auf Selbstbestimmung über den eigenen Körper zu haben. Der Begriff „Leibeigenschaft“ bringt diesen Zustand der körperlichen Unfreiheit sehr klar zum Ausdruck. Mein Leib, mein Körper gehört nicht mir. Mein Leben, mein Körper gehört den Herrschenden.

In feudalen Gesellschaftssystemen hatte der Untergeordnete seinen Raumanspruch klein zu halten, nicht nach oben zu streben, nicht Raum einzunehmen. Diese Unterordnung wirkte sich auf sein Verhältnis zum eigenen Körper aus, prägte sein Verhältnis zum Raum. Der Raum gehörte der Macht. Das „Oben“ gehörte den Mächtigen.

Die Androhung von Körperstrafen, Folter und Tod führte zu einem angespannten, engen und gebeugten Körper. Er ist der Ausdruck eines Menschen, der sich selbst und seine Bedürfnisse unterdrückt, sich nicht spürt. Sein Körper erstarrt. Die

Atembewegung zieht sich von unten nach oben zurück und er verliert seine innere Lebendigkeit.

Vom Feudalismus zur Herrschaft des Bürgertums: Die Selbstbestimmung war in der Zeit der Aufklärung die Vision, das Ziel, das neue Konzept des Daseins. Der Mensch sollte von einem fremdbestimmten Objekt zum selbstbestimmten Subjekt, zum Individuum, zum Gestalter seines Lebens, seines Glücks werden. Das Aufkommen des Handels ließ eine wohlhabende Bürgerschaft entstehen, die ihre Rechte einforderte. Der neue Mensch, mit einem neuen Verhältnis zum eigenen Körper, begann sich zu entwickeln. Rechte und Freiheiten manifestieren sich im eigenen Körper, im Streben nach Aufrichtung und Entfaltung im Raum.

Für die Menschen der Unterschicht, die im 19. Jahrhundert immer mehr von Bauersleuten zu Arbeiterinnen und Arbeitern wurden, ging es aber weiterhin zuerst mal ums Überleben.

Zeit nach den Weltkriegen: Der Schutz und das Recht auf Unversehrtheit des Körpers wurden nach dem Zweiten Weltkrieg in den Staatsverfassungen festgeschrieben, denn Menschenrechte sind „Körperrechte". Die Verortung dieser Rechte führte zu einem neuen Verhältnis zum eigenen Körper. Nicht mehr der ängstliche, sondern der befreite Körper; das sich frei entscheidende Individuum sollte die Basis des demokratischen Staates sein.

Um die Gesellschaft politisch und sozial zu stabilisieren, musste auch die Unterschicht zu Wohlstand kommen. Die so entstehende Konsumfähigkeit war der Motor für das Wirtschaftswachstum der Nachkriegszeit. Der Körper war nun nicht mehr nur Leistungserbringer, er war auch Konsument.

Doch die Fremdbestimmung und der Leistungsdruck (Stress) bei der Arbeit führen zum Verlust der Beziehung zum eigenen Körper, genauso wie die Manipulation durch Werbung beim Konsum in der Freizeit.

8.5 Körper als Arbeitskraft

8.5.1 Agrarkultur

Leben hieß für die ersten Bauersleute der Agrarkultur zu versuchen, die Lebensbedingungen (Nahrungsbeschaffung und Behausung) in den Griff zu bekommen, vorauszudenken und Vorräte anzulegen, denn die Ernte konnte durch ungünstige Wetterbedingungen, Schädlinge oder Krankheiten ausfallen. Von der Landwirtschaft zu leben erforderte, dass mehr Zeit für die Nahrungsbeschaffung aufgewendet werden musste als in der Jagd-und-Sammel-Kultur, erst recht in feudalen Systemen, in denen auch noch Abgaben an die Obrigkeit zu leisten waren. Kinder waren dabei wichtige Arbeitskräfte. Die Mütter stillten ihre Kinder deshalb nicht mehr drei Jahre lang, sondern ernährten sie frühzeitig mit Brei, um öfters gebären zu können. Das Leben der Frauen wurde dadurch stärker durch Schwangerschaften, Geburten und die Betreuung von Kleinkindern bestimmt. Zudem brachten die häufigen Schwangerschaften eine Schwächung des Körpers und ein höheres Sterberisiko mit sich.

Von Ackerbau und Viehzucht zu leben, hieß mit harter Arbeit und feudalen Herrschaftssystemen zu leben.

In der griechisch-römischen Welt (8. Jh. v. Chr. bis 5. Jh. n. Chr.) unterschied man zwischen arbeitenden Sklaven und ihren Herren, die sich dem Müßiggang hingaben. Im frühen Mittelalter (5. bis 11. Jh.) galt Arbeit als Strafe, als Konsequenz der Erbsünde. Arbeit wurde deshalb von den Adligen und den aus dem Adel stammenden Geistlichen verachtet. Ab dem 11. Jahrhundert kam es zu einer Aufwertung der Arbeit, indem man den arbeitenden Menschen als Mitwirkenden in der Schöpfung Gottes betrachtete (Le Goff & Truong, 2007).

Mittelalter: Landwirtschaftlich geprägte Gegenden machten im Mittelalter einen Großteil Europas aus. Die dort lebende Landbevölkerung musste neben der Arbeit auf dem eigenen Hof auch noch Frondienste für den Grundherrn leisten und der Kirche einen Zehnten abliefern. Die Bauersleute konnten unter diesen Bedingungen knapp das Überleben ihrer Familie sichern und nur wenig auf dem städtischen Markt verkaufen. Ihr Leben begrenzte sich auf ihren Hof und ihr Dorf. Manchmal kamen sie auch bis in die nächste Stadt. Der Bauernhof war ein Selbstversorgerhof, auf dem die Familien fast alle Dinge des täglichen Gebrauchs selbst herstellten. So wurde Getreide angebaut, um Brei und Brot zu haben, sowie Vieh gehalten, um Fleisch essen zu können. Aus den Häuten der Tiere stellte man Kleidung her.

Etwa ab dem Jahr 1100 – nach der Umstellung von Ochsen auf Pferde als Zugtiere sowie von hölzernen Hakenpflügen auf eiserne Radpflüge – kam es zur flächendeckenden Einführung des Dreifeldersystems. Das heißt, das Land blieb ein Jahr Brache und wurde danach während zwei Jahren für den Anbau von Getreide (Wintergetreide und Sommergetreide) genutzt. Auf diese Weise konnten die Erträge deutlich gesteigert werden (Rösener, 1985). Erst im 19. Jahrhundert wurde die Dreifelderwirtschaft durch neue Produktionsformen abgelöst.

Im Hochmittelalter, ab dem 12. Jahrhundert, kam es durch den Aufschwung in der Landwirtschaft zu einer anhaltenden wirtschaftlichen Blütephase. Die Überschüsse der Landwirtschaft waren auch die Basis für einen Aufschwung der Städte mit ihrem Handwerk und Handel. Die große Pestepidemie von 1347–1353 und die damit einhergehenden riesigen Bevölkerungsverluste leiteten dann aber wieder eine wirtschaftliche Krisenzeit ein (Gilomen, 2014).

Der große Teil der Bevölkerung lebte auf dem Land und war somit in der Landwirtschaft tätig. Handel und Handwerk fanden vor allem in den Städten statt. Die Handwerker waren meistens in Zünften organisiert, welche die Preise, die Absatzmengen, die Qualität, die Angestelltenzahl und die Anzahl der Betriebe regulierten. Neben dem Handwerk entwickelte sich auch der Handel (z.B. Gewürze, Textilien, Waffen) zu einem wichtigen Standbein der Wirtschaft. Je seltener ein Gut war, desto weiter wurde es ex- und importiert und desto reicher machte es die Händler, die es transportierten. Von diesem Gewinn der Händler profitierten auch die Städte, die derartige Güter mit hohen Zöllen belegten.

Diese grundlegenden Wirtschaftsformen erfuhren im gesamten Zeitraum vom Frühmittelalter (ab 5. Jh.) bis weit über das Ende des Mittelalters (15. Jh.) hinaus keine wesentlichen Veränderungen. Mit der Entdeckung Amerikas sowie der Erschließung der Seewege nach Indien und der damit einhergehenden Einbindung der Überseegebiete in die europäische Wirtschaft endete das Mittelalter im engeren Sinne. Aber erst im 19. Jahrhundert veränderten sich mit der einsetzenden Industrialisierung die Wirtschaftsformen in Europa grundlegend.

8.5.2 Industrialisierung

Von der Leibeigenschaft zum Arbeiterelend: Anfangs des 19. Jahrhunderts wurde die Leibeigenschaft aufgehoben und der Adel verlor seine dominante Stellung in der Gesellschaft. Das wohlhabende Bürgertum, die Händler und Unternehmer wurden die neuen Herrscher. Sie kontrollierten die neu entstandenen Staaten und sie bestimmten über das Leben der arbeitenden Bevölkerung. Es war der Beginn der Industrialisierung, des Übergangs von agrarischen zu industriellen Produktionsweisen, die schließlich zur maschinellen Erzeugung von Gütern führte.

In der Schweiz nahm die Fabrikarbeit bei der erwerbstätigen Bevölkerung in der zweiten Hälfte des 19. Jahrhunderts extrem schnell zu, von 4 % im Jahr 1850 auf etwa 20 % um 1900 (Veyrassat, 2015).

Die Ständegesellschaft (Klerus, Adel, Bürger), welche keinen gesellschaftlichen Aufstieg zuließ, wurde von der Industriegesellschaft abgelöst. Es galt nicht mehr die Regel: Wer hat, der hat, wer arm ist, bleibt arm. Es bildete sich eine Ober-, Mittel- und Unterschicht. Und die Mittelschicht bestehend aus Fabrikbesitzern, Kaufleuten, Verwaltungsbeamten, Akademikern kam zu Wohlstand. Sie profitierte von der Industrialisierung, während die Unterschicht, also die Arbeiter und Arbeiterinnen, darunter litt.

Die Schweiz war um 1800 dank der Heimarbeit im internationalen Vergleich auf dem Weg zur Industrialisierung weit vorangeschritten und nahm in der Baumwollverarbeitung hinter England den zweiten Rang ein (Eidgenössisches Departement für auswärtige Angelegenheiten (EDA), o. D.). Denn 60 % der Bauersleute brauchten neben den Erträgen aus den kleinen Landwirtschaftsbetrieben ein Zusatzeinkommen. Also leisteten sie für wenig Lohn Heimarbeit, indem sie Baumwolle zu Fäden und Stoffen verarbeiteten. Doch Ende des 18. Jahrhunderts überschwemmten industriell gefertigte Fäden aus Großbritannien den Markt. Es kam zu einem Zusammenbruch der traditionellen Handspinnerei und -weberei. Spinn- und Webmaschinen wurden auch in der Schweiz eingeführt, was die Heimarbeiter:innen zwang, in den Fabriken zu arbeiten. Arbeitslose Heimarbeiter:innen und soziale Unruhen waren die Folge. Es kam zu Aufständen. In der Schweiz am bekanntesten ist der Maschinensturm 1832 in Oberuster, bei dem Kleinfabrikanten und Heimarbeiter:innen aus dem Zürcher Oberland eine mechanische Spinnerei und Weberei zerstörten, nachdem ihre Forderung nach einem Verbot der Webmaschinen unerfüllt geblieben war.

Der Mensch und die Maschine: Die Pflanze wächst auch ohne das Zutun des Menschen. Dieser sich natürlich entwickelnde Prozess des Wachstums bestimmte in der Agrarkultur die Arbeitsabläufe. Im protoindustriellen Produktionsprozess, beim Spinnen und Weben in Heimarbeit, geschah hingegen nichts, ohne dass der Arbeiter oder die Arbeiterin etwas tat. In der später einsetzenden maschinellen Produktion gab die Maschine das Tempo der Arbeit vor, der Mensch musste sich ihrem Tempo anpassen. In der computergesteuerten Produktion (z. B. Autoproduktion mit Robotern) schließlich, hat der Mensch nur noch die Aufgabe, den Prozess einzurichten und zu überwachen.

> Seit dem ersten Einsatz von Maschinen steht der Mensch in Konkurrenz zur Maschine.

Beim Übergang vom Arbeiten in der Landwirtschaft zum Arbeiten in der Fabrik wurde der Mensch selbst zur Arbeitsmaschine, wie beispielsweise in Fords ersten Fließband-Autofabriken in Amerika. Er musste nur einige wenige, einfache Handgriffe beherrschen. Diese lernte er sehr schnell und ohne Vorbildung. Konnte eine Maschine eine Arbeit günstiger erledigen als ein Mensch, so verlor er die Arbeit und sein Einkommen. Auf diese Weise vernichtet der technologische Fortschritt Arbeitsplätze, von der Einführung der Maschinen zu Beginn der Industrialisierung bis zur Digitalisierung in der Wirtschaft von heute. Denn die Maschinen werden immer leistungsfähiger und intelligenter. Computergesteuerte Maschinen und künstliche Intelligenz dringen heute selbst in Bereiche vor, die bisher nur von Menschen beherrscht wurden, z. B. in der Medizin oder der Justiz, und werden auch hier den Menschen aus dem Arbeitsprozess verdrängen.

Verlust der Selbstbestimmung: Die Selbstbestimmung bei der Arbeit nahm durch die Industrialisierung noch einmal deutlich ab – die Arbeit entfremdete. Es wurde den Arbeitenden gesagt, was sie zu tun haben. Die unmittelbare Motivation durch die Arbeit selbst ging verloren, sie fand nur noch über den Lohn für die geleistete Arbeit statt. Das Geld, der Lohn stand neu zwischen den Menschen und ihrer Arbeit. Sie arbeiteten in der Fabrik für einen Lohn und nicht mehr auf dem Feld und im Stall, wo sie ihre Nahrung selbst produzierten. Dadurch fehlte ihnen der direkte Bezug zur Arbeit und zum Produkt ihrer Arbeit.

Verfügen Arbeitende noch über ihren Körper, wenn sie gezwungen sind, eine Arbeit zu leisten, die für sie keine direkte Beziehung zu ihren Bedürfnissen hat?

Investoren verdienen mit: Die Arbeitenden arbeiteten nicht nur für sich und ihre Familie. Sie arbeiteten auch für die Firmenbesitzer, die aus ihrer Leistung Profit schlugen. Hatten die Schweizer Fabrikanten ihre Unternehmen zunächst größtenteils mit eigenen finanziellen Mitteln aufgebaut, so wurden diese später auch durch Investoren und ab Mitte des 19. Jahrhunderts von den neu gegründeten Großbanken mit fremdem Geld finanziert. Dieses Geld ermöglichte die Anschaffung von Maschinen, was der industriellen Entwicklung zusätzlichen Antrieb verlieh (Abbildung 8-4).

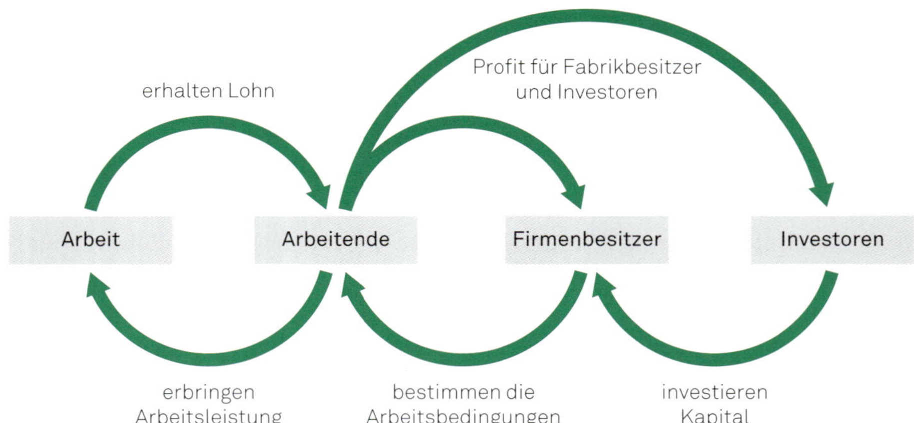

Abbildung 8-4: Die Arbeitenden in der Fabrik arbeiten nicht nur zur Befriedigung ihrer Bedürfnisse, sondern auch für den Profit der Fabrikbesitzer und der Investoren.

Der zur gleichen Zeit entstandene Schweizer Bundesstaat bot die institutionellen Rahmenbedingungen für diese Entwicklung. Kapital wurde neben der menschlichen Arbeitskraft zu einem wichtigen Produktionsfaktor.

Soziale Problematik: Die Schweizer Bevölkerung wuchs im 19. Jahrhundert von etwa 1,7 auf 3,3 Millionen (Head-König, 2012) an, verdoppelte sich also knapp. Als Folge davon gab es viele Menschen, die eine Arbeit suchten. Da aber zu wenig Arbeit vorhanden war, waren sie gezwungen, miserable Arbeitsbedingungen und schlechte Entlöhnung zu akzeptieren. Gleichzeitig produzierte die Landwirtschaft zu wenig Nahrung, denn es gab zu viele kleine Bauernbetriebe mit ineffizienten Produktionsmethoden. In der Folge kam es im 19. Jahrhundert zu drei Hungerkrisen. Die Not war so groß, dass viele ärmere Leute zur Auswanderung, vor allem nach Nord- und Südamerika, gezwungen waren. Gemeinden zahlten ihnen lieber die Kosten für die Auswanderung, als für ihren Unterhalt sorgen zu müssen (Eidgenössisches Departement für auswärtige Angelegenheiten (EDA), o. D.).

Um die Existenz der Familien zu sichern, mussten auch Frauen und Kinder in Fabriken arbeiten. Doch die Arbeitsbedingungen im 19. Jahrhundert und zu Beginn des 20. Jahrhunderts waren katastrophal. Lange Arbeitszeiten (bis 16 Stunden pro Tag), keine Freizeit, kein Urlaub, niedriger Lohn, keine oder geringe soziale Absicherung, strenge Arbeitsdisziplin, Lohnabzug bei Nachlässigkeit oder Krankheit, ungesunde und unsichere Arbeitsplätze, hohe Unfallgefahr. Zudem war die Wohnsituation schlecht. Es gab zu wenig und zu kleine Wohnungen. Sie waren überbelegt, übertrieben teuer, hatten dünne Wände, es fehlte an Wohnungseinrichtung, an Privatsphäre, die Luft war feucht und schlecht, das Kanalisationssystem ungenügend, das Trinkwasser verschmutzt. Aufgrund der miserablen hygienischen Bedingungen verbreiteten sich Krankheiten wie Tuberkulose, Cholera und Typhus. Zusätzlich führte das Elend der Arbeitenden auch zur Verbreitung des Alkoholismus. Arbeiterinnen und Arbeiter fühlten sich abhängig, ausgeliefert, unfrei – ihr Leben war eine neue Form der Leibeigenschaft.

Die Arbeiterbewegung und die sozialdemokratische Partei kritisierten dieses System der kapitalistischen Wirtschaftsordnung, das zu Ausbeutung und Elend der Arbeitenden führte. So wurde gegen den Widerstand der Unternehmer 1877 schweizweit ein Fabrikgesetz eingeführt, das die ärgsten Auswüchse etwas milderte. Die normale Wochenarbeitszeit betrug danach noch 65 Stunden, für Kinder unter 14 Jahren war Fabrikarbeit verboten, genauso wie Nachtarbeit für Frauen und Jugendliche. 1890 wurde mit einem Verfassungsartikel die Kranken- und Unfallversicherung eingeführt, sie war jedoch nicht obligatorisch.

Vor dem Hintergrund der nationalsozialistischen Bedrohung kam es dann in den 1930er-Jahren zu einer Annäherung der bürgerlichen und der sozialdemokratischen

Positionen, was zu einer grundsätzlichen Akzeptanz einer auf Wachstum getrimmten, aber sozialstaatlich geregelten Marktwirtschaft führte (Tanner, 2012).

Auf dem Weg zur Konsum- und Leistungsgesellschaft: Das in der Reformation wurzelnde Denken, welches die eigene Leistung als Weg zu Glück und Reichtum betrachtete, entfaltete seine Wirkung in der Zeit der Industrialisierung noch weiter. Die Abschaffung der Ständegesellschaft ermöglichte den sozialen Aufstieg für alle. Das Arbeitsethos „Nur wer arbeitet, ist nützlich" wurde von den Arbeitenden übernommen, wurde zum Arbeiterstolz. So bildete sich ein neues Verhältnis zum eigenen Körper aus: Dem Tüchtigen gehört das Glück, sein Körper ist sein Arbeitsmittel und sein Selbstwert entsteht durch seine Arbeitsleistung. Die Auswirkungen dieser Denkweise spüren wir bis in die heutige Zeit.

Nützlich und moralisch gut ist,
wer arbeitet, wer Leistung erbringt.

Mitte des 19. Jahrhunderts setzte eine Arbeiterfamilie 96 % ihres Einkommens für den Grundbedarf ein: 62 % für Nahrungsmittel, 14 % für Kleidung und etwa 20 % für Wohnung und Heizung. Für den Wahlbedarf blieben etwa 4 % des Einkommens. 1912 machte der Grundbedarf eines ungelernten Arbeiters noch 79 % der Gesamtausgaben aus, bei gelernten Arbeitern waren es 75 %, bei Beamten und Angestellten 66 %.

In den 1950er-Jahren stiegen die Löhne kräftiger als die Lebenshaltungskosten. Dieser wirtschaftliche Aufschwung war die Grundlage für eine nie zuvor gekannte Entwicklung zum Massenkonsum. In der Werteordnung verschob sich das Gewicht von der Arbeit auf die Freizeit, von der Produktion auf den Konsum.

Für Lebensmittel musste immer weniger ausgegeben werden. Es fand eine Angleichung des materiellen Lebensstandards der verschiedenen sozialen Schichten statt. 1921 gaben Menschen in der untersten Kaufkraftklasse 50 % und 1972 noch 27 % für Nahrungs- und Genussmittel aus (Brassel-Moser, 2008).

8.5.3 Konsum- und Leistungsgesellschaft

Nach dem Ende des Zweiten Weltkrieges kam es in der westlichen Welt zu einer Neuordnung der Gesellschaft. Es entstand die moderne Konsum- und Leistungsgesellschaft, und es kam zum gesellschaftlichen Aufstieg der Leistungswilligen (und der Schamlosen). Ganz wesentlich für die folgende Entwicklung war, dass der Körper nicht mehr nur „Produktionsfaktor" war, er wurde nun auch zum Konsumenten. Konsumieren zu können, wurde zum sinnstiftenden Element des modernen (Arbeits-)Lebens. Es wurde, wie Philip Blom (2019) es nennt, zur neuen Transzendenz, die nach und nach jede andere Transzendenz (Ideologie oder Religion) ersetzte. Konsum und Gewinnstreben wurden zum neuen Lebenssinn.

Vom Arbeiten, um leben zu können –
zum Arbeiten, um konsumieren zu können.

In der modernen Konsumgesellschaft besteht nicht mehr jene unmittelbare Beziehung zwischen Arbeiten und Überleben. Es wird nur noch ein kleiner Teil des Lohns für Nahrung ausgegeben. Konsum, Wohlstand, Anerkennung, gesellschaftlicher Aufstieg, Selbstverwirklichung sind die Motivatoren des heutigen Arbeitslebens.

Die Vielfalt möglicher Lebens- und Konsummittel nahm deutlich zu. Technische Haushaltgeräte wie Kühlschränke, Staubsauger und Waschmaschinen kamen auf den Markt. Autos und Unterhaltungselektronik gehörten zum neuen Lebensstil. Bei den Lebensmitteln wurden Fertiggerichte, Konserven und Tiefkühlkost oder auch Fast Food angeboten. Große Einzelhändler eröffneten Selbstbedienungsläden, später auch Einkaufszentren. Auch immaterielle Bedürfnisse im Freizeitbereich (Unterhaltung, Spiel, Sport, Fitness, Wellness, Schönheit, Gesundheit) wurden zunehmend kommerzialisiert.

Künstlich erzeugte Bedürfnisse steigern den Konsum: Die Werbung sagt uns, was wir brauchen, um uns glücklich zu fühlen. „Ich konsumiere, also bin ich" wird zur Selbstdefinition des Individuums. Der Mensch soll sich und seine tieferen Bedürfnisse nicht wahrnehmen. Er soll meinen, er verwirkliche sich selbst, lebe seine eigene Freiheit, finde sein Glück, indem er konsumiert.

Das kapitalistische Wirtschaftssystem läuft aber nur, wenn wir viel konsumieren, sodass die Wirtschaft wachsen kann. Und aus diesem Grund ist es wichtig, nicht nur die Grundbedürfnisse der Menschen abzudecken, sondern künstlich immer neue Bedürfnisse zu schaffen. Marketing, die Steuerung des Konsumverhaltens, ist zum integrierten Bestandteil der Wirtschaft geworden. Arbeiten, um konsumieren zu können, konsumieren, um die Wirtschaft in Gang zu halten und Arbeitsplätze zu erhalten. So läuft der für uns zur Selbstverständlichkeit gewordene Funktionskreislauf der Leistungs- und Konsumgesellschaft. Doch wollen wir diesen Kreislauf überhaupt? Wollen wir so leben, unter so viel Stress arbeiten, damit wir uns dieses Konsumleben leisten können? Und welche Folgen hat dieses Leben für unseren Körper?

Der Körper verkümmert
bei der Arbeit am Bildschirm.

Das Arbeitsleben wandelt sich und die Bewegung verschwindet mehr und mehr. Es gibt immer mehr Büroarbeitsplätze, d.h. Bildschirmarbeitsplätze. Diese Abnahme der Bewegung wird auch aus der heutigen Verteilung der Erwerbstätigen auf die Wirtschaftssektoren ersichtlich: 3% sind in der Landwirtschaft tätig, 24% in der Industrie und 73% im Dienstleistungssektor tätig (Schweizerisches Bundesamt für Statistik (BFS), 2021). Um dies zu ermöglichen, werden Arbeiten mit tiefer Wertschöpfung in Tieflohnländer ausgelagert: Textilarbeiten nach Bangladesch, die Handy-Fabrik nach China. Globalisierung des Marktes nennt sich das heute.

8.5.4 Auswirkungen auf die Körperwahrnehmung

Vom Genährt-Werden, zum Erzeugen von Nahrung, zur Arbeit für Geld, zur Arbeit für Konsum und Wohlstand: Beim Übergang vom Jagen und Sammeln zur Arbeit auf dem Feld und im Stall bekam der Körper eine andere Funktion: Er wurde zum Arbeitsmittel, zum Mittel, mit dem man die Natur bearbeitet. Für die Menschen bedeutete dies auch, weniger Zeit zu haben für die körperliche Regeneration, das Zusammensein in der Gruppe und um die Verbindung zur Natur zu pflegen. Man lebte nicht mehr so nah am eigenen Körper und seinen Bedürfnissen. Das Leben richtete sich mehr nach Plänen und Regeln, welche das Bearbeiten der Natur mit sich brachte. Die Natur war nicht mehr die Nährende, die Geborgenheit spendete, in der man sich aufgehoben fühlte. Der Mensch stellte sich der Natur gegenüber, bearbeitete sie, versuchte sie zu beherrschen, ihr Nahrung abzuringen.

Mit der Industrialisierung kam die Arbeit in der Fabrik, das hieß den Körper fordern, Leistung abverlangen, hieß Ausbeutung der Arbeitenden durch die Fabrikbesitzer, lange Arbeitszeiten, auch für Frauen und Kinder. Durch die Arbeit für Lohn ging die direkte Beziehung zwischen Nahrung und Arbeit verloren. Zudem waren zu Beginn der Industrialisierung die Lebensbedingungen bezüglich Ernährung und Wohnen katastrophal. Das Wahrnehmen des Körpers, seiner Bedürfnisse und deren Befriedigung kam durch die Industrialisierung massiv unter Druck.

In der Konsumgesellschaft wird nur noch ein geringer Teil des Einkommens für Nahrung, dafür aber immer mehr für Wohnen, Mobilität, Statussymbole, Reisen, Vergnügen und Freizeitgestaltung ausgegeben.

Bewegungsumfang und -vielfalt nehmen ab: Jagen und Sammeln, Arbeit auf dem Feld und im Stall, Arbeit in der Fabrik, Arbeit im Büro, Arbeit am Computer – der Bewegungsumfang und die Bewegungsvielfalt nahmen im Lauf der Menschheitsgeschichte immer mehr ab. Das sich verändernde Bewegungsleben hatte Veränderungen im Verhältnis zum eigenen Körper zur Folge. Die Verbindung zum eigenen Körper ging je länger, je mehr verloren.

Jagd-und-Sammel-Kultur: Die Menschen bewegen sich auf der Suche nach Nahrung und Schutz nomadisierend durch die Natur.

Agrar-Kultur: Die Menschen werden sesshaft. Dies führt zu einem anderen Bewegungsleben, zu repetitiven Bewegungen bei der Arbeit auf dem Feld und im Stall, mehr Arbeits- und weniger Regenerationszeit, insgesamt zu einem körperlich harten Leben.

Industrialisierung: Lange Arbeitszeiten, Nachtarbeit, keinen eigenen Arbeitsrhythmus, ein den Arbeitenden aufgezwungenes Bewegungsleben durch die Arbeit an Maschinen. Die Bewegungen sind in ihrer Vielfalt sehr stark eingeschränkt und der Körper muss sich nach dem Tempo der Maschine richten. Der Körper wird selbst zur Maschine. Der arbeitende Mensch lernt, Signale des eigenen Körpers zu unterdrücken. Die Beziehung zum eigenen Körper, als innere Referenz für Verhaltensentscheide, geht dadurch verloren.

Dienstleistungsgesellschaft: Im modernen Arbeitsleben ist die Bewegung aus dem Arbeitsalltag nahezu verschwunden. Arbeiten heißt sehr oft vor einem Bildschirm zu sitzen. Die Arbeit ist geistige und nicht mehr körperliche Arbeit. Doch Bildschirmarbeitende von heute haben immer noch den Körper von Steinzeitmenschen mit der Fähigkeit und dem Bedürfnis sich zu bewegen, mit seinen Stressreaktionen und seinem Erholungs- und Ruhebedürfnis. Unser Körper ist nicht für das Arbeiten am Bildschirm geschaffen.

Leistungsdruck: Zu Beginn der Industrialisierung gab es viel Arbeitssuchende und wenig Arbeitsplätze. Die Angst vor dem Verlust des Arbeitsplatzes war groß. Unter diesen Bedingungen waren die Menschen bereit, miserable Arbeitsbedingungen zu akzeptieren. Die Firmenbesitzer konnten die Arbeitenden ausbeuten. Leistungsdruck und Angst setzten sich in den Körpern der Arbeitenden fest.

Seit den Anfangszeiten der Industrialisierung gibt es das Phänomen des Arbeiterstolzes. Heute werden die Arbeitenden durch die Aussicht auf Anerkennung, gesellschaftlichen Aufstieg, Konsum und Wohlstand motiviert. Doch auch dies führt zu einem Unterdrücken der Körperwahrnehmung und damit zur Missachtung von Signalen des Körpers, welche für den Erhalt der Gesundheit wichtig wären.

Die Kombination von Konsumgier und unhinterfragtem Leistungswillen führt zur Schädigung des eigenen Körpers durch die Missachtung seines Bedürfnisses nach Bewegung, Regeneration und gesunder Ernährungsweise. Dies führt zum Verlust von Ausdauer, Kraft und Beweglichkeit, zu Stress sowie Übergewicht und Diabetes.

8.6 Krieg

8.6.1 Krieg als Teil des Lebens

Es ist anzunehmen, dass es auch in der Steinzeit zu Auseinandersetzungen zwischen nomadisierenden Gruppen kam und dass dabei Gewalt angewendet wurde. Aber die extrem dünne Besiedelung ihrer Lebensräume gab ihnen wahrscheinlich wenig Anlass dazu. Man konnte Konflikten aus dem Weg gehen. Vieles spricht dafür, dass kriegerische Auseinandersetzungen erst nach dem Übergang zur Agrarkultur begonnen haben. Ab da wurde Land in Besitz genommen, Konzepte von Eigentum und Besitz entwickelten sich und als Folge davon kam es zu Kriegen um den Besitz von Vorräten, Tieren, Land und Menschen.

Im Agrarzeitalter begannen Menschen in Dörfern und Städten zu leben. Herrschaftssysteme und Rollen bildeten sich aus: Herrscher, Krieger und das Bauernvolk. Es wurden Wehranlagen gebaut, Siedlungen befestigt und auf den Hügeln entstanden Burgen und Schlösser, die Wohnsitze der Herrschenden.

Männer wurden teilweise oder zeitweise zu Verteidigern des Besitzes, zu Kriegern, deren gesellschaftliche Stellung davon abhing, dass sie sich militärisch bewährten. Das heißt, sie mussten in den Krieg ziehen, um ihre Daseinsberechtigung zu legitimieren. Kriege erhielten durch diesen Umstand eine Eigendynamik.

Und die Frauen? Bis auf wenige Ausnahmen ist der Krieg in der Menschheitsgeschichte Männersache. Die Frau ist im Krieg das potenzielle Opfer, das der Mann zu schützen hat. Die Folge dieser Rollenverteilung war die Unterordnung der Frau.

Neben dem Einsatz gegen den äußeren Feind hatten die Krieger die Interessen der Herrschenden auch im Inneren gegenüber den Untertanen durchzusetzen.

8.6.2 Militarisierung der Gesellschaft

Die Militärmacht Sparta: Der griechische Stadtstaat Sparta des 6./7. Jh. v. Chr. gilt als klassisches Beispiel für eine militärisch trainierte Männergesellschaft der Antike. Seine Regeln des Zusammenlebens und des Umgangs mit den „anderen" tauchen in der Geschichte immer wieder auf und sind deshalb für das Verständnis der Auswirkungen der Militarisierung einer Gesellschaft von großem Nutzen.

Sparta war über Jahrhunderte die stärkste Militärmacht des alten Griechenlands. Sie beruhte auf einer einzigartigen, militärisch geprägten Staats- und Gesellschaftsordnung. Zentral war dabei, dass die Macht im Staat nur einer kleinen Minderheit von Vollbürgern vorbehalten war.

Nach der Geburt eines Kindes wurde es vom Vater zum Ältestenrat gebracht, der es auf seine körperliche Tauglichkeit hin prüfte. Fiel die Überprüfung positiv aus, wurde das Kind in den Kreis der Spartiaten aufgenommen. Wurde das Kind aber als schwach und nicht lebenstauglich eingeschätzt, wurde es in den Bergen ausgesetzt. Die ersten 6 bis 7 Lebensjahre verbrachten die Kinder in der Obhut der Eltern, danach wurden die Mädchen weiter zu Hause auf ihre Aufgaben vorbereitet, während der Staat die Erziehung der Jungen übernahm. Im Alter zwischen 7 und 14 Jahren durchliefen die Jungen eine Art Grundausbildung. Dabei wurden sie zu bedingungslosem Gehorsam erzogen. Kampfspiele dienten dem Training und der Abhärtung ihrer Körper. Mit 14 Jahren begann die nächste Ausbildungsphase, welche bis zum 20. Lebensjahr dauerte. In dieser Zeit erhielten sie eine Ausbildung in den für den Krieg wichtigen Kampf- und Waffentechniken und mussten die erlernten Fähigkeiten in verschiedenen Wettbewerben unter Beweis stellen. Mit 20 setzten die jungen Männer das Erlernte dann in die Tat um, indem sie entweder bei der Erziehung der Jüngeren halfen oder sich an der Kontrolle und Unterdrückung der Heloten beteiligten. Die Heloten bewirtschafteten das Land der Spartiaten und sorgten damit für deren Lebensunterhalt. Kein Spartiat bestellte seinen Grund und Boden selbst oder ging irgendeinem anderen Erwerb nach. Vielmehr lebten sie von den Erträgen, welche die Heloten erwirtschafteten und an sie abführten. Dies ermöglichte es ihnen, abseits ihrer Höfe in der Stadt Sparta zu leben und sich militärisch und politisch zu engagieren. Erst mit 30 Jahren wurden sie zu Vollbürgern. Bis dahin lebten sie in einer reinen Männergemeinschaft (Thommen, 2007).

Sparta steht beispielhaft für die militärische Organisation einer Gesellschaft. Es zeigt die Einordnung des Einzelnen in die hierarchisch strukturierte, von Männern dominierte Gruppe. Das hieß, einen Initiationsprozess zu durchlaufen, sich unterzuordnen, sich in der Masse einzuordnen, sich mit ihr zu identifizieren, den Befehlen und vorgegebenen Ideologien zu folgen, statt selber zu denken und sich eine eigene Meinung zu bilden.

8.6.3 Heldengeschichten als Propaganda

> Der Krieger – der Held – das Vorbild. Der echte Kriegsalltag hat jedoch wenig mit helden- und ehrenhaftem Verhalten zu tun.

Der Held kämpft mutig und ist bereit, für die große Sache zu sterben. Doch viele dieser Heldengeschichten haben sich gar nie so zugetragen, sind schlichtweg Erfindungen oder propagandistische Überhöhungen. Helden sollen als Vorbild dienen, als Ideal des mutigen und sich aufopfernden Mannes. Sie sollen vom realen, oft erbärmlichen und brutalen Kriegsalltag ablenken. Und in dieser Funktion haben sie durchaus eine Auswirkung auf das Verhältnis des Mannes zum eigenen Körper. Die

Botschaft dahinter: Der Gedanke an den Sieg in der Schlacht, den bedingungslosen Kampf für die Werte der eigenen Gruppe soll höher gewichtet werden als das eigene Leben und die Unversehrtheit des eigenen Körpers. Die Heldengeschichten propagieren die Aufopferung des eigenen Lebens, des eigenen Körpers für die Werte des Kollektivs oder die Interessen der Herrschenden. Ein typischer Held der Schweizer Geschichte war Arnold von Winkelried.

Die mythische Figur des Arnold Winkelried soll am 9. Juli 1386 bei der Schlacht von Sempach ein Bündel Lanzen der habsburgischen Ritter gepackt und – sich selbst aufspießend – den Eidgenossen eine Bresche geöffnet haben. Seinen Mitstreitern habe er noch zugerufen, sie sollen für seine Frau und seine Kinder sorgen. Winkelrieds Opfer sei der Schlüssel zum eidgenössischen Sieg gegen die Habsburger unter Herzog Leopold III. gewesen, so will es uns die propagandistische Geschichtsschreibung vermitteln.

8.6.4 Krieg als Geschäft

Das Schweizer Söldnerwesen: Schon die Armeen des Altertums bestanden zu einem beträchtlichen Teil aus Söldnern. So hat beispielsweise auch das Römische Reich Söldnerheere für sich kämpfen lassen. Mit dem Aufkommen der Geldwirtschaft im 13. Jahrhundert wurde das Söldnerwesen zum Geschäft. In den Krieg zu ziehen, hatte nichts mehr mit den elementaren Bedürfnissen der eigenen Gruppe zu tun. Das Söldnerwesen diente der Bereicherung der Adligen, der Patrizier, wie sie in der Schweiz genannt wurden. Sie ließen sich von fremden Fürsten anstellen und führten in deren Namen Kriege. Dabei kam ihnen im 16. und 17. Jahrhundert die Überbevölkerung entgegen. Sie konnten sehr einfach junge Männer kaufen, da für sie der Kriegsdienst eine verlockende Alternative zum Hunger und der Armut in der Heimat war. Auf diese Weise wurden Schweizer Söldner nach ganz Europa exportiert, sehr viele von ihnen nach Frankreich (Henry, 2017).

Während die Söldner anfangs noch etwas von ihrem Sold nach Hause mitnehmen konnten, war das später nicht mehr der Fall. Und egal ob sie als feindliches oder freundliches Heer durchs Land zogen, ihr Sold bestand oft nur aus dem, was dem Land und seinen Bewohnern zu nehmen war. So waren Söldner und Zivilbevölkerung letztlich beide Opfer des Krieges. Söldnerarmeen litten Hunger und plünderten deshalb die Zivilbevölkerung, egal welche.

Die Rüstungsindustrie: Der Krimkrieg (1853–1856) gilt als erster industrieller Krieg. Der finanzielle Profit der Rüstungsindustrie stellt dabei eine neue Form der Eigendynamik des Krieges dar. Denn sie braucht Kriege, um ihre Erzeugnisse ausprobieren, weiterentwickeln und vor allem, um damit Profit machen zu können. Die

Art Krieg zu führen veränderte sich dadurch entscheidend. Aus dem Kampf von Mann gegen Mann wurde der Kampf von technischen Waffensystemen (Kanonen, Maschinengewehren, Flugzeugen, Bomben, Panzern, Kriegsschiffen, U-Booten, Raketen, Kommunikationssystemen) bis hin zu Systemen, welche nur noch als Bedrohung eingesetzt werden können, weil deren wirklicher Einsatz zu einer Auslöschung der gesamten Menschheit führen würde – den Atomwaffen.

8.6.5 Die Opfer – das wahre Gesicht des Krieges

Der Historiker Lauro Martines schreibt über die Geschichtsschreibung der Kriege in der frühen Neuzeit (von 1350 bis 1900), dass sie ihren Blick auf die „hohe Politik", auf irgendwelche Fürsten und Kriegsherren lenkt und dabei übersieht, wie gewöhnliche Menschen unter den Übergriffen verzweifelter Soldaten zu leiden hatten. Krieg hieß: verhungernde Armeen, Hungersnöte, Kannibalismus, massive Plünderungen von Lebensmitteln und Vieh, misshandelte Kinder und Frauen, geplünderte Kirchen, abgeschlachtete Menschen. Das war das Gesicht des Krieges und nicht jenes, welches die Herrschenden gerne zeigten (Martines, 2015).

In diesen Kontext passt auch die Pervertierung der Sexualität durch den Krieg. Vergewaltigungen werden als militärische Aktionen, Sex als vernichtender Gewaltakt betrachtet, Frauen verletzt, traumatisiert oder getötet. Überleben Männer den Krieg, kehren sie traumatisiert heim. Auch ihr Beziehungsverhalten ist durch die Kriegserlebnisse gestört. Krieg führt zu einer Entfremdung vom eigenen Körper, indem die Sexualität aggressiv aufgeladen und in den Rollen von Vergewaltiger und Vergewaltigungsopfer erlebt wird. Interessant ist in diesem Zusammenhang, wie auch heute noch kriegerische Gewaltakte und Sexualität in einen Zusammenhang gebracht werden, indem man von Waffen und militärischem Vorgehen in einer sexualisierten Sprache spricht (Pohl, 2004).

8.6.6 Krieg der Nationalstaaten

Im 19. Jahrhundert entstanden in Europa Nationalstaaten und damit auch der Nationalismus als „volksvereinigende" Ideologie: die Identifikation des Individuums mit dem Volk, der Nation. Dies veränderte die Motivation der Soldaten. Sie zogen nun in den Krieg für ihre Nation, nicht mehr für die Herrschenden. Oder immer noch, aber einfach weniger klar erkennbar.

Militarisierung und Meinungsmanipulation: Durch die überraschende Fähigkeit, eine so große Zahl von Soldaten ins Feld schicken zu können, gewannen die

Staaten (z. B. Frankreich) an Macht. Und diese Macht verwendeten sie dazu, sich gegenüber den institutionellen Kirchen, der Privatwirtschaft, dem Bürgertum und dem niederen Adel zu positionieren (Martines, 2015).

Die Manipulation der Meinung war dabei ein wichtiger Aspekt der Militarisierung und der Kriegsführung. Vordergründig ging es bei der Identifikation mit der Nation um den Schutz des Landes, der Bevölkerung, der eigenen Familie, der vertretenen Werte. Doch dahinter standen wirtschaftliche und machtpolitische Interessen. Kriege wurden oft so inszeniert, dass sich der Aggressor selbst als Opfer darstellte. So z. B. beim Deutsch-Französischen Krieg 1870/1871. Der preußische Kanzler Bismarck wollte die deutschen Fürstentümer zur Einheit zwingen. Um dies zu erreichen, verfälschte er eine Depesche des französischen Kaisers und provozierte ihn so zur Kriegserklärung. Die Deutschen zogen daraufhin gemeinsam in den Krieg und gewannen. Bismarck hatte sein Ziel erreicht, das Deutsche Reich war geeint. Sich verteidigen zu müssen, ließ sich gegenüber der Bevölkerung und den Soldaten gut verkaufen und machte es unnötig, die eigentlichen Kriegsgründe zu nennen. Krieg ist immer ein taugliches Mittel, um von innenpolitischen Themen abzulenken, denn Krieg eint. Herrscht Krieg, steht man zusammen, egal was einen vorher trennte.

Wehrpflicht und Volkserziehung: Im Deutschland der Kaiserzeit, also nach dem Deutsch-Französischen Krieg 1870/1871, galt die allgemeine Wehrpflicht. Das Militär, nach preußischem Vorbild organisiert, genoss hohes Ansehen. Es teilte die Gesellschaft klar in ein Unten und ein Oben. Oben der Adel, die Gebildeten, Beamten und Fabrikanten, unten die Handwerker, Bauersleute, Arbeiter:innen und Arbeitslosen. Das frisch vereinte Deutschland holte den Rückstand gegenüber anderen europäischen Ländern auf, rüstete in enormem Tempo zur militärischen Großmacht auf und provozierte damit die Nachbarstaaten. Zur Sicherung der eigenen Position gingen die Staaten militärische Bündnisse ein, die sich jedoch bei der Entstehung des Ersten Weltkrieges als verheerend herausstellten.

Die Armee war auch ein Mittel der „Volkserziehung“, ein Mittel, um Männer ins Herrschaftssystem zu integrieren, zu „initiieren“ und damit die bestehenden Machtverhältnisse zu bewahren. Und so kam die Armee auch zum Einsatz, wenn es darum ging, Aufstände im eigenen Land niederzuschlagen. In der Schweiz war dies letztmals 1918 während des Landesstreiks der Fall. Junge Soldaten schossen dabei auf Befehl in die Menge der streikenden Arbeiter und Arbeiterinnen. Das Militär war eine Macht innerhalb des Staates. In der Schweiz war es eng verflochten mit der Wirtschaft, der Bildung und der Politik. Bis in die 1970er-Jahre war es üblich, wichtige Stellen in der Wirtschaft mit hohen Militärs zu besetzten. Der Rang im Militär war für die berufliche Karriere und die gesellschaftliche Stellung des Mannes von großer Bedeutung.

8.6.7 Die beiden Weltkriege

Ausgelöst durch das Attentat auf den österreichischen Thronfolger Franz Ferdinand, stürzten aufgrund der praktizierten Bündnispolitik die Länder Europas und später die ganze Welt in den Ersten Weltkrieg (1914–1918). 40 Staaten beteiligten sich am bis dahin umfassendsten Krieg der Geschichte, insgesamt standen annähernd 70 Millionen Menschen unter Waffen. Es war ein Krieg von Staaten mit traditionellen „Schichtengesellschaften" (Blom, 2019). So führte auch der Schweizer General Ulrich Wille die Armee nach den Prinzipien der preußischen Armee. Die Soldaten hatten sich an Gott und Vaterland, an Anstand, Gehorsam und Selbstaufopferung zu halten (Blom, 2020). Doch in diesem Krieg verkamen sie noch stärker als je zuvor zur unpersönlichen, anonymen Kampfmasse, denn der Erste Weltkrieg stellte definitiv den Übergang vom traditionellen Krieg von Mann gegen Mann zum industriellen Krieg mit Maschinengewehren, Giftgas, großkalibriger Artillerie, Stacheldraht, Panzern und Flugzeugen dar. An der Westfront, der deutsch-französischen Grenze, wurde er als menschenfressender Schützengrabenkrieg geführt – eine Realität gewordene Apokalypse.

1933 kamen in Deutschland die Nationalsozialisten an die Macht. Die Vorbereitung für den nächsten Krieg begann. In Österreich herrschte seit 1934 ein autoritäres Regime bis es 1938 zum Anschluss an das Deutsche Reich kam. 1939 überfielen die Deutschen Polen und lösten damit den Zweiten Weltkrieg aus, geplant als vermeintlich schneller, maschineller Krieg, einen mit Panzern geführten „Blitzkrieg". Gedauert hat der Krieg dann aber bis 1945 und erfasste wiederum die ganze Welt.

Der Soldat wird im Krieg verletzt,
verstümmelt, traumatisiert, ... getötet.

Die Weltkriege brachten zwei Formen der Vernichtung von menschlichem Leben. Durch die kriegerischen Auseinandersetzungen starben 80–100 Millionen Menschen, Soldaten und Zivilbevölkerung. Und durch die systematische Tötung von Juden, aber auch von Fahrenden, geistig Behinderten, Homosexuellen, Andersdenkenden ... starben im nationalsozialistischen Deutschland ca. 6 Millionen Menschen.

Der Zweite Weltkrieg hat bei den Menschen einen Schockzustand ausgelöst, der sie bereit machte, Lehren aus der Erfahrung der beiden Weltkriege zu ziehen und das Zusammenleben von Menschen und Staaten neu zu organisieren. Die europäischen Staaten sollten als Demokratien in friedlicher Koexistenz zusammenleben. Die UNO wurde als friedenserhaltende Institution gegründet sowie der Schutz und das Recht auf Unversehrtheit des Körpers in den Staatsverfassungen festgeschrieben – mit der Sehnsucht, die eben gemachten Kriegserfahrungen in der Zukunft verhindern zu können.

Der Schutz und das Recht auf Unversehrtheit des Körpers wird in den Verfassungen festgeschrieben.

Demokratie, Toleranz gegenüber der Verschiedenartigkeit, Schutz des Individuums, Freiheit im Denken und Handeln sind nicht nur geistige Werte, sie gründen in den Körpern der Menschen. Menschenrechte sind körperliche Rechte. Diese Einsicht führte nach 1945 langsam zu einem neuen Verhältnis zum eigenen Körper.

8.6.8 Der Kalte Krieg

Nach den beiden Weltkriegen begann der Kalte Krieg und damit auch die Aufrechterhaltung der Militarisierung der Gesellschaft. Die Kriegs- und Nachkriegsjahre hatten ihre Wirkung auf die Menschen. Sie waren eingeschüchtert und hatten Angst vor einem nächsten Krieg. Es folgten die Jahre der Spannungen (50er- bis 80er-Jahre) zwischen dem kapitalistischen Westen und dem kommunistischen Osten unter der Führung der Vereinigten Staaten auf der einen und der Sowjetunion auf der anderen Seite. Zwei ideologische Systeme, Gesellschafts- und Wirtschaftssysteme, standen sich gegenüber. Diverse Stellvertreterkriege wie in Korea (1950–1953) und in Vietnam (1955–1975) wurden geführt und atomare Bedrohungsarsenale auf beiden Seiten hochgefahren. Es drohte der globale Overkill, die Auslöschung der Menschheit durch den Einsatz von Atomwaffen. Die dadurch erzeugte Angst war auf beiden Seiten auch ein Instrument der Macht nach innen. Mit ihr ließen sich die Menschen kontrollieren und beherrschen, ließ sich auch die Militarisierung der Gesellschaft nach den Weltkriegen aufrechterhalten.

In den 1960er-Jahren begann sich die Fixierung auf den Kalten Krieg aufzulösen. Aus der Ablehnung des Vietnamkrieges entstand in den USA die 68er-Jugendbewegung. Sie war ein Aufstand der Nachkriegsgeneration gegen einen ideologisch und machtpolitisch motivierten Krieg und gegen die Militarisierung der Gesellschaft. Die jungen Menschen wollten sich aus dem bestehenden Gesellschaftssystem, aus der engen Lebens- und Moralvorstellungen befreien. Sie forderten „Love and Peace" statt Krieg und gegenseitige Abschreckung. Die Friedensbewegung als Antikriegs- und Abrüstungsbewegung entstand. Die Rolle des Militärs in der Gesellschaft wurde infrage gestellt und begann sich zu verändern.

Zwanzig Jahre später, im Jahr 1989, fand der Kalte Krieg mit dem Fall der Berliner Mauer ein Ende.

8.6.9 Wie aus Jungs Männer werden

Der Mann ist ein Krieger und Krieger müssen ihre Existenz durch Kriege legitimieren. „Krieg muss sein", damit Männer ihre Stärke zeigen können. Krieg lässt sich unter diesem Aspekt durchaus mit den Rangkämpfen von Tieren vergleichen, bei denen es darum geht, wer seine Gene weitergeben kann. Krieg stellt die Rangordnung unter den männlichen Tieren klar.

Als Soldat wird der Junge zum Mann, so die geläufige Meinung bis in die 1980er-Jahre. Der Militärdienst diente als Initiationsritual, als Aufnahme in die Männergesellschaft. Und zur Motivation der jungen Männer für das Militär kam die Freude am Hantieren mit Kriegsgerät sowie das Gefühl von Macht und Überlegenheit hinzu. Doch das Bild der Männlichkeit wandelte sich.

Im 20. Jahrhundert war die Frage nach dem Militärdienst für junge Männer ein unausweichliches Thema, denn der Militärdienst war obligatorisch, Militärverweigerung wurde mit Gefängnis bestraft. Doch seit 2010 ist der Militärdienst in Deutschland freiwillig. In Österreich und der Schweiz ist er zwar immer noch obligatorisch, doch es besteht als Alternative auch die Möglichkeit, Zivildienst zu leisten. Das Militär hat somit nicht mehr die Funktion, aus Jungs Männer und Bewahrer der gegenwärtigen Herrschaftsverhältnisse zu machen. Das Militär und der Krieg sind nicht mehr das Feld, auf dem der starke Mann seine Identität findet. Körperkraft, Ausdauer und Mut sind im Krieg der Zukunft auch nicht mehr entscheidend. Ein anderer Typ Soldat ist gefragt. Der Soldat bedient technische Mittel. Heere können kleiner werden. Soldaten als Masse braucht es nicht mehr. Das Bild des Kriegshelden – der mutige, kräftige und opferbereite Mann – gehört der Vergangenheit an. Und auch der seit dem Agrarzeitalter wirkende Rollenmechanismus, starker Mann – schwache Frau, funktioniert nicht mehr. Auch Frauen können heute Soldatinnen werden.

8.6.10 Krieg der Zukunft

Mitteleuropa ist seit dem Ende des Zweiten Weltkriegs von Kriegen verschont geblieben. In den 1990er-Jahre kam es in der Folge des Zusammenbruchs der kommunistischen Staatssysteme in Osteuropa zu den Jugoslawienkriegen. Nationalistisches Denken ließ das Land in einem Völkerkrieg versinken. Nationalismus gepaart mit autokratischen Tendenzen macht sich heute in ganz Europa wieder breit. In einigen Ländern stärker, in anderen schwächer. Demokratisch pluralistisches Denken stößt an seine Grenzen.

2022 kam es zum Angriffskrieg Russlands gegen die Ukraine. Ein autokratisch regiertes Land will ein nach Demokratie und individueller Freiheit strebendes Land mit militärischen Mitteln (Krieg) unter seine Herrschaft zwingen.

Kriege gehören nicht der Vergangenheit an.

Und Kriege werden immer unkörperlicher. Einst war Krieg ein Kampf von Mann gegen Mann, dann kam der Krieg mit Schusswaffen, dann der industrielle Krieg und heute gibt es den Wirtschaftskrieg, den Informationskrieg und den Krieg im Internet. Auch Kampfroboter und Killerdrohnen sowie autonome Waffensysteme und Satelliten im All werden heute bereits zur Kriegsführung eingesetzt. Und weltweit steigende Ausgaben für militärische Robotik (v. a. USA, Russland und China), verweisen auf ein neues Wettrüsten. Die Bedrohung ist diffuser geworden, die Machtausübung weniger offensichtlich, der Krieg nochmals anonymer. Das Opfer bekommt den Angreifer nicht mehr zu Gesicht. Drohnenpiloten sitzen an Büroarbeitsplätzen und töten Menschen in einem fernen Land.

Und eine weitere Form des Krieges bedroht uns heute: Anstelle einer „offenen" Kriegsführung werden terroristische Anschläge ausgeführt. Diese benötigen wenig Ressourcen (Menschen und finanzielle Mittel), verbreiten aber bei den angegriffenen Menschen trotzdem Angst und beeinflussen ihr zukünftiges Verhalten.

Probleme wie Bevölkerungsexplosion, knappe Ressourcen oder Umweltzerstörung erfordern globale Zusammenarbeit, sind aber auch mögliche Konfliktthemen der Zukunft und könnten Auslöser von Kriegshandlungen sein. Wie ein Bericht des Internationalen Friedensforschungsinstitut SIPRI zeigt, steigen die globalen Militärausgaben auf gigantische neue Höhen. Ein Hauptgrund dafür sind gefühlte oder tatsächliche Bedrohungen. So betrugen die globalen Militärausgaben 2021 2,113 Billionen US-Dollar (etwa 1,956 Billionen Euro). Die USA, China, Indien, Russland und Großbritannien sind die fünf Staaten mit den höchsten Rüstungsausgaben. Und auch andere europäische Staaten rüsten kräftig auf (Donges, 2021).

Heute existieren die Weltkriege nicht mehr in der eigenen Erinnerung der Menschen Mitteleuropas und auch nicht mehr in der Erinnerung und den Erzählungen der eigenen Eltern. Krieg existiert nur noch in der Vorstellung oder findet in Computer Games statt. Gerade deshalb könnte ein realer Krieg wieder zu einer Handlungsoption werden. Mit dem Krieg in der Ukraine kommt er uns schon sehr nahe.

8.6.11 Auswirkungen auf die Körperwahrnehmung

Krieg macht Angst: Krieg ist ein Mittel, um Macht auszuüben. Es wird Gewalt angewendet, um sich Besitz, Nahrung und Macht zu verschaffen. Krieg gibt es, seit die Menschen sesshaft wurden, er ist Teil unseres Lebens. Menschen fühlen sich von anderen Menschen bedroht. Sie empfinden Angst und Angst ist ein gutes Mittel, um Menschen zu beherrschen und zu manipulieren. Es ist deshalb das Ziel jeder

Kriegsführung, Angst zu erzeugen, um bei einem Gegner ein bestimmtes Verhalten zu erzwingen.

Angst und Ungewissheit führen dazu, dass sich Menschen in der permanenten Bedrohung einrichten. Angst führt zu einer Schutzhaltung des Körpers, zu einem Gefühl von Enge im eigenen Körper.

Krieg führt zum Zerfall von moralischen Werten und sozialem Verhalten: Krieg heißt Bedrohung, Verletzung, Verschleppung, Vertreibung, Hunger und Tod des Körpers. Krieg führt zur Pervertierung der Sexualität. Sexualität wird aggressiv aufgeladen und in den Rollen von Vergewaltiger und Vergewaltigungsopfer erlebt. Krieg führt zu psychischen Störungen (Traumatisierung) bei den Kriegern/Soldaten und bei der Zivilbevölkerung.

Eine gesunde Regulierung des körperlichen Wohlbefindens ist in Kriegszeiten nicht mehr möglich.

Der Körper hat keinen Wert: Im Krieg wird der Körper zum Kampfmittel. Die Soldatenkörper werden zur Kampfmasse, vernichtbar als „Kanonenfutter". Der Wert des Soldaten wird den Interessen der Herrschenden untergeordnet. Der Drill, das Exerzieren auf dem Kasernenplatz gehört zur militärischen Logik. Um die Körperwahrnehmung der Soldaten möglichst gering zu halten, wird von ihnen Disziplin, Gehorsam, Leidensfähigkeit, Opferbereitschaft verlangt. Die Sorge um das körperliche Wohlergehen wird ihnen „ausgetrieben".

Im Ersten Weltkrieg ist das Bild des starken, mutigen Soldaten definitiv in den schlammigen Schützengräben der Westfront ersoffen. Die neuen Waffen (Maschinengewehre, moderne Kanonen, Giftgas) und der Schützengrabenkrieg machten aus dem Krieg ein anonymes Abschlachten. Eine Entwicklung, die sich im Zweiten Weltkrieg fortsetzte und auch heute weitergeht. Der Krieg hat sich zu einem Krieg der Waffensysteme gewandelt. Waffensysteme vernichten Körper ferngesteuert. Der Körper ist nur noch das zu vernichtende Objekt.

Und ganz grundsätzlich stellt sich die Frage: Hat nicht auch der Soldat in einer Armee ein Recht auf die Unversehrtheit seines Körpers? In Kriegszeiten wird dieses Recht abgeschafft, zuerst für die Soldaten, meist Männer, dann aber auch für die Zivilbevölkerung.

Ausgeprägtes Rollenverhalten der Geschlechter: Der Mann, der Krieger/Soldat hat die Frau zu schützen. Die Frau wird dadurch abgewertet und abhängig vom Mann. Ihr bleibt die Rolle der schwachen Frau, des Opfers.

Der Mann ist in Bereitschaft für den Kampf, den Krieg. Der Mann soll ein Held, soll mutig und stark sein. Männer härten ihren Körper ab, damit sie ihn nicht mehr spüren. Das führt zum Verlust der körperlichen Eigenwahrnehmung, der Wahrnehmung der eigenen Bedürfnisse und Emotionen und zur Pervertierung der Sexualität. Durch die Militarisierung der Gesellschaft wird der Mann ein Teil einer manipulierbaren Masse. Im Krieg wird er zum Opfer, verletzt, verstümmelt, gedemütigt, traumatisiert, psychisch krank ... tot.

Der Kampf der männlichen Tiere um das Recht, ihre Gene weitergeben zu können: „Krieg muss sein, damit die Männer zeigen können, wer der Stärkere ist." Kampf und Krieg dienen zur Ermittlung des Rechtes auf Fortpflanzung. In der heutigen Geschlechterdiskussion löst sich dieses Männerbild einerseits auf, denn körperliche Kraft ist sowohl militärisch wie auch im beruflichen und privaten Leben nicht mehr von großer Bedeutung, andererseits gibt es aber auch ein „romantisches Festhalten" an diesem Bild und zwar von beiden Geschlechtern.

Militärdienst als Initiationsritual: Heute hat das Militär seine Funktion als Initiationsritual zur Männlichkeit, zur Aufnahme des jungen Mannes in die Männergesellschaft verloren. Junge Männer sind nicht mehr zwangsläufig Soldaten. Das Militär hat nicht mehr jene Bedeutung bei der Entwicklung der Geschlechtsidentität wie in der Kriegs- und Nachkriegszeit. Einerseits wird der Mann nicht mehr im Militär zum Mann, andererseits sind heute auch Frauen im Militär willkommen. Der Männerkörper ist heute kein Kriegerkörper mehr.

Krieg als Herrschaftsmittel: Der gehorsame Soldat (der gehorsame Mensch) reproduziert das bestehende Herrschaftssystem. Er soll seine Körperwahrnehmung, die Wahrnehmung seiner Bedürfnisse unterdrücken, Disziplin üben, sich in die Gesellschaft einordnen, statt seine Lebenskraft für das eigene Leben, die eigenen Bedürfnisse und Werte einzusetzen. Dadurch erstarrt sein Körper, verliert seine Wahrnehmungs-, Denk- und Handlungsfähigkeit – und ist besser manipulierbar.

Der nächste Krieg? Der moderne Krieg braucht weniger Soldaten und es sind andere Fähigkeiten gefragt als in früheren Kriegen. Der Einsatz moderner Waffensysteme ersetzt den Kampf von Mann gegen Mann. Heute kann der Soldat am Bildschirmarbeitsplatz Krieg führen (z. B. Bedienung von Drohnen und Raketen). Nicht mehr Soldatenkörper mit Kraft, Ausdauer und Mut sind gefragt, sondern Soldatenkörper, die technische Mittel bedienen.

Terroranschläge verändern die Gesellschaft. Es werden Abwehrmaßnahmen getroffen und Feindbilder entwickelt. Auch diese neuen Formen von Krieg erzeugen Ängste in den Körpern der Menschen.

8.7 Stellung der Geschlechter in der Gesellschaft

Die Frau galt menschheitsgeschichtlich bis ins 20. Jahrhundert als das mindere Geschlecht. Dieses Denken lässt sich in den Anfängen der abendländischen Philosophie im Griechenland des 5. Jh. v. Chr. beobachten, wurde dann im Christentum theologisch untermauert und schließlich in der Zeit nach der Aufklärung, vom 18. bis ins 20. Jahrhundert, biologistisch begründet.

Die neuere archäologische Forschung liefert aber Erkenntnisse, welche am bisherigen Wissen zur Stellung der Frau in der Menschheitsgeschichte zweifeln lassen. Sie vertritt die Ansicht, dass die Geschichtsforschung das bürgerliche Rollenbild des 19. und 20. Jahrhunderts in ihre Interpretation von Zeugnissen hineinprojiziert hat. Als Beispiele dafür werden Wikingerinnen angeführt, die mit wertvollen Beigaben, darunter auch Waffen, bestattet wurden. Diese Gräber wurden in Schweden und Norwegen gefunden und auf die Zeit um das Jahr 1000 n. Chr. datiert. Die Archäologie betrachtete die gefundenen Knochen als Knochen von Männern, weil Frauen von hohem Rang nicht in die Geschichtsauffassung der Forscher passten. Diese Fehlinterpretation wird als Beweis für die patriarchale Sichtweise der Geschichtsschreibung betrachtet. Die bürgerliche Rollenverteilung jener Zeit war die Brille, durch welche die Geschichte gesehen und geschrieben wurde.

Und gleich noch eine interessante Erkenntnis moderner Geschichtsforschung. Wer lieferte bei der Nahrungsbeschaffung in der Steinzeit mehr Kalorien, die sammelnden Frauen oder die jagenden Männer? Einen interessanten Vergleich dazu bieten die heute in Namibia lebenden San. In diesem Volk liefern die Frauen durch das Sammeln von Pflanzen rund 80 % der Lebensmittel, die Männer durch die Jagd nur 20 %, dafür aber wertvolles Protein (ARTE (Regie), 2019).

Abwertung der Frau: In der Bibel wird ein treffendes Bild für die Abwertung der Frau verwendet. Gott, ein männliches Wesen, schuf zuerst den Menschen, Adam, und erst danach aus einer Rippe Adams die Menschin, hebräisch Adama, Eva. Der Mensch ist also zuerst einmal ein Mann und erst danach eine Frau. Die Frau ist dem Mann klar nach- und untergeordnet. Und es ist die Frau, welche den Mann verführt, Gottes Gebot zu verletzen und in den Apfel vom Baum der Erkenntnis zu beißen. Durch die Frau wird der Mensch zum sündigen Menschen. Der Kirchenvater Augustinus von Hippo (354–430) baute dieses biblische Bild zur Erbsündenlehre aus und machte es zu einem wesentlichen Bestandteil der christlichen Moralvorstellung. Die Frau ist in dieser Vorstellung das Einfallstor der Sünde. Auch für Thomas von Aquin (1225–1274) war die Frau ein „verfehlter" oder „unvollkommener Mann" (Bock, 2005).

Die Idee, dass die Frau nicht vom Mann (= Mensch) abstammt, sondern dass Menschen in zwei gleichwertigen Geschlechtsformen existieren, entstand erst in der

Aufklärung. Die Frau blieb dem Mann aber trotzdem untergeordnet, zuständig für den inneren Bereich des Familienlebens, für den Haushalt und die Kinder. Dem Mann oblag der äußere Bereich, der Gelderwerb, das Gesellschaftsleben, die Politik und der Krieg.

In der Industrialisierung veränderten sich die Lebensbedingungen und mit ihnen die Rollen der Geschlechter rasant. Aus dem Bauern wurde der Fabrikarbeiter, dann der Büroarbeiter. Die Mutter und Bäuerin ging in der Industrialisierung genauso in die Fabrik, um zu arbeiten, wie der Mann, und später auch ins Büro. Die Arbeitsfelder von Mann und Frau näherten sich immer mehr an, sodass sie sich heute nicht mehr über das Geschlecht definieren. Doch im privaten Verhältnis der Geschlechter zueinander befinden wir uns immer noch in einer Such- und Orientierungsphase. Wenn wir in der Geschichte zurückschauen, wird uns vielleicht auch klarer, warum es nicht so einfach ist, Geschlechterrollen, die sich über Jahrtausende eingespielt haben, hinter uns zu lassen.

In der Agrargesellschaft wurde Land in Besitz genommen. Konzepte von Eigentum und Besitz entwickelten sich und als Folge davon kam es zu Auseinandersetzungen und Kriegen. Dies führte auch zu einer neuen Rollenverteilung von Frauen und Männern. Die Männer übernahmen die Rolle der Krieger. Um starke Körper für den Kampf zu haben, beanspruchten sie mehr proteinhaltige Nahrung als die Frauen. Zudem brauchte es in der Landwirtschaft viele Arbeitskräfte, daher war es wichtig, viele Kinder zu haben. Statt alle drei Jahre sollten Frauen nun jedes Jahr ein Kind zur Welt bringen, mit der Folge, dass Frauen durch die vielen Schwangerschaften geschwächte Körper hatten und einem höheren Sterberisiko ausgesetzt waren. Folglich waren sie in der Agrargesellschaft das klar untergeordnete Geschlecht. Die Männer waren das übergeordnete, das dominante Geschlecht.

Herrschte Krieg, waren aber nicht nur die Männer, sondern auch die Frauen davon betroffen. Zogen die Männer in den Krieg oder wurden als Soldaten in die kriegsführenden Armeen eingezogen, mussten die Frauen deren Arbeit mit übernehmen. Und sie wurden Opfer der durchs Land ziehenden Krieger/Soldaten, sie wurden ausgeraubt, vergewaltigt und getötet.

Frauen erkämpfen sich eine neue Rolle: Die Französische Revolution spülte die Frage der Gleichberechtigung der Frauen an die Oberfläche der gesellschaftlichen Diskussion. Doch trotz der großen Worte von gleichen Rechten für alle wurde das Versprechen der Gleichberechtigung der Frau nicht eingelöst. Stattdessen entstand das bürgerliche Rollen- und Familienmodell. Das Idealbild der bürgerlichen Frau war es, die Schöne und Schwache zu sein, fähig feiner zu empfinden, zu lieben, zu dulden und Opfer zu bringen (Schaufler, 2002).

Ganz anders war die Rolle der Unterschichtfrauen. In der Zeit der Industrialisierung wurden sie als Arbeiterinnen in den Fabriken gebraucht. Sie waren genauso

Arbeitende wie die Männer, litten aber stärker unter dieser Entwicklung, denn sie waren einer Mehrfachbelastung durch die Arbeit als Mutter, im Haushalt und in der Fabrik ausgesetzt. Und sie erhielten tiefere Löhne als die Männer. Die Mittelschicht-Frauen, die Frauen der Kaufleute, Krämer, Handwerker, Freiberufler, Beamten oder städtischen Bediensteten, hingegen profitierten. Sie mussten keiner Erwerbsarbeit nachgehen und waren zuständig für die drei Ks: Küche, Kinder und Kirche. Sex hieß für die Frauen jener Zeit Vollzug der ehelichen Pflicht und diente der Reproduktion. Die Stellung der Frau änderte sich erst mit der Verbesserung der Hygiene und den Fortschritten der Medizin. Bis es zur politischen Gleichstellung von Frau und Mann kam, sollte es jedoch bis ins 20. Jahrhundert dauern. Die politische Gleichstellung erfolgte in Deutschland und Österreich 1918, in der Schweiz erst 1971.

Der Kriegsausbruch 1914 führte dazu, dass sich die traditionellen Rollenbilder von Mann und Frau wieder verfestigten. Hatten sich die Geschlechterbeziehungen vor dem Krieg zugunsten der Frauen langsam verändert, war der Mann nun wieder der „Mann“ – ein Krieger, ein Held, der durch seine Aufgabe als Soldat von der Rolle als Versorger der Familie abgehalten wurde. Die Frauen mussten die Arbeit der abwesenden Männer mit übernehmen. Nach dem Krieg, als die Männer heimkamen, sollten die Frauen aber in ihre angestammte Rolle als Hausfrau und Mutter zurücktreten und den Männern die Arbeitsplätze wieder überlassen. Auf diese Weise führten die beiden Weltkriege zu einem Rückschritt in der Gleichstellung, gleichzeitig aber auch zu einem wachsenden Selbstbewusstsein der Frauen.

Nach dem Zweiten Weltkrieg erleichterte der technische Fortschritt durch die Elektrifizierung auch die Haushaltarbeit. Waschmaschine, Kochherd, Staubsauger usw. kamen zum Einsatz. Die traditionelle bürgerliche Frauenrolle der Hausfrau und Mutter blieb aber vorerst weiterhin bestehen. Gesellschaftliche, rechtliche und politische Verbesserungen ihrer Stellung konnten sich erst die Frauen der Nachkriegsgeneration, also ab den 1960er-Jahren, erkämpfen. Sie profitierten vom Entwicklungsschub, der die Gesellschaft in jenen Jahren erfasst hatte. Zudem veränderte die Einführung der Pille die Rolle der Frau in der Sexualität. Sie wurde aktiver und selbstbestimmter. Sex war nicht mehr nur die Erfüllung der ehelichen Pflicht.

Zahlreiche gesellschaftliche Verbesserungen kamen in den folgenden Jahren hinzu: außerfamiliäre Kinderbetreuung, Mutterschaftsurlaub, Kindergeld, bessere und höhere Bildung sowie die vermehrte Berufstätigkeit der Frau, die Möglichkeit des beruflichen Aufstiegs und von Teilzeitarbeit, mehr Lohngleichheit, rechtliche Verbesserungen (Aufteilung der Arbeit inner- und außerhalb der Familie, Ehename, Strafbarkeit innerehelicher Vergewaltigung). Und die Stellung der Frau in der Gesellschaft wurde zum Thema der öffentlichen Diskussion und der universitären Forschung.

Neue Rollen für beide Geschlechter: Die Geschlechteridentität ist heute durch die neuen privaten wie beruflichen Identifikationsmöglichkeiten für Frauen, die offener geführte Diskussion über Homosexualität, aber auch durch das Hinterfragen klassischer Vorstellungen der Identität von Männern in Bewegung geraten. Auch der Mann ist gefordert, das Bild des eigenen Geschlechts zu reflektieren und auf seine individuelle Stimmigkeit zu prüfen.

Seit dem Beginn der Industrialisierung ist der Mann in seiner Rolle verunsichert. Das traditionelle Männerbild der Agrarkultur mit der körperlichen Stärke als Basis der Vormachtstellung im Verhältnis der Geschlechter begann zu wackeln. Die Anforderungen des modernen gesellschaftlichen und beruflichen Lebens verlangten nicht mehr nach körperlich starken Männern wie in der Agrarkultur. Körperliche Leistungsfähigkeit, Kraft und Ausdauer verloren immer mehr an Bedeutung in der Arbeitswelt – mit der Folge, dass es auch immer weniger reine Männer- und reine Frauenberufe gab. Mehr noch, Frauen sind heute oft besser ausgebildet und übernehmen Berufsfelder, die früher von Männern dominiert wurden, z. B. Lehrerinnen, Juristinnen und Medizinerinnen.

Junge Männer sind heute stärker als junge Frauen von der Komplexität, Unübersichtlichkeit und Dynamik der Gesellschaft gefordert bis überfordert. Die Rollenerwartungen an die Männer sind widersprüchlich und alles andere als klar. Junge Männer sind in Bezug auf ihre Berufswahl und das Geschehen auf dem Arbeitsmarkt oft verunsichert. Und auch im Privatleben haben die Männer ihre sichere Stellung verloren. Sie fühlen sich in der Defensive, denn die Frauen schreiben heute das Drehbuch (Holenstein, 2018).

Die Frauen- und die Schwulenbewegung haben bereits im 19. Jahrhundert die traditionellen Geschlechterrollen und damit auch die patriarchale Männlichkeit ins Wanken gebracht. Und auch der moderne Staat mit seiner Marktgesellschaft und seinem Bildungssystem hat auf die Gleichstellung der Geschlechter hingewirkt (Dinges, 2005). Die Geschlechterrollen sind nicht mehr so eng definiert wie in der Nachkriegsgeneration, die Sexualität hat einen anderen Stellenwert und eine andere Bedeutung, Geschlechteridentitäten können verschieden ausgelebt werden. Die Zeit der klar definierten Geschlechter- und Familienkonzepte ist vorbei. Homosexualität ist zu einer anerkannten Form geschlechtlicher Identität geworden. Berufstätige Frauen und kinderbetreuende Männer werden zunehmend als normal betrachtet. Nach den Frauen sind deshalb auch die Männer gefordert, ein positives Selbstbild mit Zukunftsperspektive zu finden und zu verwirklichen.

8.7.1 Auswirkungen auf die Körperwahrnehmung

Beim Übergang von der Jagd-und-Sammel-Kultur zur Agrarkultur verstärkten sich die Unterschiede in den Rollen der Geschlechter in Richtung starker Mann und schwache Frau.

Die Industrialisierung führte je nach Schichtzugehörigkeit zu verschiedenen Rollenbildern. In der bürgerlichen Mittelschicht waren es der Mann in höherer beruflicher und gesellschaftlicher Stellung und die schöne, schwache Frau zu Hause im Haushalt und bei den Kindern. In der Unterschicht mussten Männer wie Frauen in der Fabrik arbeiten. Die Lebensbedingungen waren hart, die Belastung der Frauen durch Arbeit, Haushalt und Kinder sehr groß.

Die Dienstleistungsgesellschaft ermöglichte Fortschritte in der Emanzipation der Frau, führte zu einem kritischen Hinterfragen bürgerlicher, biologischer oder anderer gesellschaftlicher Definitionen des Frauenbildes. Frauen versuchten, sich aus der Enge der vorgegebenen Rollen zu befreien und ein eigenes, individuelles Frauenbild, d.h. eine eigene Rolle im Verhältnis zum Mann, in der Sexualität, im Familienleben, im Berufs- und Gesellschaftsleben, in der Politik zu entwickeln und – ganz zentral – einen selbstbewussten und selbstbestimmten Umgang mit dem eigenen Körper zu finden.

Als Folge des Wandels in der industriellen und der digitalen Gesellschaft sowie der Neupositionierung der Frau kam es auch zur Infragestellung der Rolle des Mannes. Auch er ist heute gefordert, die Rolle des eigenen Geschlechts zu reflektieren und auf seine individuelle Stimmigkeit zu prüfen. Dabei kommt es sowohl zur Besinnung auf das traditionelle Männerbild wie auch zum Experimentieren mit individuell entwickelten Rollenbildern. Der Mann muss nicht mehr der „starke Mann“ und das „Oberhaupt der Familie“ sein. Er darf so sein, wie es seinem Wesen entspricht. Und auch er ist heute gefordert, seine individuellen sexuellen Bedürfnisse zu entdecken, statt vorgegebenen, stereotypen Abläufen sexueller Aktivität zu folgen.

8.8 Medizin

8.8.1 Medizin von der Antike bis zur Neuzeit

Knochenfunde belegen, dass Menschen bereits in der Steinzeit medizinische Kenntnisse hatten und Praktiken kannten, um Verletzungen und Krankheiten zu heilen. Zeugnisse von angewandter Medizin im 3. Jahrtausend v.Chr. kennen wir aus Ägypten und Mesopotamien, danach auch aus der griechischen und der römischen Kultur.

Neben Ackerbau betrieben die Menschen in der Agrarkultur auch Viehwirtschaft. Doch das enge Zusammenleben mit den Tieren überforderte das Immunsystem der

Menschen, sodass neue Krankheiten wie Masern, Pocken und Pest auftraten, welche das Leben der Menschen jahrhundertelang durch wiederkehrende Epidemien bedrohten. Ausgeprägte Hungersnöte nach Missernten aufgrund schlechter Wetter- und Erntebedingungen verschärften die Lage zusätzlich. Die Sterblichkeitsrate war hoch, vor allem bei Säuglingen und Kindern. Im Durchschnitt erlebte von zwei Neugeborenen nur eines das Erwachsenenalter. Dadurch waren Krankheit und Tod im Leben der Menschen sehr präsent.

Viersäfte- und Temperamentenlehre: Im 5. Jahrhundert v. Chr. begründete Hippokrates von Kos die Viersäftelehre. Sie blieb bis ins 19. Jahrhundert von Bedeutung und dominierte das medizinische Denken. Nach ihr besteht der menschliche Körper aus vier Substanzen, welche beim gesunden Menschen in einem optimalen Verhältnis zueinander stehen.

Die vier Substanzen sind:

- die schwarze Galle, verbunden mit dem Element Erde – sie besitzt kalte und trockene Eigenschaften,
- die gelbe Galle, verbunden mit dem Element Feuer – sie hat trockene und warme Eigenschaften,
- das Blut, verbunden mit dem Element Luft – es ist feucht und warm,
- der Schleim, verbunden mit dem Element Wasser – er hat feuchte und kalte Eigenschaften.

Geraten die Substanzen aus dem Gleichgewicht, wird der Mensch krank. Daraus folgerte man, dass eine Krankheit behandelt werden kann, indem man das verlorene Gleichgewicht wiederherstellt. Dies geschah einerseits mit ausleitenden Therapien wie Aderlassen, Klistieren oder der Anwendung von Abführ- und Brechmittel. Sie sollten die Ausscheidung bestimmter Körpersäfte und Schlacken steigern. Und andererseits wandte man ableitende Verfahren wie Wickel und Wasseranwendungen an. Sie sollten Entzündungsstoffe, Blut, Schlacken und Energie über die Hautoberfläche abtransportieren beziehungsweise im Körper umverteilen.

Hippokrates betrachtete Krankheiten nicht als eine rein organische Angelegenheit. Er glaubte, dass Körper und Geist eine Einheit bilden. Später baute Galenos von Pergamon (gestorben um 200 n. Chr.) die Säftelehre zur Temperamentenlehre aus. Er erklärte, dass ein Ungleichgewicht zwischen den vier Substanzen die Art und Weise des Handelns, Fühlens und Denkens der Menschen beeinträchtigen würde. Und im christlichen Kontext stand das Kranksein zusätzlich immer auch in einem spirituellen Kontext, indem es als Strafe Gottes betrachtet wurde (Le Goff & Truong, 2007).

Pest und andere Seuchen: Ab Mitte des 14. Jahrhunderts kam es immer wieder zu Ausbrüchen der Pest. Sie forderte viele Opfer und ließ zeitweise ganze Landstriche veröden. Größere Epidemien suchten beispielsweise die Stadt Basel zwischen 1300 und 1700 24-mal heim. Dabei wurde die Stadtbevölkerung innerhalb Wochen oder Monaten um ein Drittel oder gar um die Hälfte reduziert (Höpflinger, 2020). In Europa forderte die Pest im 14. Jahrhundert 25 Millionen Tote, bei einer Bevölkerung von ca. 400 Millionen.

In der Zeit des Barocks (1600–1750) kam es in Europa zu weiteren Pestwellen. Aber auch Kindersterblichkeit, Hunger, Krankheiten und Kriege ließen die Menschen früh sterben. Der Ausdruck „Memento mori", „Bedenke, dass du sterben musst" gilt als Ausdruck des Lebensgefühls jener Zeit. Während des Dreißigjährigen Krieges (1618–1648) führten die durchs Land ziehenden Soldaten zu einer Verbreitung der Pest. Die Kirche und der Adel kümmerten sich nicht ums Volk, das unter Krieg, Armut und Seuchen litt. Die Menschen fühlten sich ausgeliefert, ohnmächtig und dies hatte Folgen. Das religiös-magische Denken des Mittelalters, in dem Seuchen und Kriege als Strafe Gottes betrachtet wurden, passte nicht mehr ins Denken der Menschen jener Zeit, es hatte ausgedient. Ein neues Menschen- und Weltbild, ein neues Verhältnis zu Religion, Kirche und Adel entwickelte sich. In der Zeit der Aufklärung (ab 1700) trat das naturwissenschaftliche Denken seinen Siegeszug an und so gelang es allmählich, die Ausbreitung von Seuchen und Hungersnöten einzudämmen. Die Einstellung zu Krankheit und Tod änderte sich. Statt die Krankheit religiös zu deuten, sie fatalistisch und passiv hinzunehmen, begann man, sie mit medizinischen und hygienischen Maßnahmen aktiv zu bekämpfen, sodass Europa 1720 die letzte Pestwelle erlebte.

Infektionen bleiben eine Herausforderung: Aus dem Schicksalsglauben, dem Glauben an den unabänderlichen Willen Gottes, entstand immer mehr der Wunsch nach Selbstbestimmung. Das Wissen der Naturwissenschaften und speziell der Medizin ermöglichte es, die Entstehung von Krankheiten zu erforschen und etwas dagegen zu tun. Doch Seuchen blieben eine Herausforderung für die Menschheit. So war die Tuberkulose die Krankheit der Industrialisierung. Die katastrophalen Lebens- und Wohnbedingungen der Fabrikarbeiterinnen und -arbeiter führten zur starken Verbreitung dieser durch Bakterien verursachten Lungenkrankheit. Und 1918 starben in Europa 2,6 Millionen Menschen an der Spanischen Grippe (in Indien 18 Millionen). An der Immunschwächekrankheit AIDS starben seit den 1980er-Jahren weltweit 30 Millionen Menschen. Aber auch Krankheiten wie Grippe, Ebola, Cholera, SARS oder Zika-Fieber fordern weltweit immer wieder viele Tote (Höpflinger, 2020).

Und während ich an diesem Buch schreibe, erkranken und sterben Menschen durch das Corona-Virus. Dies kann uns wieder bewusst machen, welche Bedeutung Infektionen für unsere Vorfahren hatten. Es waren und sind unheimliche und lebensbedrohende Krankheiten, die oft mit dem Tod endeten. Und es zeigt uns auf, dass wir unser Leben auch heute nicht im Griff haben, obwohl wir uns gerne dieser Illusion hingeben. Unser Körper ist ein verletzliches Gut, über das wir letztlich nicht verfügen.

8.8.2 Naturwissenschaftliche Medizin

Neben der von den mittelalterlichen Klöstern gepflegten Viersäftelehre wurde immer auch die sogenannte Volksmedizin praktiziert. Sie basiert auf tradiertem Erfahrungswissen und kennt die Anwendung von Heilmitteln pflanzlichen, tierischen und mineralischen Ursprungs, aber auch Schwitz- und Badekuren, Heilfasten sowie religiöse (Gebete, Opfergaben) oder magische (Zahlenmagie, Amulette) Praktiken. Viele noch heute verwendete pharmazeutische Mittel basieren auf den Wirkstoffen der Volksmedizin.

Der Körper als Objekt der Wissenschaft: Im 15. Jahrhundert begann sich in Europa eine neue Art der Medizin zu entwickeln, die durch Beobachtungen und Experimente am menschlichen Körper zu neuen anatomischen und physiologischen Erkenntnissen gelangte. So wurden beispielsweise ab dem 16. Jahrhundert menschliche Körper seziert und dadurch zum Objekt der Wissenschaft gemacht. Mit dieser Objektivierung erfolgte aber auch eine Loslösung des materiellen Körpers vom Denken und Fühlen des Menschen und auch die spirituelle Dimension von Gesundheit und Krankheit ging so verloren.

Die wissenschaftlich geschulten Ärzte setzten sich ab dem 16. Jahrhundert gegen andere Heilberufe wie Bader, Chirurgen oder Hebammen durch, sodass sich im 17. Jahrhundert die an Universitäten entwickelte und unterrichtete Medizin etablierte. Immer neue Erkenntnisse kamen durch Fortschritte in der Chemie und Physik hinzu und machten neue Untersuchungs- und Behandlungsmethoden möglich. So konnten beispielsweise bakterielle Infektionen erfolgreich bekämpft oder mithilfe der Narkose neue Operationstechniken entwickelt werden. Das Nervensystem, die Verdauung, das Herz-Kreislauf-System, das Hormonsystem und der Stoffwechsel wurden erforscht. Entdeckungen und Erfindungen wie Röntgenstrahlen, Radioaktivität, Computertomografie, Magnetresonanztomografie usw. führten zu einer Weiterentwicklung der medizinischen Diagnostik und Therapie. Auf diese Weise ist ein breites Wissen über den Aufbau und die Funktion des menschlichen Körpers entstanden. Ein Wissen, das heute über Bücher und digitale Medien für alle zugänglich ist.

Steigende Lebenserwartung und steigende Ansprüche: Im römischen Kaiserreich war die Lebenserwartung noch gering. Die Hälfte der Bevölkerung wurde nicht älter als 20; die durchschnittliche Lebenserwartung lag deutlich unter 50 (Knapp, 2012). Die durchschnittliche Lebensdauer, welche die Menschen im europäischen

Mittelalter zu erwarten hatten, betrug zu Beginn des 14. Jahrhunderts etwa 35 Jahre. Im 19. Jahrhundert lag sie in Europa noch unter 40 Jahren, heute liegt sie bei über 80 Jahren. Dies führte in den letzten Jahrzehnten zu einem bisher nie gekannten hohen Anteil älterer Menschen, eine Entwicklung, die sich aller Voraussicht nach noch fortsetzen wird.

Das Denken über Krankheit und Tod hat sich im Laufe der Menschheitsgeschichte verändert. Heute leben wir mit der zunehmenden Überzeugung, wir hätten das Leben im Griff, es sei plan- und beherrschbar. Krankheiten, Altern und Sterben passen deshalb nicht in unser Selbstbild. Und die Bemühungen gehen dahin, das Leben noch weiter zu verlängern, die Grenze vom Leben zum Tod noch weiter hinauszuschieben, indem Medikamente gegen das Altern entwickelt werden oder indem tote Menschen eingefroren werden, um später wiederbelebt zu werden. Oder auch, indem versucht wird, Gehirne mit Computern zu kopieren, um sie vom sterblichen Körper unabhängig zu machen.

Die Endlichkeit unseres Lebens übersteigt unser Denken, ist irgendwie nicht begreifbar. Das Nicht-mehr-Sein, es provozierte den Menschen schon immer dazu, sich eine Fortsetzung des Lebens nach dem Tod vorzustellen, sei es durch religiöse Bilder oder wie heute durch technische Maßnahmen, die in der Zukunft ein Weiterleben ermöglichen sollen.

Das Konsumleben schafft neue Aufgaben: Während in früheren Jahrhunderten primär die fehlende Beherrschung von Naturgewalten und Krankheitserregern zu hoher Sterblichkeit führte, wird heute in hochentwickelten Gesellschaften immer mehr die ungesunde Lebensweise zum Problem. So veränderte sich mit der Zeit auch die Medizin. Sie passte sich der Art, wie die Menschen leben, an. War sie in den Kriegs- und Nachkriegsjahren des 20. Jahrhunderts stark mit den Folgen von Kriegsverletzungen beschäftigt, so verlagerte sich ihr Aufgabengebiet danach allmählich auf die Auswirkungen des neuen Leistungs- und Konsumlebens, auf die Bekämpfung von Krankheiten wie Krebs, Herz-Kreislauf-Erkrankungen sowie den Folgen von Stress, Bewegungsmangel und Fehlernährung.

8.8.3 Auswirkungen auf die Körperwahrnehmung

Vom Schicksalsglauben zur Selbstbestimmung: Krankheiten und Verletzungen werden nicht mehr passiv als Schicksal ertragen, sondern aktiv mithilfe von physiologischen Modellen und Heilverfahren, wie der Viersäftelehre, der Volksmedizin und später mit der naturwissenschaftlichen Medizin verstanden und behandelt.

Damit veränderte sich auch das Verhältnis des Menschen zum eigenen Körper. Er ist selbst für seinen Körper verantwortlich. Was mit ihm passiert, ist nicht mehr

Schicksal oder Plan Gottes. Der Körper durchläuft zwischen Zeugung und Tod einen natürlichen Prozess und dieser lässt sich durch eine gesunde Lebensweise und entsprechende medizinische Mittel beeinflussen.

Bewusste Pflege der eigenen Gesundheit: Wir sind gefordert, ein Bewusstsein für das gute Funktionieren und die Gesundheit unseres Körpers zu entwickeln und diese zu pflegen. Zusätzlich erweitert die moderne Medizin mit ihren Möglichkeiten von operativen und medikamentösen Behandlungen den Bereich unserer Selbstbestimmung über den eigenen Körper.

Verletzungen, Krankheiten, Degeneration und das Sterben werden aber immer zu unserem Leben gehören. Sie zeigen uns die Grenzen unserer Selbstbestimmung auf und verlangen von uns Hingabe ans Leben sowie das Annehmen des letztlich von uns nicht Bestimmbaren.

Anatomisches und physiologisches Wissen ermöglicht eine differenzierte Körperwahrnehmung: Medizinisch-naturwissenschaftliches Wissen über Anatomie und Physiologie des menschlichen Körpers liefert uns Vorstellungen für die kognitive Verarbeitung von Körperempfindungen zu Körperwahrnehmungen. So ist eine neue Art, den eigenen Körper zu betrachten und wahrzunehmen, entstanden. Durch Bücher und über digitale Medien ist Wissen über Anatomie, Physiologie und Pathologie heute einfach greifbar und gibt uns die Möglichkeiten, unseren Körper differenziert wahrzunehmen.

8.9 Körperkultur

Im frühen Mittelalter brachte die christliche Kultur den Körper stark mit der Sündhaftigkeit des Menschen in Verbindung und missachtete ihn entsprechend. Erst im Hochmittelalter (13. Jh.) erfuhr er eine Aufwertung. Der Mensch wurde als körperlich-seelische Einheit und der Körper somit als Teil der göttlichen Schöpfung betrachtet. Ab der Renaissance (15./16. Jh.) wurde er dann zum Objekt wissenschaftlicher Forschung (z.B. Sezieren von Leichen durch Leonardo da Vinci) und der sinnliche Körper fand seinen Ausdruck in der Kunst (z.B. David-Marmorstatue von Michelangelo 1475–1564). Durch die Aufklärung (ab dem 18. Jh.) erhielt er auch seine Wertschätzung in der Philosophie und in der Rechtsprechung.

Ab dem 19. Jahrhundert erfuhr der Körper in der gesellschaftlichen Ober- und Mittelschicht noch einmal eine deutliche Aufwertung, und zwar als Reaktion auf die Entwicklungen der industriellen Moderne, die nicht als Fortschritt, sondern als Zerfallserscheinung angesehen wurde. Als Teil dieser Lebensreformbewegung entstand die Körperkulturbewegung. Um den Einflüssen der Industrialisierung und

Verstädterung entgegenzuwirken, sollten sich die Menschen einen Ausgleich mit viel frischer Luft und Sonne verschaffen sowie zu einer „naturgemäßen Lebensweise" zurückfinden. Wichtige Themen dieser Bewegung waren Gesundheit, Natürlichkeit und Schönheit. Das hieß: gesunde Ernährung, natürliche Heilmethoden, sportliche Aktivitäten, die Natur und den eigenen Körper beachten, aber auch Freikörperkultur, Turnen und Ausdruckstanz.

Exkurs

Bewegung und Natur werden gesellschaftlich relevante Themen

- 1832 wurde in der Schweiz der eidgenössische Turnverein gegründet, 1845 entstanden in Österreich die ersten Turnvereine, 1848 der Deutsche Turnerbund.
- 1863 erfolgte die Gründung des Schweizer Alpenclubs, 1869 jene des Deutschen Alpenvereins und 1878 jene des Österreichischen Alpenklubs.
- 1896 fanden in Athen die ersten Olympischen Spiele der Neuzeit statt.
- Die aus der Arbeiterbewegung entstandenen „Naturfreunde" wurden 1895 in Wien gegründet, 1905 folgten Gründungen in Deutschland und der Schweiz.
- Um 1900 entstand in Deutschland die Wandervogel-Bewegung, in der Schüler:innen und Studierende bürgerlicher Herkunft das Wandern in der freien Natur entdeckten.
- 1907 gründete Robert Baden-Powell in England die Pfadfinderbewegung, der noch vor dem Ersten Weltkrieg Gründungen in den deutschsprachigen Ländern folgten.

Die Körperkulturbewegung war ursprünglich eine bürgerliche Bewegung. In der Unterschicht war sie kein Thema, denn diese war von Hungersnöten und Wirtschaftskrisen geplagt und kämpfte um ihr Überleben. Für die Ober- und Mittelschicht war es aber eine Zeit des Aufbruchs, der Experimente und der neuen Freiheiten, politisch, gesellschaftlich, künstlerisch, aber auch in der Beziehung zum eigenen Körper. Die Menschen befreiten sich von den Fesseln, von den Vorstellungen, wie man mit dem eigenen Körper umzugehen hat, das hieß, weg mit dem steifen bürgerlichen Verhalten, der steifen bürgerlichen Kleidung.

So haben denn auch viele gymnastische und körpertherapeutische Methoden ihre Wurzeln in dieser Zeit (Elsa Gindler, Heinrich Jacoby, Hinrich Medau, Frederick Mathias Alexander). Aber auch durch die Psychoanalyse (Sigmund Freud) entstand in dieser Zeit eine neue Sicht auf den Körper, die Sexualität und verinnerlichte Machtstrukturen.

Schon bald zeigten sich zwei Richtungen in der Körperkulturbewegung: Einerseits die nationalistisch militärische, am Kollektiv von Volk und Staat orientierte Bewegung und andererseits die individuelle, an der Natur und der Freiheit des Individuums orientierte Bewegung. Beide Richtungen hatten je unterschiedliche Auswirkungen auf die Körperwahrnehmung.

Nationalistische Körperkulturbewegung: Mit dem Streben nach Gesundheit und dem idealen Körper bot die Körperkulturbewegung den Boden für rassenhygienische und rassistische Vorstellungen. So ist es nicht erstaunlich, dass der Faschismus die Körperkulturbewegung instrumentalisierte. Sein Denken erfasste in der ersten Hälfte des 20. Jahrhunderts alle europäischen Länder und auch die USA. Die Nation, die eigene Rasse wurde zum identitätsstiftenden Faktor einer verunsicherten, nach Orientierung suchenden Gesellschaft. Disziplin, Militarismus und Einheit durch Unterdrückung von eigenen Lebensimpulsen gewannen an Bedeutung. Die eigene Rasse wurde als Ideal propagiert. Man grenzte sich ab, was im Deutschen Reich schließlich zur Unterdrückung, Internierung und Vernichtung des Anderen, des Fremden führte. Und auch nach dem Zweiten Weltkrieg lebte diese Form von Nationalismus und Körperkultur weiter. So können auch die koloniale Ausbeutung und der Rassismus durchaus in diesem Zusammenhang gesehen werden.

Individuelle Körperkulturbewegung: Die um 1900 nach Befreiung des Körpers von gesellschaftlichen Zwängen suchende Bewegung verebbte in der Zeit der beiden Weltkriege und fand erst nach Kriegsende 1945 langsam wieder zu neuem Leben.

Make love, not war
(Parole der 1968er-Bewegung)

Noch in den 1960er-Jahren steckten die Menschen im engen konservativ-bürgerlichen Korsett der Nachkriegszeit. 1968 revoltierte die Jugend, angeregt durch den Widerstand gegen den Vietnamkrieg in den USA, gegen diese gesellschaftliche Erstarrung und suchte nach neuen Lebensformen. Musik, Mode, Sexualität, die Formen des Zusammenlebens, die Beziehung zur Natur erfuhren einen Wandel. Mit „Make love, not war“ brachte die Jugend in den USA ihre Meinung zum Vietnamkrieg auf den Punkt. Die Themen der Lebensreformbewegung und der Körperkultur wurden neu aufgenommen. Viele zogen raus aus der Stadt, aufs Land, in die Natur. Man suchte neue Freiheiten für den eigenen Körper und knüpfte damit an die Zeit vor den Weltkriegen an. Man lebte in Kommunen statt in Familien und experimentierte mit der „freien Liebe“, dem Sex mit wechselnden Partnern.

Die Staatsform der Nachkriegsdemokratien sorgte für den politisch-gesellschaftlichen Rahmen von Frieden und Freiheit, welcher ein neues Verhältnis zum eignen Körper ermöglichte. Der Lebenssinn wurde nicht mehr transzendiert, als Sehnsuchtsort in der Zukunft oder im Jenseits betrachtet, sondern im Hier und Jetzt gesucht, gesehen und gelebt. In der westlichen Welt entwickelte sich die moderne Konsum- und Leistungsgesellschaft und gleichzeitig versuchten Länder des Ostens das kommunistische Gesellschaftskonzept umzusetzen.

Betrachtet man die Europäische Geschichte des 19. und des 20. Jahrhunderts, so wird der Zusammenhang der praktizierten Staatsform und der Entfaltung des individuellen Körpers offensichtlich. Das dahinterliegende Thema ist die Minimierung der Angst durch die Schaffung der größtmöglichen persönlichen Freiheit, die Befriedigung des Bedürfnisses nach Sicherheit, Geborgenheit, zwischenmenschlichem Kontakt, Liebe und Lustempfindung, das Recht, man selbst sein zu dürfen, seinen eigenen Weg gehen, frei denken und handeln zu dürfen.

Das Recht auf Selbstbestimmung hat unser heutiges Verhältnis zum eigenen Körper entscheidend verändert.

8.9.1 Auswirkungen auf die Körperwahrnehmung

Körperkultur zwischen Instrumentalisierung und Befreiung: Die Körperkultur zeigte sich in zwei sehr gegensätzlichen Formen. Einerseits wurde sie durch den Nationalsozialismus instrumentalisiert, indem der gesunde, starke arische Körper als Idealbild und alle anderen als minderwertig galten. Andererseits wurde sie als individuelle Befreiung von gesellschaftlichen Zwängen, von traditionellen Rollen- und Körperbildern, gelebt.

Das Verhältnis des Körpers zur Natur: Nach einer Zeit der rücksichtslosen industriellen Ausbeutung suchte die Lebensreformbewegung ein anderes Verhältnis zur Natur, eine Rückkehr zu einer naturgemäßen Lebensweise, bei welcher der eigene Körper wieder als Teil der Natur gesehen wurde.

Körpertherapien: Wir sind Körperwesen. Der Körper muss ein integrativer Bestandteil jedes therapeutischen Konzeptes sein. Die Körperwahrnehmung ist dabei eine zentrale Ressource. Im Körper manifestiert sich unsere Lebensenergie, unsere Kraft und Kreativität. Hier treten aber auch lebensgeschichtlich entstandene Störungen auf. Das Nichtwahrnehmen und Verdrängen, das negative Bewerten oder Abspalten des Körpers sind krankmachende Verhaltensweisen. Der Körper ist aber auch der Ort der Befreiung von diesen Störungen. Im Heilungsprozess können wir den Körper als das Aufdeckende, das Andere, das Ergänzende, das Kräftigende entdecken und nutzen.

Sexualität: Die Körperkulturbewegung machte die Sexualität zum Thema und definierte sie neu. Die Homosexualität wurde öffentlich thematisiert und dies führte zu ihrer gesellschaftlichen Anerkennung. Frauen machten ihre Bedürfnisse zum

Thema und entwickelten eine aktive Rolle in der Sexualität. Auch Männer sind heute gefordert, traditionelle Rollenbilder hinter sich zu lassen und ihre individuellen sexuellen Bedürfnisse zu entdecken und zu leben.

Reaktion auf die Körperfeindlichkeit der Arbeitswelt: Die Körperkulturbewegung war anfänglich auf die Ober- und Mittelschicht beschränkt. Die Unterschicht hatte um ihr Überleben zu kämpfen und musste in den Fabriken unter harten Bedingungen mit vorgegebenen, repetitiven Bewegungsabläufen arbeiten.

In der Zeit nach dem Zweiten Weltkrieg entwickelte sich die Arbeitswelt weiter, technischer Fortschritt und die Auslagerung von Produktionsprozessen führten dazu, dass die Bewegung mehr und mehr aus der Arbeitswelt verschwand. Als Kompensation entstand in der Freizeit eine Fitness- und Wellnessbewegung.

9 Herausforderungen von heute

Wir leben heute in einer Zeit zwischen Körperkult und Körperfeindlichkeit, in einer Zeit von Leistung und Genuss, aber auch in einer Zeit von Gier und Zerstörung. Wir führen ein Leben mit Vorstellungen, die wir uns im Kopf gesetzt haben oder die uns in den Kopf gesetzt wurden, mit Vorstellungen, die uns körperlich schaden und solchen, die uns guttun. Viele von uns leben ein überkomplexes und überstresstes Leben, welches uns davon abhält, wahrzunehmen, was wir wirklich wollen. Oder wie Alan Fogel (2013, S. 3–4) schreibt: „In den städtisch-technologischen Kulturen, in denen wir heute leben, wird die Wahrnehmung für den Körper, unsere vitale Verbindung zu anderen Körpern und zur Erde, ignoriert oder minimiert. Geschäftige Menschen fokussieren auf das Denken und Tun, statt auf das Fühlen, Sein und Mit-Sein". „In der technologischen Welt zivilisiert sein, heißt, die natürlichen Funktionen des Körpers zu unterdrücken, zu kontrollieren, ..."

In diesem Kapitel wollen wir uns anschauen, wie sich dies auf die verschiedenen Bereiche unseres Lebens auswirkt.

9.1 Entfremdungsprozesse

Entfremdung von unserem Körper heißt: Wir tun und denken nicht das, was uns körperlich guttut. Der Körper und seine Reaktionen sind für uns nicht mehr die Referenz für unser Verhalten (Abbildung 9-1). Es wird uns gesagt, was gut ist für uns. Es wird uns gesagt, was wichtig ist im Leben, bei der Arbeit, in der Freizeit, beim Konsum. Und wir lassen es zu. Unser Verhalten, unser Leben erwächst nicht aus den Fragen „Was will ich?" und „Was brauche ich?". Wir spüren es schon gar nicht mehr. Wir leben in einer Welt, die nicht mehr verbunden ist mit unseren elementaren Bedürfnissen, unserem Wesen, unserem Körper. Was früher die Kirche und die herrschende Gesellschaftsschicht vorgaben, tun heute Marketingabteilungen und Werbeagenturen. Sie sagen uns, was das Leben lebenswert macht.

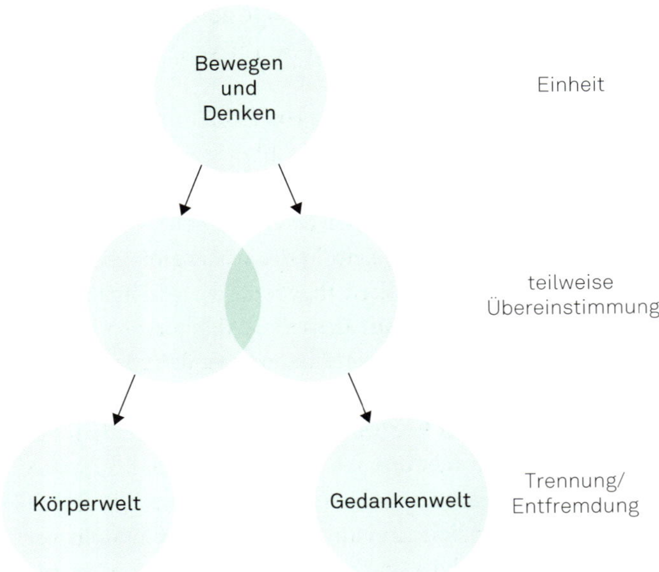

Abbildung 9-1: Gedanken- und Körperwelt haben sich im Laufe der Menschheitsgeschichte voneinander entfernt.

Lenken wir unsere Aufmerksamkeit deshalb für einen Moment auf uns selbst und stellen uns ein paar Fragen:

- Was ist mir wichtig in meinem Leben?
- Welche Bedeutung hat mein Körper für mich?
- Welchen Wert haben die Menschen, die mir nahestehen, für mich?
- Welche Bedeutung hat die Natur, in der und von der ich lebe, für mich?
- Wofür setze ich meine Arbeitsleistung ein? Für mein Leben, das meiner Familie, meiner Gruppe, meinen Konsum, meine berufliche Karriere, meinen Wohlstand, meine Selbstverwirklichung?
- Wenn ich einmal auf meinem Sterbebett liege und auf mein Leben zurückschaue, worauf bin ich dann stolz und was ist mir nicht so wichtig?

Wie körperlich ist unser heutiges Leben, wenn wir es mit jenem unserer steinzeitlichen Vorfahren vergleichen? Das Leben in der Steinzeit war sehr körperlich. Es verlangte Achtsamkeit für den eigenen Körper, die Gruppe und die nährende Natur. Nur so war Leben, ja Überleben überhaupt möglich. Leben bedeutete in Bewegung sein, um Nahrung zu finden, Schlaf- und Schutzplätze zu finden. Und heute?

Wenn wir unseren eigenen Körper nicht mehr spüren, haben wir unsere innere Entscheidungsreferenz verloren.

Arbeit und Konsum: Die Unterscheidung von Arbeit und Freizeit gab es im steinzeitlichen Dasein gar nicht. Sie hat sich menschheitsgeschichtlich erst in den Zeiten der Landwirtschaft und der Industrialisierung entwickelt. Näher betrachtet, beinhaltet sie die Unterscheidung zwischen einer Zeit, in der wir frei sind selbst über unser Verhalten zu bestimmen, und einer Zeit, in der wir unfrei sind, in der wir die Entscheidungsfreiheit über unser Verhalten abgeben – wir arbeiten für unseren Lebensunterhalt, für unseren Arbeitgeber und dessen Geldgeber. Das kann bedeuten, dass wir eine Arbeit verrichten, die uns fremd ist, uns vielleicht sogar widerstrebt. Für diese Fremdbestimmung erhalten wir Geld, um unseren Lebensunterhalt zu bestreiten und unsere vermeintlichen Bedürfnisse zu befriedigen. Vermeintliche Bedürfnisse deshalb, weil wir in der modernen Konsumgesellschaft nicht nur während der Arbeitszeit fremdbestimmt sind, sondern auch in der Freizeit einem Druck ausgesetzt sind, welcher darauf abzielt, unsere Bedürfnisse zu beeinflussen, sie zu manipulieren. Auf diese Weise wird die Freiheit, in unserer Freizeit konsumieren zu können, zu einer vermeintlichen Freiheit.

Nach den entbehrungsreichen Jahrzehnten in der ersten Hälfte des 20. Jahrhunderts folgte nach den beiden Weltkriegen ein langsamer Wandel ins Zeitalter der Konsumgesellschaft, in der das Konsumieren von Waren und Dienstleistungen in der Lebensgestaltung der Menschen, nicht nur jener der Ober- und Mittelschicht, einen hohen Stellenwert gewann. Das Konsumieren dient dabei nicht mehr der Befriedigung von lebenswichtigen Bedürfnissen. Konsumbedürfnisse werden mittels Werbung künstlich erzeugt.

Der Mensch in der Konsumgesellschaft soll sich und seine Bedürfnisse nicht mehr wahrnehmen. Er soll ein manipulierbarer Konsument sein und sich sagen lassen, was ihn glücklich macht. Auf diese Weise entfremdet er sich vom eigenen Körper und verliert den emotionalen Selbstbezug. Spürt er sich selbst nicht, ist er besser steuerbar und empfänglich für die durch die Werbung vermittelte Botschaft, die da heißt: Das Ausleben der Konsumbedürfnisse bedeutet Freiheit. Oder noch prägnanter formuliert und in Anlehnung an Descartes' Satz „Ich denke, also bin ich" lässt sich für das Leben in der Konsumgesellschaft sagen: „Ich konsumiere, also bin ich".

So ist aus dem Konsum ein Überkonsum geworden, ein Konsum über die lebenswichtigen Bedürfnisse hinaus. Haben, anhäufen, verschlingen. Sich im Konsum verlieren, sich nicht mehr spüren, nicht spüren, was guttut und was schadet. Die Wirtschaft muss funktionieren, muss wachsen, Kapital muss Rendite bringen, sonst bricht das ganze System zusammen und wir verlieren unsere Arbeitsplätze, unser Einkommen, unsere Lebensgrundlage. Damit die Wirtschaft immer weiterwachsen kann, müssen immer neue Marktbereiche erschlossen werden. Wo noch kein Konsumbedürfnis besteht, wird ein neues geschaffen. Fragen nach den Grenzen, die uns die Umwelt, das Klima, das Bevölkerungswachstum usw. setzen, werden beiseitegeschoben.

Doch was brauchen wir, um ein gutes Leben zu führen? Wenn uns nicht gesagt würde, was ein tolles Leben ist, wenn wir dies ausblenden könnten und nur auf uns selbst hören würden, wie möchten wir dann leben? Was wäre uns wichtig, was unwichtig?

Von der Unfreiheit der Leibeigenschaft sind wir menschheitsgeschichtlich in der Unfreiheit der Konsumgesellschaft gelandet. Die Welt steht heute wieder an einer Schwelle, an der wir entscheiden müssen, wie es weitergeht. Wirtschaftswachstum und Konsum können nicht weiter den Mittelpunkt unseres Lebens bilden. Die junge Generation muss die Werte ihrer Eltern infrage stellen und bereit sein, neue Wege zu gehen. Denn der alte Weg führt nicht weiter.

Die neue Arbeitswelt: „In den letzten Jahrmillionen der Geschichte unserer Spezies hat nichts unseren Energiehaushalt so stark verändert wie die geringe Anstrengung einer Schreibtischtätigkeit mit elektrisch betriebenen Maschinen." (Liebermann, 2015, S. 276). Früher war die körperliche Leistungsfähigkeit das Kapital des Menschen. Heute ist sie es nicht mehr. Als Folge der Automatisierung und Globalisierung arbeiten in den westlichen Industrienationen 70–80 % der Erwerbstätigen im Dienstleistungssektor. Die menschliche Arbeitskraft wurde größtenteils durch Maschinen ersetzt und Arbeiten mit tiefer Wertschöpfung wurden in Tieflohnländer ausgelagert.

Heute verdient man Geld mit Kopfarbeit oder durch den Besitz von Vermögen. Den Körper als „Arbeitsmittel" brauchen immer weniger Menschen. Unsere Arbeitswelt hat sich von der körperlichen Arbeit zur Büroarbeit und zur Arbeit am Computer gewandelt. Wir bewegen uns nicht mehr bei der Arbeit, erleben unseren Körper nicht mehr als ausdauernden, beweglichen und kräftigen Körper, sondern als sitzenden, bewegungsarmen Körper. Einige kompensieren die Bewegungsarmut bei der Arbeit mit Sport in der Freizeit, viele durch Bewegung in Fitnesscentern. Andere leben auch in ihrer Freizeit bewegungsarm mit entsprechenden Folgen für ihre Gesundheit.

Die Landwirtschaft beschäftigte früher die Mehrzahl der Menschen und verlangte ihnen viel körperliche Arbeit ab: Pflanzen anbauen, pflegen und ernten, Tiere versorgen und schlachten usw. Heute ist auch die Arbeit der Bauersleute bewegungsärmer. Sie fahren Traktor und bedienen Maschinen. Früher war die Landwirtschaft Energieproduzentin, heute ist sie Energieverbraucherin. Unsere primäre Energiequelle ist nicht mehr die aus Sonnenenergie entstandene Nahrung wie vor der Industrialisierung, heute gewinnen wir Energie zu einem großen Teil aus fossilen Brennstoffen.

Während früher der Großteil der Menschen körperliche Arbeit verrichtete und von der harten Arbeit Schmerzen bekam, bekommt heute der meist sitzende Mensch aufgrund seiner Bewegungsarmut körperliche Probleme, schwach entwickelte Muskulatur, Haltungsschäden und eine schlecht entwickelte Bewegungsintelligenz.

Denn wir sind die falsche Maschine für diese Art von bewegungsarmer, kognitiver Arbeit. Computer und computergesteuerte Maschinen können das besser und werden in Zukunft diese Arbeit auch mehr und mehr übernehmen. Diese Entwicklung bedroht Arbeitsplätze, in Zukunft sogar kognitiv anspruchsvolle Arbeitsplätze wie beispielsweise in der Medizin oder der Rechtsprechung.

Stress: Ein anderer negativer Aspekt der Entwicklung zur Konsumgesellschaft ist der Leistungsdruck bei der Arbeit. Ich muss viel Geld verdienen, um viel konsumieren zu können, deshalb muss ich viel arbeiten, viel leisten.

Wir leben heute mit unserem steinzeitlich geprägten Körper in einer Welt, die zunehmend von der digitalen Technologie bestimmt wird. Das verlangt von uns einen Spagat zwischen zwei Welten. Unser Steinzeitdesign ist geeignet für viel körperliche Bewegung und längere Erholungs- und Schlafzeiten. Es verfügt über ein Stresssystem für Lebenssituationen, die Kampf oder Flucht von uns verlangen. Doch unser heutiges Leben ist ein ganz anderes. Wir bewegen uns viel weniger und Kampf- und Fluchtsituationen erleben wir sehr selten. Dafür arbeiten wir viel und unter hohem Leistungsdruck in einem Arbeitsfeld, das oft wenig mit unserer Eigenmotivation zu tun hat. Wir können unsere durch Stress mobilisierten Energien nicht ausagieren, da die Arbeit mit stundenlangem Sitzen verbunden ist und von uns kaum körperliche Bewegung und Leistung verlangt. Dies führt zu Erkrankungen des Bewegungsapparates und des Herz-Kreislauf-Systems, einem angegriffenen Immunsystem sowie psychischen Erkrankungen.

Eine vorübergehende Hektik und eine lange Liste von Dingen, die zu erledigen sind, mögen stressig sein, lösen aber nicht zwingend Krankheiten aus. Denn Stress ist ein persönliches Empfinden, das entsteht, wenn die Balance zwischen äußeren Anforderungen und den zur Verfügung stehenden Ressourcen eines Menschen nicht ausgeglichen ist.

Es gibt also kein allgemeingültiges Maß dafür, was Stress auslöst, und nicht alle empfinden anstrengende Situationen gleich belastend. Gerät die Balance zwischen Anforderungen und Ressourcen nur kurzfristig ins Wanken, kann sich der Mensch gut davon erholen. Schwieriger und auch gefährlicher wird es, wenn Stressoren – wie Arbeitsbelastung, Zeitdruck, Konflikte, belastende Situationen im Privatleben oder gesundheitliche Probleme – über längere Zeit auf uns einwirken und sich überlagern. Eine Umfrage in Deutschland kam zum Schluss, dass sich ein großer Teil der Deutschen am Arbeitsplatz gestresst fühlt. 63 % der Arbeitnehmer:innen empfinden das Stresslevel als hoch oder eher hoch. Auf die Frage nach den Hauptauslösern für

Stress wurden Zeitdruck (48 %) und eine unangenehme Arbeitsatmosphäre (44 %) am häufigsten genannt (Welt.de, 2019).

Ein typisches Krankheitsbild unserer Zeit ist das Burn-out-Syndrom (engl. to burn out = ausbrennen). Es ist ein emotionaler, geistiger und körperlicher Erschöpfungszustand als Folge einer lang andauernden Überarbeitung und Überforderung. Es trifft vor allem Menschen mit hohem Pflichtbewussten, Menschen, die sich einsetzen und die es genau nehmen, mit dem, was sie tun.

> „Ist unsere Aufmerksamkeit erst einmal gefangen in Gedanken, Bewertungen, Anforderungen, Erwartungen und anderen Stressfaktoren, bleibt keine Zeit mehr für uns selbst.“ (Fogel, 2013, S. 1)

Es ist wichtig, eine Arbeit zu machen, die wir gerne machen, bei der wir unser Bewegungsbedürfnis nicht unterdrücken müssen und bei der wir genügend Zeit für Bewegung, Pausen, Regeneration, Essen und Ausscheidung haben. Beim Arbeiten sollten wir nicht über längere Zeit im Stressmodus sein. Zwischendurch dürfen wir durchaus hart gefordert sein, das ist gesund. Aber es sollte kein Dauerzustand sein.

Achten wir auf unseren Körper, können wir frühzeitig erkennen, wenn Stress ungesund ist, etwa wenn

- die Zungenspitze den Gaumen berührt,
- die Atembewegung nicht mehr ins Becken geht,
- sich muskuläre Anspannung im Körper festsetzt,
- wir unserem Bewegungsbedürfnis nicht nachgehen können,
- die Verdauung gestört ist,
- unser Schlaf gestört ist,
- uns dauernd ungelöste Konflikte plagen,
- wir dauernd überfordert sind,
- sich unsere Gedanken nicht mehr beruhigen.

Und wenn sich solche Signale melden, ist es wichtig, das eigene Verhalten entsprechend zu verändern. Das kann heißen, dass wir die Bedingungen, die den Stress verursachen, analysieren, verändern oder lernen, anders mit ihnen umzugehen. Und vor allem, dass wir uns wieder mehr Zeit für uns und unseren Körper nehmen.

Wir können

- die Zunge in den Unterkiefer legen, mit der Zungenspitze die unteren Schneidezähne von hinten berühren, den Unterkiefer nach unten und vorne gehen lassen,
- auf die Atembewegung im Körper achten und tief nach unten bis in den Beckenboden sinken lassen,

- uns viel und vielfältig bewegen,
- uns gesund ernähren, uns Zeit nehmen zum Essen, zum Verdauen und zum Ausscheiden,
- uns Zeit geben für Entspannung und Regeneration,
- genug und tief schlafen,
- Konflikte erkennen und versuchen, sie zu lösen,
- uns vernünftig fordern, aber nicht überfordern.

Bildschirmarbeit: Aktivitäten, die Bewegung, Ausdauer und Kraft fordern, aber auch Zeiten für die Regeneration sollten nicht ausschließlich in die Freizeit ausgelagert werden. Arbeiten Sie deshalb möglichst wenig am Bildschirm und nehmen Sie Ihren Körper bei der Arbeit wahr, blenden Sie ihn nicht aus und geben Sie ihm, wonach er verlangt. Nehmen Sie wahr, wenn sich der Körper unwohl anfühlt, und verhalten Sie sich entsprechend, indem Sie ein körperfreundliches Arbeiten entwickeln, d.h. Bewegungsmöglichkeiten und verschiedene, ergonomisch optimierte Arbeitspositionen schaffen, Pausen machen und sich regenerieren.

Und achten Sie unbedingt auf einen ergonomisch gut eingerichteten Arbeitsplatz. Arbeiten Sie mit einem PC, mit einer Tastatur und mit einem höhenverstellbaren Bildschirm, möglichst nicht mit einem Laptop, da er für längeres Arbeiten ungeeignet ist. Denn der Bildschirm ist zu tief und zwingt uns dazu, nach unten zu schauen. Dabei verspannen sich die Nackenmuskeln. Außerdem ist die Gefahr groß, beim Sitzen zusammenzusinken, was zu Rückenschmerzen führt. Die mögliche Alternative besteht darin, eine zusätzliche Tastatur zu verwenden und den Bildschirm auf Augenhöhe zu platzieren. So lassen sich auch mit einem Laptop ergonomisch gute Bedingungen schaffen.

Stehen Sie bei der Arbeit am Bildschirm möglichst viel, sitzen Sie nicht lange, machen Sie Pausen, um sich zwischendurch zu bewegen. Pflegen Sie physisch realen Kontakt zu anderen Menschen, statt nur per Telefon oder Mail. Die SUVA, die Schweizerische Unfallversicherungsanstalt, hat für Bildschirmarbeitsplätze folgende Regel aufgestellt: maximal 60 % Sitzen, 30 % Stehen und 10 % Gehen. Wer mehr als 60 % vor dem Bildschirm sitzt, läuft Gefahr, sich in Nacken und unterem Rücken zu verspannen, hat am Abend Schmerzen und entwickelt Haltungsschäden. Beachten Sie deshalb die Warnzeichen. Arbeiten Sie nicht weiter, wenn Sie Verspannungen und Schmerzen verspüren, sondern nutzen Sie die Signale des Körpers, um Ihr Verhalten bei der Bildschirmarbeit besser zu gestalten.

Exkurs

So richten Sie einen ergonomisch guten Arbeitsplatz ein

Im Sitzen ist die Stuhlhöhe so eingestellt, dass die Oberschenkel mindestens horizontal, besser jedoch leicht nach vorne abfallend zu liegen kommen. Die Sitzfläche sollte sich entsprechend nach vorne neigen. Moderne Bürostühle lassen sich dynamisch einstellen, d.h., die Sitzfläche ist beweglich und auch die Rückenstütze ist nicht fix positioniert, sondern bewegt sich beim Anlehnen nach hinten (Abbildung 9-2). Haben Sie keinen solchen Stuhl zur Verfügung, sitzen Sie vorne auf der Sitzfläche, sodass nur das Becken, aber nicht die Oberschenkel aufliegen. Dadurch bleiben Becken und Wirbelsäule dynamisch, d.h. in Bewegung. Sie können auch einen Stuhl ohne Rückenlehne verwenden. Auch so laufen Sie weniger Gefahr, bei der Bildschirmarbeit in eine „Bananenhaltung" mit rundem Rücken zu fallen. Die Wirbelsäule ist aufgerichtet, das Becken liegt leicht vor den Sitzbeinhöckern (jene Teile der Beckenknochen, auf denen wir sitzen) auf der Sitzfläche. Die Tastatur befindet sich auf der Höhe der Ellbogen und etwa 20 cm von der Tischkante entfernt. Der Bildschirm steht eine Armlänge entfernt, die Bildschirmoberkante befindet sich auf Augenhöhe. Ist der Bildschirm zu tief, ziehen die nach unten gerichteten Augen den Kopf und die Wirbelsäule nach vorne und unten. Der Nacken wird dabei verkürzt, der Rücken rund.
Einzige Ausnahme: Bei Personen, die eine Bifokalbrille tragen, muss die Bildschirmhöhe so eingerichtet sein, dass sie bei horizontaler Kopfstellung durch den entsprechenden Teil der Brillengläser schauen können.

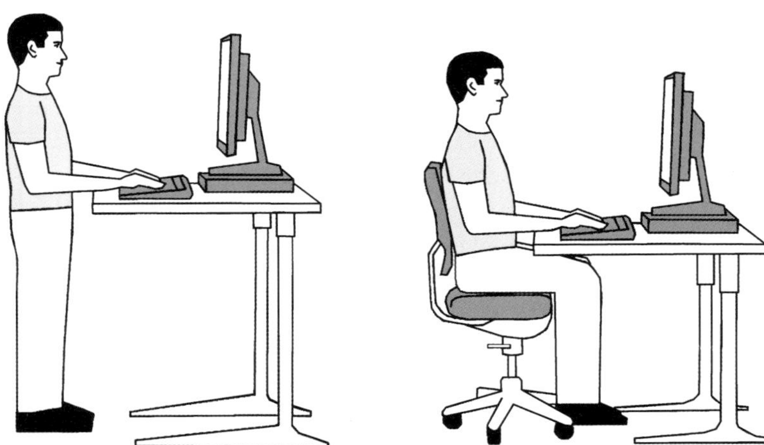

Abbildung 9-2: Die ergonomisch optimale Anordnung an einem PC-Arbeitsplatz. Zu beachten: Den Arbeitsstuhl dynamisch einstellen, sodass die Rückenlehne nach hinten nachgibt und die Sitzfläche beweglich ist und sich nach vorne neigt. Die Arbeitsfläche ist höhenverstellbar, sodass Arbeiten im Sitzen und im Stehen möglich ist.

Eine gute Alternative zum Sitzen am PC ist das Arbeiten am Stehpult (Abbildung 9-2). Die Aufrichtung des Körpers im Stehen ist wesentlich einfacher und weniger anstrengend als im Sitzen. Und der Körper ist im Stehen auch immer etwas in Bewegung. Idealerweise wechselt man deshalb zwischen Sitzen und Stehen ab.

Wir sind für unser Überleben nicht mehr so sehr auf einen gut funktionierenden Körper angewiesen, wie es unsere Vorfahren waren. Wir müssen nicht jagen und sammeln und auch keine Felder bestellen und Tiere versorgen. Wir können ohne uns groß zu bewegen ganz gut überleben. Wir sind eine sitzende Gesellschaft geworden. Aus der Reduktion von Bewegung ist jedoch Bewegungsarmut geworden. Und das Perfide daran ist, dass wir die Folgen nicht sofort spüren, denn sie stellen sich erst mit der Zeit ein, wenn wir 40 oder 50 Jahre alt sind.

Es gilt bei uns sogar als erstrebenswert, sich bei der Arbeit nicht bewegen zu müssen. Zu schwitzen ist äußerst uncool, außer wir tun es in einem Fitnesscenter. Dann ist es sexy. Doch vergessen wir nicht: Wir sind Bewegungswesen. Ergonomisch gute Arbeitsplätze sollten daher keine Orte sein, an denen wir uns stundenlang ohne größere Bewegung aufhalten, sondern Räume, in denen wir uns oft und vielfältig bewegen.

Neben der Nutzung von Computern (PC, Laptop, Tablet) verbringen viele Menschen auch viel Zeit mit ihrem Smartphone, zu Hause, bei der Arbeit und unterwegs – eigentlich immer und überall. Und der häufige Gebrauch des Smartphones hat schädliche Auswirkungen auf den Körper. Da wir beim Gebrauch des Smartphones den Kopf nach vorne und unten bewegen, wirkt ein Mehrfaches des Kopfgewichtes auf den Körper ein. Je weiter wir den Kopf nach vorne beugen, desto stärker wirkt sein Gewicht auf unsere Wirbelsäule ein. Und der Kopf eines Erwachsenen wiegt ungefähr 4,5 kg. Neigen wir unseren Kopf um 60° nach vorne, wirkt also eine Kraft von 27 kg, das Sechsfache Gewicht des Kopfes, auf den Nacken und Rücken (tz.de, 2014). Es ist deshalb wichtig, auf die Kopfstellung zu achten und die Zeit am Smartphone kurz zu halten.

9.2 Ernährung

Nahrungsbeschaffung und -verarbeitung: In der industrialisierten und digitalisierten Welt von heute vergessen wir leicht, dass Nahrung nicht im Supermarkt wächst, sondern in der Natur entsteht. Kinder wissen oft nicht mehr, dass Pommes frites verarbeitete Kartoffeln sind, die von Bauersleuten im Boden gepflanzt und, wenn sie reif sind, ausgegraben werden.

In der Generation meiner Eltern hatten viele Leute noch ihren eigenen Gemüsegarten. Heute sind diese Gärten verschwunden, denn die Grundstücke werden zunehmend mit größeren Gebäuden bebaut, die mehr Wohnraum bieten und größere finanzielle Erträge für die Besitzer generieren. Für einen Gemüsegarten bleibt kein Platz mehr. Es nimmt sich heute auch kaum noch jemand Zeit, um einen Gemüsegarten zu pflegen. Wir kaufen unsere Nahrung im Supermarkt. Und die Entwicklung geht noch weiter: Nahrungsbeschaffung ist heute praktisch ohne Bewegung möglich. Statt einkaufen zu gehen, sitze ich am Computer, wähle dort meine Einkäufe aus und lasse sie mir nach Hause liefern. Ich kann mir auch gleich eine fertig zubereitete Pizza bringen lassen oder ich fahre mit dem Auto zum Schalter des Fast-Food-Restaurants.

Durch all diese Entwicklungen ist das Verhältnis von Nahrungsbeschaffung, Nahrungsaufnahme und Nahrungsbedarf aus dem Gleichgewicht geraten. Nicht nur die Nahrungsmittelherstellung, auch die Nahrungszubereitung brauchte früher viel Arbeit und Zeit. Man stelle sich vor, was es brauchte, bis ein lebendiges Huhn essbar auf dem Teller lag oder bis aus der Hirse vom Feld ein Hirsebrei im Teller wurde. Heute nimmt uns die Nahrungsmittelindustrie die Erzeugung und Zubereitung des Essens ab. Wir können vorgekochtes Essen kurz ins Mikrowellengerät stellen und fertig ist es. Und wir essen heute auch nicht mehr nur, um den Hunger zu stillen. Essen ist zum Konsumerlebnis geworden – viel essen, gut essen, Besonderes essen. Und wir essen auch, um unsere innere Unruhe zu beruhigen.

Übergewicht und Verdauungsprobleme: Übergewicht hat sich daher in Industrieländern zu einem großen Problem entwickelt. Während die Menschen in den Industrieländern noch bis ins 20. Jahrhundert an Hunger litten, besteht heute eher ein Überangebot an Lebensmitteln. Übergewicht und Adipositas (Fettleibigkeit) haben sich in der Schweiz, wie in vielen anderen Ländern, zu einer Volkskrankheit entwickelt. Die Zahl der übergewichtigen Erwachsenen und Kinder ist in den letzten Jahren stark gestiegen. Rund 42 % der erwachsenen Bevölkerung sind übergewichtig, davon sind 11 % adipös, also schwer übergewichtig. Auch Kinder und Jugendliche sind zu rund 15 % übergewichtig bis adipös (Schweizerisches Bundesamt für Gesundheit (BAG), 2022). Der Anteil der adipösen Menschen hat sich innerhalb der letzten 25 Jahren verdoppelt. Bei den Männern ist er von 6 % auf 12 % gestiegen, bei den Frauen von 5 % auf 10 %. Diese Entwicklung ist in sämtlichen Altersklassen zu beobachten (Schweizerisches Bundesamt für Statistik (BFS), 2018).

Genug essen und trinken zu können, ist kein gesellschaftliches Privileg mehr. Gesunde Lebensmittel zu essen vielleicht schon. Zu viel Zucker und Salz, zu viel Fett und Kohlehydrate haben Übergewicht zur Folge. Zu wenig Früchte und Gemüse, zu wenig Vitamine und Mineralstoffe führen zu einer Mangelernährung.

Wir sollten deshalb bewusst darauf achten,

- was wir essen, was wir brauchen, was uns guttut,
- wie viel wir essen und wann wir genug haben,
- wie stark unsere Verdauungsorgane durch die Atembewegung massiert werden,
- wie angespannt oder dynamisch unsere Beckenbodenmuskulatur ist,
- ob wir uns die Zeit und die Ruhe geben, damit sich unser Darm entleeren kann, wenn er das möchte.

Lassen Sie sich nicht nur Zeit zum Essen, sondern auch zum Verdauen und Ausscheiden. Denn unter Stress werden die Därme lahm (Sympathikusaktivität), sie arbeiten nicht. Entspannung (Parasympathikusaktivität) hingegen regt die Verdauung an und entspannt die Schließmuskeln, sodass wir das, was wir oben reingegessen haben, unten verdaut wieder rausflutschen lassen können. Auch die Verdauung braucht ihre Zeit. So liegen etwa Katzen nach dem Fressen stundenlang auf dem Bauch und verdauen.

9.3 Bewegung

Bewegen heißt leben. Solange ich mich bewege, lebe ich. Solange sich in mir die Luft, das Blut und die Verdauung bewegen, lebe ich. Bewegung und Nahrungsbeschaffung waren einst untrennbar miteinander verbunden. Der nomadisierende Steinzeitmensch musste sich bewegen, um sich Nahrung zu beschaffen, um Pflanzen, Früchte, Wurzeln zu sammeln und Tiere zu jagen.

Körperlich passive Mobilität und ihre Folgen: Heute kann ich mich fortbewegen, ohne mich groß zu bewegen. Wir leben in einer Zeit der entkörperlichten Mobilität, d.h., wir lassen uns transportieren, statt uns selbst fortzubewegen. Mit Schrecken habe ich vor Kurzem zwei kleine Jungs beobachtet, die sich mit elektrisch angetriebenen Rollbrettern bewegten. Kleinkinder sitzen stolz in Miniautos mit Elektromotor. Tretroller haben heute selbstverständlich auch einen Motor. Und was bei den Kindern immer mehr Einzug hält, ist bei den Erwachsenen längst zur Selbstverständlichkeit geworden.

Bewegung ist von einem existenziellen Teil des Lebens
zu einer Freizeitbeschäftigung geworden.

Zusätzlich kommt viel und zu langes Sitzen in der Schule, in der Ausbildung, bei der Arbeit und in der Freizeit hinzu. Der Bewegungsumfang schrumpft im Leben des heutigen Menschen mehr und mehr. Hajo Eickhoff (1997, S. 117) schreibt: „Der moderne Mensch lebt auf Stühlen. (...) Der Mensch ist ein Stuhlwesen geworden, das sein ganzes Leben dem Sitzen widmet. (...) Dieses seltsame Wesen lebt mit anderen Stuhlwesen in der Sitzgesellschaft zusammen. Die Sitzgesellschaft (...) formt den Menschen zu einem Sitzkörper, zu einer unbewegten, starren Sitzstatue."

Der durchschnittliche Tag eines deutschen Grundschülers sieht so aus: 9 Stunden liegen (schlafen), 7 bis 9 Stunden sitzen, 5 Stunden stehen. Effektive körperliche Bewegung: 53 Minuten. Kinder, die ganze Nachmittage draußen spielen, sind längst nicht mehr Realität. Viele Kinder sind motorisch auffällig. Schulanfänger können keinen Purzelbaum mehr schlagen. Nur 14 % der Erstklässler schaffen es, eine Minute auf einem Bein zu stehen, 53 % der Jungs erreichen beim Rumpfbeugen nach vorne mit den Händen nicht die Zehenspitzen, bei den Mädchen sind es 33 %. Und das, obwohl Kinder eigentlich doch noch so beweglich sind. Dazu kommt: Bei Kindern, die sich weniger als 45 Minuten pro Tag bewegen, reduziert sich die Knochendichte. Schon 14-jährige Mädchen zeigen deshalb Vorboten von Osteoporose (Eltern.de, o. D.).

Findet Bewegung statt, dann oft isoliert, in einem reglementierten Rahmen wie im Turnunterricht in der Schule oder beim Sport in Vereinen. Freies Bewegen in der Freizeit, beim Spielen, beim Sport, alleine oder in der Gruppe ist selten geworden. In den Städten mit ihrem verdichteten Wohnen fehlt es auch oft an Freiräumen, wo Kinder sich bewegen, ihre Kräfte ausprobieren und Mutproben bestehen können. Ein weiterer Teil des Problems sind die Eltern. Sie sind oft schlechte Vorbilder für ein gesundes Bewegungsleben, denn auch sie bewegen sich in ihrem Alltag zu wenig. Und um ihren Kindern den Weg zu ersparen, fahren die Eltern die Kinder mit dem Auto zur Schule. So fehlt den Kindern die tägliche Bewegung, welche für eine gesunde Entwicklung wichtig wäre.

> Körpergefühl lernt man nicht im Sitzen,
> Körpergefühl entwickelt man durch vielfältiges Bewegen.

Bewegungsmangel ist laut der Weltgesundheitsorganisation WHO die Epidemie des 21. Jahrhunderts, zumindest in entwickelten Ländern. Doch von vielen Menschen wird es immer noch als Fortschritt, ja als Ausdruck des Wohlstandes empfunden, sich nicht bewegen zu müssen. Wohlstandsbedingter Bewegungsmangel in Kombination mit falscher und übermäßiger Ernährung führt jedoch zu Herz-Kreislauf-Erkrankungen, Übergewicht, hohem Blutdruck und Altersdiabetes. Er erhöht somit auch das individuelle Risiko, frühzeitig zu sterben.

„Ein durchschnittlicher Jäger und Sammler legte ... jeden Tag 9 bis 15 Kilometer zu Fuß zurück, heute geht der Durchschnittsamerikaner täglich weniger als einen halben Kilometer zu Fuß, pendelt aber 51 Kilometer pro Tag mit dem Auto." (Liebermann, 2015, S. 277). In der heutigen Lebensweise haben wir die eigene Bewegung sehr stark abgebaut. Das Auto spielt bei dieser Entwicklung eine wichtige Rolle. Es hat dazu geführt, dass wir uns nicht mehr fortbewegen, sondern fortbewegen lassen. Mit dem Auto verbinden wir Gefühle von Komfort, Sicherheit, Mobilität, Bequemlichkeit. Der Besitz eines Autos ist Ausdruck von Wohlstand und Ansehen. Während sich das Leben der Menschen vor der Industrialisierung auf das eigene Dorf, vielleicht noch auf die nächste Stadt beschränkte, ist der Raum, in dem wir uns dank Autos, aber auch mit dem öffentlichen Verkehr und erst recht mit Flugzeugen bewegen, groß geworden – doch es ist eine körperlich passive Mobilität.

Ein Schweizer Politiker meinte am Radio, er strebe an, 20 Minuten pro Tag zu gehen, leider schaffe er dies nicht jeden Tag.

Unser Körper braucht Bewegung: Unser Körper ist für Bewegung geschaffen. Um gesund zu sein und zu bleiben, brauchen wir Bewegung. Doch die moderne digitale Welt bringt alles zu uns: Nahrung, Kleider, Dinge, die wir brauchen oder denken brauchen zu müssen, sogar den (vermeintlichen) Kontakt zu Menschen. Um zu überleben, müssen wir uns nicht mehr bewegen. Dadurch ist der Umfang von Bewegung in unserem Alltag geschrumpft oder zur ausgelagerten Aktivität im Fitnesszentrum geworden.

Doch bei dieser Minimierung der Bewegung haben wir den kritischen Punkt überschritten. Denn, wenn sich ein Mensch zu wenig bewegt, degeneriert sein Körper, entwickelt Symptome der Krankheit und der Deformation. Sich regelmäßig zu bewegen, ist enorm wichtig für unseren Körper. Und regelmäßig heißt, sich täglich (mit einer Regel) und mäßig (fordern, aber nicht überfordern) bewegen. Unser Körper baut sich auf, bis wir etwa 20 Jahre alt sind. In dieser Zeit, der körperlichen Wachstumsphase, ist Bewegung besonders wichtig. Bewegen sich Kinder zu wenig, bauen sie keinen gut funktionierenden Körper auf. Aber auch danach entwickelt sich unser Körper so, wie wir ihn gebrauchen oder eben nicht gebrauchen. Denken wir daran: Unser Körper ist für ein steinzeitliches Leben gemacht. Er braucht Bewegung, Ausdauerleistung und Krafteinsatz, aber auch Zeiten der Ruhe und Regeneration, sonst kann er nicht richtig funktionieren.

Säuglinge und Kleinkinder brauchen so viel Bewegung wie möglich. Ihr natürlicher Bewegungsdrang sollte nicht eingeschränkt werden. Kindergartenkinder brauchen mindestens 180 Minuten Bewegungszeit pro Tag, Grundschulkinder und Jugendliche mindestens 90 Minuten pro Tag mit moderater bis hoher Intensität (Spiegel.de, 2019). Jugendliche ab 16 Jahren und Erwachsene sollten sich mindestens 2,5 Stunden pro Woche in Form von Alltagsaktivitäten oder Sport mit mindestens mittlerer Intensität bewegen (feel-ok.ch, o. D.).

Es gibt keine ewige Jugend, irgendwann verliert man an biologischer Leistungsfähigkeit. Der Rückgang beträgt in der zweiten Lebenshälfte etwa 1 % pro Lebensjahr. Allerdings zeigen Studien, dass regelmäßig aktive Menschen im Vergleich zu inaktiven Menschen gleichen Alters wesentlich fitter sind. Eine aktive Person kann den gleichen Fitnesszustand wie eine 20 Jahre jüngere Person haben. Das ist ein entscheidender Faktor für die Lebensqualität. Außerdem geht es auch um die Frage, ob und wann man pflegebedürftig wird.

Gehen und Barfußgehen: Menschen sind Geh-Wesen. Darum: Gehen Sie viel. Fahren Sie weniger Auto, lassen Sie sich weniger fortbewegen, bewegen Sie sich mehr durch ihre eigene Körperkraft. Gehen ist der Daseinszustand des nomadisierenden Steinzeitmenschen, unserem genetischen Vorgängermodell. Gehen, um Sammeln und Jagen zu können, gehen, um vor Feinden (Tiere oder Menschen) fliehen zu können. Und auch heute noch ist das Gehen unsere elementarste Fortbewegungsform. Denn zum Gehen ist unser Körper, sind wir gemacht. Gehen trainiert unseren Bewegungsapparat, ja unseren ganzen Körper in idealer Weise.

Barfuß zu gehen bringt uns noch einen Zusatznutzen, indem wir in direkten Kontakt zur Oberfläche kommen, die uns trägt. Gehen wird zur Massage von Haut, Muskeln, Sehnen und Bändern der Füße. Doch Barfußgehen verlangt eine Anpassungsphase, denn wir müssen lernen anders, d. h. weicher zu gehen. Wenn wir uns auf diese Erfahrung einlassen, werden wir belohnt mit einer Erstarkung der Fußmuskulatur – mit beweglichen und kräftigen Füßen. Gehen wir draußen, so sind Schuhe mit einer weichen und dünnen Sohle sehr hilfreich.

Unsere Füße sind hochsensible, mit dem ganzen Körper verbundene Körperteile. Die Fußreflexzonenmassage macht sich dies zunutze. Durch Berührung und Ausübung von Druck auf die Füße wirkt sie auf den ganzen Körper ein und kann ein gutes Funktionieren der inneren Organe anregen und unterstützen. Genau dies geschieht auch beim Barfußgehen.

9.4 Atmung

Der ganze Körper atmet. Und von primärer Bedeutung ist dabei die Bewegung des Zwerchfells und die dadurch ausgelöste Bewegung der Atemkapsel, des Raumes zwischen Zwerchfell und Beckenboden. Hinzu kommt die Bewegung des Rippenraumes, in dem sich die Lungenflügel und das Herz befinden. Atmen ist nicht nur Sauerstoffaufnahme beim Einatmen und Kohlendioxidabgabe beim Ausatmen, Atmen bewirkt auch eine rhythmische Bewegung des Körper-Innenraumes und sorgt damit für die Geschmeidigkeit des Gewebes, eine gute Durchblutung, die Zirkulation von Körperflüssigkeit und eine gut funktionierende Verdauung. Daneben ist die Atembewegung auch ein Indikator für die Dynamik der Muskelspannung. Sind wir in einem Körperbereich verspannt, so kann sich die Atembewegung dort nicht ausbreiten. Ist beispielsweise die Muskulatur im unteren Rücken und im Beckenboden verspannt, können wir dort auch keine Atembewegung wahrnehmen. Irgendwo im Bauchraum hört die Atembewegung auf. Ein Grund dafür ist Stress. Denn wenn wir uns unter Druck oder bedroht fühlen, so zieht sich die Atembewegung aus dem Becken- und Bauchraum zurück.

Beckenbodenmuskulatur: Der Beckenboden ist eine wenig bewusste Körperregion. Die Beckenbodenmuskulatur „schließt" den Körper im Becken ab. Aber eben nicht ganz. Denn hier treten Harn und Kot aus, hier finden wir Vulva und Penis und hier erblickten auch die meisten von uns das Licht der Welt. Bei der Geburt eines Kindes werden die Beckenbodenmuskeln der Mutter auseinandergedrückt, um den Kanal für die Geburt zu öffnen.

Frauen sind beim Beckenboden mit dem Thema der Inkontinenz konfrontiert, sei es als Folge des Gebärens oder durch den altersbedingten Verlust der muskulären Elastizität. Bei Männern im fortgeschrittenen Alter meldet sich die Prostata, die baumnussgroße Drüse unterhalb der Blase. Sie vergrößert sich und verengt oder verschließt gar die Harnröhre. Nach einer Operation an der Prostata kann der Schließmuskel undicht sein. Für beide Geschlechter bringt daher ein gesundes Bewusstsein für die Beckenbodenmuskulatur Hilfe bei der Lösung des Problems, das Bewusstsein für die Bewegung der Beckenbodenmuskulatur beim Atmen. Sie sinkt beim Einatmen und steigt beim Ausatmen.

9.5 Sport, Fitness, Schönheit

Sport ist toll. Für viele Menschen ist er ein notwendiger Ausgleich zur bewegungsarmen Arbeit. Wir müssen unseren Körper bewegen, seine Beweglichkeit, Ausdauerfähigkeit und Kraft nutzen, sonst verkümmern diese Fähigkeiten, verkümmert unser Körper. Zusätzlich dient Sport auch dem Abbau von Stresshormonen, die wir in unserem Alltag produzieren, aber mangels körperlicher Aktivität nicht abbauen können. Er hilft uns, unseren Körper leistungsfähig und gesund zu erhalten. Im Zentrum sollte beim Sporttreiben aber die Freude am Wohlbefinden stehen.

Zu viel oder zu einseitiger Sport: Beim Leistungssport kann der positive Effekt des Sports verloren gehen. Denn die starke Leistungsorientierung ohne Sensibilität für den Körper kann uns Schaden zufügen, etwa durch Überforderung im Training oder das Wegdrücken von Schmerzen durch Medikamente. Spitzensportler:innen gehen an ihre körperlichen Belastungsgrenzen und darüber hinaus. Verletzungen gehören daher zum Spitzensport. Wer nicht bereit ist, Verletzungen zu riskieren, hat dort nichts mehr verloren. Spitzensportler:innen führen ein Leben am Limit und sind nach ihrer Karriere oft körperlich gezeichnet bis invalid.

Auch das Training im Fitnesscenter ist kritisch zu betrachten, denn es kann zu einer Diskrepanz zwischen Lebensstil und Körperlichkeit führen – zum künstlich auftrainierten Körper. Nicht das alltägliche Leben mit seinen körperlichen Tätigkeiten formt den Körper, sondern das Training und die ergänzende Zusatznahrung, vielleicht sogar die Einnahme von muskelaufbauenden Medikamenten. Es ist jedoch nur Arbeit an der Körperhülle, mit dem Ziel einen kräftig aussehenden Körper zu haben, ohne körperlich zu arbeiten. Im Vergleich zur Kraft werden dabei die Fitnessbereiche Ausdauer und Beweglichkeit meist viel weniger oder gar nicht trainiert. Hinzu kommt: Wenn der Körper wie eine Maschine trainiert und gewartet, aber nicht gespürt wird, fehlt ihm die körperliche und emotionale Durchlässigkeit, um Empfindungen und Gefühle wahrnehmen zu können.

Für einen gesunden, leistungsstarken Körper sollten wir alle drei Fitnessbereiche trainieren. Gerade Ausdauersport wäre für ein starkes Herz-Kreislauf-System sehr wichtig. Dabei würden auch die angestauten Stresshormone abgebaut. Und die Pflege der Beweglichkeit wäre für ein gutes Körpergefühl und die Vermeidung von Haltungsschäden von großer Bedeutung.

Der Körper als gestaltbares Objekt: Das Thema Männlichkeit und Männerkörper wird heute stark vom Fitnessbereich definiert. Und das Antrainieren eines muskulösen Körpers ist längst nicht mehr nur auf Männer beschränkt. Auch Frauen bringen ihren Körper in Fitnesscentern in Form. Wir leben im Zeitalter der Selbstoptimierung, welches an uns den Anspruch stellt, dass wir an unserer Perfektionierung arbeiten. Dazu gehört auch, dass unser Körper einem Wunschbild entspricht oder zumindest annähernd entspricht. Der Körper wird dadurch zum gestaltbaren Objekt.

Durch den Wechsel von sportlicher Aktivität im Turnverein zu jener im Fitnesscenter sind Fitness und Gymnastik zu einem Business geworden. Es betreibt den Kult um den idealen Körper, den schlanken, aber doch muskulösen Körper, den Traum von Schönheit und ewiger Jugend oder jenen vom allzeit kampfbereiten Körper als Vorstellung von idealer Männlichkeit.

Gerade bei jungen Menschen, welche den sozialen Medien im digitalen Netz großen Wert beimessen, hat das attraktive Außenbild einen hohen Stellenwert. Schon Jugendliche stellen deshalb ihre Ernährung um und treiben exzessiv Sport. Definitiv problematisch wird dieses „Bodyforming“, wenn auch vor Medikamenten und chirurgischen Eingriffen nicht zurückgeschreckt wird. Doch auch mit fortschreitendem Alter nimmt der Bedarf nach schönheitserhaltenden Maßnahmen nicht etwa ab, im

Gegenteil. Der Wahn der ewigen Jugend veranlasst viele Menschen, Frauen, aber immer mehr auch Männer, zu chirurgischen Eingriffen, um sich ein jüngeres Aussehen zu verschaffen. Die Schönheitschirurgie (Brustvergrößerung, Fett absaugen, Falten im Gesicht wegspritzen oder operieren, Lippen aufspritzen usw.) hat sich dank dieses Trends enorm entwickelt.

9.6 Sexualität

Die Vorstellungen von Sexualität sind nicht mehr in starre, traditionelle Bilder eingesperrt. Das schafft Raum, individuell wahrzunehmen, zu spüren und weniger standardisierten Sex zu „machen". Dadurch kann auch ein anderes Rollenverständnis der Geschlechter und ein anderes Verhältnis zum eigenen Körper entstehen.

Sexualität und Fortpflanzung: Die Sexualität erfuhr in unserer Kultur über Jahrhunderte hinweg eine moralische Abwertung und wurde auf die für den Fortbestand der Menschheit notwendige Fortpflanzung reduziert. Die Empfindung von Lust galt als sündhaft und sollte vermieden werden. Dies betraf beide Geschlechter, aber noch stärker die Frauen. Der Mann bestimmte, wann er seine sexuelle Lust stillen und in die Frau eindringen wollte. Die Frau hatte dies als eheliche Pflicht zu erdulden, genauso wie die eventuelle Schwangerschaft und die lebensgefährdende Geburt. Das ist heute zum Glück anders, doch die beschriebenen Altlasten wirken immer noch nach.

Die Entwicklung der Lebensbedingungen in den westlichen Industriegesellschaften des 20. und 21. Jahrhunderts führte dazu, dass die Fortpflanzung nicht mehr ein primäres Lebensziel ist. Die finanzielle Absicherung des Einzelnen erlaubt dies. Es sind nicht mehr unsere Nachkommen, welche unser Überleben in der letzten Lebensphase sichern. Wir tun es selbst durch Einzahlungen in Rentensysteme und die Bildung von Sparkapital. Bedürfnisse wie Sicherheit, Geborgenheit, Anerkennung, Konsum, Selbstverwirklichung sind an die Stelle von Überleben und Fortpflanzung getreten.

Die Geburtenrate ist daher in vielen wohlhabenden Ländern unter zwei gesunken. Die Bevölkerung reproduziert sich damit nicht mehr genügend und nimmt ab. Andererseits ist die Geburtenrate in ärmeren Ländern sehr hoch, was global zu einer Bevölkerungsexplosion und Migrationsbewegungen führt. Die natürliche Verbindung von Sexualität und Kinderkriegen ist in beiden Richtungen aus dem Gleichgewicht geraten, mit zu tiefer und zu hoher Reproduktion.

Selbstbestimmte Sexualität will gelernt sein: Da Sexualität bei uns nicht mehr mit der notwendigen Fortpflanzung verbunden ist, können wir selbst bestimmen, wie wir unsere Sexualität leben wollen. Es gibt keine gesellschaftlich klar vorgegebenen Formen der Sexualität mehr. Vorstellungen wie Sex sein sollte, wie sie vielfach in unseren Köpfen existieren, werden heute von Filmen, Videos und Bildern geprägt, entsprechen aber nicht unbedingt einer lebbaren, realen und genussvollen Sexualität. Insbesondere Pornofilme zeigen ein langweiliges, stereotypes Sexualverhalten.

Die Wahrnehmung von Erregung und Lust muss erlernt werden.

Ein genussvolles Sexualleben ist nicht angeboren, sondern wird ein Leben lang erlernt oder eben auch nicht. Wir sind immer wieder gefordert, uns den neuen Verhältnissen anzupassen, dem Partner, der Partnerin, den körperlichen Veränderungen durchs Älterwerden. Sex und Genuss entstehen im Körper, nicht im Kopf, und verlangen von uns, dass wir uns auf den Moment einlassen (Henning & von Keiser, 2018). Wer sich muskulär anspannt, immer die gleichen Bewegungen macht und dabei auch noch die Luft anhält, wird beim Sex nicht viel spüren. Erst durch die Variation aus Anspannung und Entspannung verteilt sich die Erregung im Körper – mal Gas geben und mal bremsen.

In der therapeutischen Arbeit begegne ich den Folgen des Ausblendens von Geschlecht und Sexualität sehr oft. Es kommt eher selten vor, dass Klientinnen und Klienten ihre Atembewegung bis in die Beckenbodenmuskulatur gehen lassen und diese auch wahrnehmen können, weil ein positiver emotionaler und kognitiver Zugang zum Becken und seinen Organen fehlt. So ist beispielsweise unser Verhältnis zum Mund oder zur Hand ganz anders als zu unserem Becken mit den Geschlechtsorganen und den Öffnungen der Harnröhre und des Darmes.

Die Ausblendung des Beckens aus der Körperwahrnehmung zeigt sich auch deutlich in der deutschen Sprache, im Wort „Scham". Es wird vor allem für unsere primären Geschlechtsteile, Penis und Vulva, aber auch für die Ausscheidungsorgane, den Beckenboden und das Becken überhaupt gebraucht. Die moralische Bewertung für diesen Körperbereich findet ihren Ausdruck auch in Begriffen wie Schambereich, Schambein oder Schamlippen. Die Sexualität ist nicht eine normale Aktivität wie das Essen und Trinken.

Scham verhindert einen freien Umgang mit der eigenen Sexualität. Früher wurden sowohl von elterlicher als auch gesellschaftlicher, insbesondere aber von kirchlicher Seite strenge Maßregeln vermittelt und auch heute sind wir noch weit entfernt von einer frei gelebten Sexualität – trotz der „sexuellen Revolution" der 1960er-Jahre und trotz der großen Präsenz des Themas in den Medien.

Kleine Kinder erleben Lust am ganzen Körper (Schröter & Meyer, 2018). Die Selbstberührung spielt dabei eine große Rolle, denn sie gehört zu einem normalen

Verhältnis zum eigenen Körper und zur eigenen Sexualität. Doch irgendwann im Laufe der Kindheit werden die Genitalien oft zum Tabubereich. Weiße Flecken auf der Körperlandkarte entstehen. Nicht berühren, verbotenes Terrain. Diese Erziehungsanweisungen sind der Ausdruck eines gestörten Verhältnisses zur Selbstbefriedigung, denn sie ist eine normale, gesunde Art gelebter Sexualität. Doch wie der Sex zu zweit gehört sie in einen intimen Rahmen, in einen geschützten Bereich.

Sexualität und Geschlechterrollen: Sexualität ist, und das war auch in der Vergangenheit so, ein soziokulturelles Konstrukt und ein Abbild der gesellschaftlichen Machtverhältnisse. Die Frau war dem Mann lange Zeit untergeordnet und dies hatte auch klare Auswirkungen auf die gelebte Sexualität. Doch das war einmal. Sex ist heute für die Frau dank der Möglichkeiten der Schwangerschaftsverhütung nicht mehr zwangsläufig mit Schwangerschaft, Geburt und Kinderaufziehen verbunden, eine – historisch gesehen – völlig neue Situation mit Auswirkungen auf die Lebensgestaltung der Frauen, ihre berufliche wie auch ihre gesellschaftliche Stellung. Und es eröffnet den Raum für mehr Selbstbestimmung beim Sex. So hat der Lustgewinn als Motivation einen anderen Stellenwert bekommen, indem er ausschließlicher Grund für Sex sein kann.

Wie wirkt sich die neue gesellschaftliche Definition der Frauenrolle auf die Rolle des Mannes und seiner Sexualität aus? Wird nicht auch der Mann durch traditionelle Rollendefinitionen in seinem Wesen eingeschränkt und von sich selbst entfremdet? Bleiben nicht auch ihm Erlebnisräume verschlossen, die zu erleben seinem Wesen entsprechen würde?

Die traditionelle männliche Sexualität ist nicht empfangend und hingebungsvoll. Der Mann erlebt sich nicht durch die Wahrnehmung, sondern durch das Denken und Beherrschen. Sex ist Leistung, ist Beweis der Männlichkeit. Der Mann macht Sex und zeugt Kinder. Gefühle sind weiblich und der Mann hat sie zu verdrängen. Der Machersex hilft ihm dabei. Viele Männer haben alles im Griff und sind dabei emotional leblos. Darum brauchen sie die Frauen, um sich lebendig zu fühlen. Männer sind im Kopf und spüren nicht, was in ihrem Körper abgeht. Das macht einen guten Teil ihrer Sehnsucht, ihrer Sucht nach Sex, nach dem weiblichen Körper aus. Aber genau vor dieser Lebendigkeit haben sie auch Angst (Schröter & Meyer, 2018).

Wie kann der Mann herausfinden, was er will, anstatt sich sagen zu lassen, was er zu wollen habe? Sexualität als ein sich Einlassen auf den eigenen Körper wäre ein neues Konzept – auch für die männliche Sexualität (Henning & Bay-Hansen, 2018). Wenn Frauen das Terrain ihres sexuellen Erleben-Wollens neu abstecken, so ist auch der Mann herausgefordert, seine Bedürfnisse zu überdenken. Und sein neues Verhalten kann nicht einfach die Anpassung an die veränderten Bedürfnisse der Frau sein.

Sexualität könnte ein Erlebnis- und Experimentierraum für beide Geschlechter sein. Männer wie Frauen lösen sich darin von vorgelieferten Vorstellungen, „wie es zu sein habe“, und lassen sich auf ihr individuelles Erleben ein. Das nimmt den Druck weg, einer bestimmten Rolle entsprechen zu müssen, kann Freiräume eröffnen, kann heißen Lebendigkeit statt Leistung, wechselnde Muskelspannung statt Anspannung. Denn Lust kommt mit der Ruhe, Lust heißt dem Körper Raum geben (Henning & von Keiser, 2018).

9.7 Regeneration

In unserem Alltag verlieren wir immer wieder den Zustand des inneren Gleichgewichtes. Wir sind deshalb gefordert, diesen Zustand zu pflegen und immer wieder neu zu suchen. Schaffen Sie sich also Raum und Zeit zur Pflege des körperlichen Wohlbefindens. Finden Sie in diesen Inseln des Wohlseins Ruhe im eigenen Körper und lassen Sie dieses Wohlsein in Ihren Alltag hinauswachsen.

Um über den ganzen Tag maximal produktiv zu sein, macht es Sinn, sich zwischendurch richtig auszuruhen. Müde weiterzuarbeiten, führt nicht zum gewünschten Resultat. Beginnen Sie zum Beispiel damit, sich jeden Tag, vielleicht nach dem Mittagessen, eine Viertelstunde in der regenerativen Rückenlage auf den Boden zu legen und Ihren Körper ungestört wahrzunehmen (siehe Abbildung 10-3, S. 230). Dieses kurze Sich-Hinlegen zwischendurch erfrischt auch den Geist und gibt neue Kraft. Sie vermindern dadurch nicht die Produktivität, sie steigern sie sogar. Am Arbeitsplatz zu sitzen, heißt nämlich noch lange nicht, produktiv zu arbeiten. Das weiß jeder und jede aus eigener Erfahrung.

Schlaf: Vergleichen wir die Schlafgewohnheiten in der Jagd-und-Sammel-Kultur mit jenen des heutigen Menschen, so wird uns eines klar: Wir schlafen zu wenig. So schlafen etwa Amerikanerinnen und Amerikaner gemäß einer Studie aus dem Jahr 2006 durchschnittlich 6,1 Stunden. Im Jahr 1970 schliefen sie eine Stunde und im Jahr 1900 zwei bis drei Stunden länger. Und nur ein Drittel macht heute ein Nickerchen zwischendurch. Hingegen weiß man, dass Menschen in der Jagd-und-Sammel- und in der Agrarkultur ganz andere Schlafgewohnheiten hatten. Die heute lebenden Jäger und Sammler vom Stamm der Hadza gehen um 21 Uhr schlafen und erwachen im Morgengrauen zwischen 6:30 Uhr und 7 Uhr. Um die Mittagszeit schlafen sie zusätzlich ein bis zwei Stunden. Das ergibt bis zu zwölf Stunden Schlaf täglich (Liebermann, 2015).

Unser Leben ist dank künstlichem Licht nicht mehr vom Tag-Nacht-Rhythmus abhängig. Und seit wir mit Fernseher und Computer leben, hat sich die Situation noch verschärft. Sie ermöglichen es uns, die ganze Nacht wach und aktiv zu sein. Doch unser Körper macht das nicht mit. Er braucht einen regelmäßigen Tag-Nacht-Rhythmus.

Auch Stress kann unseren Schlaf stören. Wir haben Mühe mit dem Einschlafen, erwachen häufig während der Nacht oder viel zu früh am Morgen, alles in allem bekommen wir nicht genügend Tiefschlaf. Unsere Schlafqualität entspricht nicht dem, was uns guttun würde. Vielleicht merken wir erst, was ein guter Schlaf ist, wenn wir in den Ferien sind und die Belastungen des Alltags wegfallen.

Wie lange würden Sie schlafen, wenn Sie nicht zu einem bestimmten Zeitpunkt aufstehen müssten? Wie ausgeruht und erholt fühlen Sie sich nach einem ungestörten Schlaf? Vermutlich kennen Sie den Unterschied. Darum: Schlafen Sie lange und gut, d.h. mindestens acht Stunden pro Nacht.

Meditation: Beim Meditieren können Sie die Erfahrung machen, dass etwas in Ihnen drin für Sie arbeitet, ohne dass Sie etwas dafür tun müssen. Sie werden von Ihrer Atmung beschenkt. Und da ist nicht nur die Atmung, da ist auch das Herz, das schlägt, all die Organe, die für den Stoffwechsel sorgen, und das Nervensystem, das alles koordiniert und steuert. Ihr Leben wird von der Aktivität der inneren Organe getragen. Es lebt in Ihnen. Leben ist da, Sie müssen es nicht machen.

Halten Sie inne, lassen Sie Ihre Gedanken wie weiße Wolken am blauen Himmel vorbeiziehen und zählen Sie Atemzüge, von eins bis zehn und beginnen danach wieder bei eins. Lassen Sie die Atembewegung bis in den Beckenboden sinken.

Lernen Sie, sich mit der eigenen inneren Kraft zu verbinden und sich weniger von außen bestimmen zu lassen. Lernen Sie, ruhig zu werden. Meditieren stärkt das Immunsystem und somit die Stressresistenz, denn dank regelmäßiger Meditation steigt der Cortisolspiegel weniger an, was Sie weniger anfällig für Infektionskrankheiten macht.

Setzen Sie sich beim Meditieren vorne auf einen Stuhl – so, dass nur Ihr Becken vom Stuhl getragen wird, die Oberschenkel aber nicht gestützt werden. Die Oberschenkel neigen sich bei richtiger Stuhlhöhe von den Hüftgelenken zu den Knien leicht nach unten. Das Becken liegt leicht vor den Sitzbeinhöckern auf der Sitzfläche. Die Wirbelsäule schwingt sich nach oben unter den Schädel, der von ihr getragen wird. Die Augen schauen nach vorne. Geübte können auch auf einem Sitzkissen sitzen und die Beine übereinanderlegen, entweder im halben oder im ganzen Lotussitz.

Meditation ist aber auch in Bewegung möglich. So wird in der Zen-Meditation neben dem Sitzen auch das langsame Gehen gepflegt. Oder eine weitere tolle Form der Bewegungsmeditation ist das aus China stammende Tai-Chi, ein Bewegungsablauf, der den ganzen Körper miteinbezieht. Indem Sie den gleichen Bewegungsablauf immer wieder praktizieren, kann sich Ihr Denken beruhigen und Ihr Bewusstsein öffnen.

Freizeit: Die Regeneration in der Freizeit sollte einen Ausgleich zu den Belastungen des Berufsalltags bilden. Sie kann durchaus aktiv gestaltet werden, aber eben ohne

Zeitdruck und Leistungsdenken, sollte eher prozess- statt ergebnisorientiert sein und die Freude und den Genuss ins Zentrum stellen (Kaluza, 2007).

Neben sportlicher Aktivität kann ein solcher Ausgleich auch gefunden werden

- beim Spazieren in der Natur,
- im handwerklichen Arbeiten in Haus und Garten,
- beim kreativen Gestalten, musikalisch, visuell oder plastisch,
- im Teilnehmen am kulturellen Leben (Theater, Konzerte, Ausstellungen),
- beim Reisen, Wandern oder auf Radtouren,
- beim Mitmachen in einem Verein,
- in der Pflege von sozialen Kontakten.

Die Freizeitwelt kann als andere Welt zur Arbeitswelt gestaltet werden und so ein Abschalten ermöglichen, einen Ausgleich schaffen und Erholung bieten. Erinnern wir uns an den Tagesablauf von Menschen, die in Jagd-und-Sammel-Kulturen leben. Sie setzen nur wenige Stunden des Tages für die Nahrungsbeschaffung ein, verbringen viel Zeit im Zusammensein in der Gruppe und schlafen sehr viel.

9.8 Umgang mit Medien

Der Medienkonsum nimmt in unserer Kultur ständig zu, und gleichzeitig nimmt die Beziehung zur Natur und zu unserem Körper immer mehr ab. Damit entfernen wir uns von den Grundlagen unserer Existenz. Wenn wir die Welt nur noch als virtuelle Kunstwelt auf einem Bildschirm erleben, lösen wir uns von unserer realen Lebenswelt.

Leben mit dem Computer: Der Dienstleistungssektor ist in den letzten Jahrzehnten sehr stark gewachsen. In der Folge verbringen viele Menschen ihr Arbeitsleben mit digitalen Informationsverarbeitungsgeräten – mit Computern. Vom Schreibstift über die Schreibmaschine sind wir bei Personal-Computer, Laptop, Tablet und Smartphone gelandet. Und die Entwicklung geht weiter. Es kommen laufend neue Anwendungen und Geräte hinzu. Der Computer ist unser Gegenüber geworden. Wir verbringen viel Zeit mit ihm. Und der Computer ist schnell. Wir müssen selten warten, bis er seine Arbeit getan hat. Es ist eher so, dass wir das Gefühl bekommen, er warte immer auf uns. Der Computer beschleunigt die Abläufe des Alltags und er erzeugt Stress.

Der Einsatz von Computern beschränkt sich aber bei Weitem nicht auf den Arbeitsplatz. Wir verbringen auch unsere Freizeit am Computer. Viele Aktivitäten waren in der Vor-Computer-Zeit mit Bewegung verbunden. Heute geht es auch ohne Bewegung, sitzend oder liegend vor dem Bildschirm. So findet heute auch Kommunikation vielfach auf digitalen Kanälen statt. An die Stelle von physisch realem Kontakt zu Menschen ist der virtuelle Kontakt getreten. Ich muss keinen Weg zum anderen mehr zurücklegen. Ich muss zu Hause lediglich ein paar Tasten auf meinem Computer oder Smartphone bedienen und schon bin ich verbunden.

Die Folge: Der Körper steht nicht mehr in realem Kontakt zum anderen Körper. Die Kommunikation von Körper zu Körper, die nonverbale Kommunikation entfällt. Dieser radikale Umbruch in der Art der Kommunikation zwischen Menschen führt zu einer erheblichen Veränderung im gesellschaftlichen Umgang der Menschen miteinander. Vor 30 Jahren mussten sich Menschen noch treffen und viel Zeit miteinander verbringen, um ein Sozialleben aufzubauen. Heute wird ein Austausch über die sozialen Medien gepflegt. Die geteilten Informationen sind aber bruchstückhaft, oberflächlich und für stabile zwischenmenschliche Beziehungen belanglos.

Die virtuelle Welt ersetzt die reale: Das Smartphone ermöglicht es uns, Computertechnologie immer und überall zu nutzen, nicht nur bei der Arbeit, auch zu Hause, unterwegs, beim Spazierengehen, beim Spielen mit den Kindern usw. Unsere Beziehung zur Umwelt, zur Lebenswelt, zu anderen Menschen verändert sich dadurch grundlegend. Die Leute um uns herum sind nicht mehr wichtig. Wichtig ist die Welt, mit der wir über unser Smartphone in Verbindung stehen.

Vor allem Kinder und Jugendliche sind gefährdet, in eine soziale Ersatzwelt zu fallen, ihnen kommt der reale zwischenmenschliche Kontakt abhanden, was sich auf ihre soziale Kompetenz und ihr psychisches Befinden auswirkt. So werden schleichende Vereinsamung, Depressionen und Probleme im Umgang mit der eigenen Aggression beim häufigen Gebrauch von sozialen Medien und Videospielen zur wachsenden Gefahr für das Miteinander der Menschen.

Ich schau aufs Smartphone, vielleicht trage ich auch noch einen Kopfhörer. Ich telefoniere, lese und schreibe, höre Musik, schaue Videos oder game. Ich befinde mich in einer virtuellen Welt, nicht in der realen, sinnlich erfahrbaren Welt, in der Welt, in der sich mein Körper befindet. Visuelle und akustische Reize/Informationen kommen nicht aus der Umwelt, in der ich mich gerade befinde, sondern von einem anderen Ort, vielleicht auch aus einer anderen Zeit, oder kommen sowieso aus einer künstlichen Welt. Etwas zugespitzt lässt sich sagen: Ich bin nicht da, wo ich bin.

Und die Entwicklung geht noch weiter, sie greift auch in unsere Körperwahrnehmung ein. Ich kann auf meinem Smartphone Applikationen installieren, die mir sagen, was mir guttut – Apps zur Selbstoptimierung, z. B. Schrittzähler, Herzfrequenzmesser, Blutdruckmesser, Schlafzeitmesser, Kalorienzähler oder Apps zur Stressanalyse. Statt zu spüren, was ich brauche, sagt mir die App, wie es mir geht und was ich brauche, wie viele Schritte ich machen, wie schnell und wie lange ich rennen muss, wie viel ich schlafen, was und wie viel ich essen muss oder wann ich gestresst bin. Statt mich selbst zu spüren, delegiere ich diese Aufgabe an die App. Sie sagt mir, was ich machen muss, damit es mir gut geht. Was als Unterstützung bei der Gesundheitspflege und der persönlichen Fitness daherkommt, ist eine Absage an die Wahrnehmung des eigenen Körpers.

Immer erreichbar – nie mit sich alleine: Smartphones vermitteln das Gefühl, immer dabei sein zu müssen, in den Chats, auf YouTube, Facebook, Instagram, Twitter, TikTok und so weiter. Wir müssen fotografieren, filmen und mit „Freunden teilen". Alles muss schnell gehen, bleibt deshalb oberflächlich, führt zu einer Reizüberflutung. Googeln statt zu überlegen, in sich hineinzuhören oder andere zu fragen. Wir haben keine Zeit mehr, uns länger und tiefer mit einer Sache zu befassen. Dabei wäre eine Entschleunigung sinnvoll und wichtig. Zeit haben, sich Zeit nehmen, sich selbst und der eigenen Umwelt zu begegnen. Leere zulassen und nicht jeden Moment mit dem Smartphone füllen. Uns öffnen, für das was hier und jetzt gerade da ist, für das im Moment Reale oder für unsere Innenwelt, für das, was in uns hochsteigt, in unser Bewusstsein kommen will.

Früher waren die Menschen noch froh, wenn sie mal zwei Stunden nichts zu tun hatten. Heute löst genau diese Vorstellung Angst aus. Wir fürchten uns vor der Leere, der Zeit, die wir nicht vorherbestimmen. Wir schaffen es nicht mehr, das Leben, das gerade stattfindet, auszuhalten. Wir halten uns selbst nicht mehr aus.

Übers Smartphone sind wir immer erreichbar, für Bekannte und Freunde, aber auch für die Arbeitskollegin, den Chef, der noch etwas von einem will, oder für nervende Werbeanrufe.

Die ständige Angst, etwas zu verpassen,
treibt uns immer weiter in die Abhängigkeit.

Wir sind unterwegs von einem realen zu einem virtuellen Leben. Unser Erleben geht weg von einem körperlichen und sinnlichen hin zu einem primär visuellen und kognitiven Erleben ohne direkten Bezug zur Umwelt, zur Natur, zu Menschen, zu unserem Körper, zu uns selbst.

Oder wie Anna Miller schreibt: „Vielleicht erinnere ich mich irgendwann auch gar nicht mehr an alte Zeiten, an ein verlorenes Gefühl. Verliere mich für ewig im Internet und vergesse irgendwann, was ich wollte und dass ich einen Willen hatte. Ich werde glücklich darüber sein, dass Algorithmen und Geräte mir alle Entscheidungen abnehmen und mir sagen, was ich mag und was ich denken soll, ich muss nie wieder hadern, egal, was ich damit verloren habe an Identität und Zweifel." (Miller, 2021)

9.9 Kleidung, Mode

Was hat Körperwahrnehmung mit Mode zu tun? Sehr viel. Denn Kleider, aber auch Schuhe, Frisuren, Schminke und Schmuck bringen zum Ausdruck, wie ich mich nach außen präsentieren will. Mode kann ich gestalten, kann ich bewusst wählen. Sie wirkt nach außen, aber auch nach innen, sie wirkt auf mich als Träger oder Trägerin. Sie beeinflusst, wie ich mich, wie ich meinen Körper empfinde, wie ich mich bewege, mich bewegen kann.

Kleider schützen unseren Körper vor Witterung, Sonneneinstrahlung, Kälte, Wärme, Nässe, vor Verschmutzung und Verletzungen, aber auch vor den Blicken anderer. Sie dienen andererseits auch dazu, Aufmerksamkeit auf uns zu lenken, durch die bewusste Gestaltung der äußeren Erscheinung eine bestimmte Außenwirkung zu erzielen, indem wir unsere Attraktivität, Schönheit oder gesellschaftliche Stellung zur Schau stellen. Kleider können die Zugehörigkeit zu einer Gruppe, eine Rolle oder einen Rang zum Ausdruck bringen. Sie können auch vereinheitlichen (Uniform) und damit das Individuelle überdecken.

Kleider nehmen Einfluss auf die Bewegungen, indem sie bestimmte Bewegungen besser zulassen (z.B. Sportkleidung, Arbeitskleidung) oder sie unterstützen (z.B. Laufschuhe, Arbeitshandschuhe). Sie können Menschen in ihren Bewegungen aber auch behindern (Minirock, enge Bluse) oder zu körperlichen Fehlhaltungen (Stöckelschuhe) zwingen. Eine Frisur kann Bewegungen behindern, weil man sich nicht frei bewegen kann, ohne dass die Frisur dabei ihre Ordnung verliert.

Kleider nehmen Einfluss auf unsere Selbstempfindung. Sie berühren den Körper, kommunizieren mit dem Körper, geben ihm Informationen, erzeugen ein Körpergefühl: ein Anzug, ein schönes Kleid, ein Sportdress, ein Businessanzug, ein Businesskostüm, ein Überkleid auf der Baustelle oder in der Fabrik. Kleider beeinflussen, wie wir uns in unserem Körper fühlen und sie beeinflussen die Außenwirkung unseres Körpers, was sich wiederum auf unser Selbstbewusstsein auswirkt.

9.10 Älter werden

Spätestens wenn wir älter werden und sich körperliche Degenerationserscheinungen nicht mehr verdrängen lassen, fallen wir definitiv aus dem Idealbild des jungen, schönen und leistungsfähigen Menschen raus. Das Ausblenden der Körperwahrnehmung ist nicht mehr möglich, denn Schmerzen und körperliche Einschränkungen drängen sich in unser Bewusstsein.

Es wird uns klar: Wir haben uns und unseren Körper nicht im Griff. Er durchläuft in unserer Lebensspanne einen Entwicklungsprozess mit einer Auf- und einer

Abbauphase, den wir nur sehr beschränkt beeinflussen können. Wir werden gezeugt, geboren, entwickeln uns, bauen ab und – wir sterben.

> Das Leben ist kein Computerspiel
> mit der Möglichkeit zum Neustart.

Im Alter kommt es zum Abbau des Körpers und seiner Funktionen und in der Folge zum Verlust der Kontrolle über den Körper. Die Lebensgeschichte hat sich im Körper physisch eingeschrieben, hat ihre Spuren hinterlassen. Wir spüren die Folgen von Verletzungen und Krankheiten, die Abnahme der Beweglichkeit, der Leistungsfähigkeit von Herz und Lunge, der Kraft der Muskulatur und der Funktionsfähigkeit der inneren Organe. Die Wahrnehmungsfähigkeit nimmt ab (Sehen, Hören, Körperwahrnehmung), was zu einer Verunsicherung beim Bewegen und in der Kommunikation mit anderen Menschen führt. Der Rückgang der Beweglichkeit schränkt die Bewegungsmöglichkeiten ein und erhöht die Sturzgefahr. Die Angst, zu stürzen und sich zu verletzen, führt ihrerseits zu einer zusätzlichen Verspannung der Muskulatur. Wir werden beim Stehen und Gehen unsicher. Statt nach vorne, schauen wir auf den Boden, was zu einer Krümmung der Wirbelsäule führt.

In Übung bleiben: Wir können den Alterungsprozess durch eine bewusste Gestaltung unseres Bewegungslebens zwar hinauszögern, aber letztlich nicht verhindern. Die Vorstellungen über unseren Körper müssen sich unserem alternden Körper anpassen. Das ist eine der Herausforderungen des Älterwerdens. Mit 60 einen flachen Bauch haben wie ein Teenager, körperlich leistungsfähig sein wie ein 30-Jähriger, aussehen wie eine 40-Jährige entspricht nicht dem natürlichen Lebensprozess. Ein vernünftiger Umgang mit dem Älterwerden bedeutet, dem Lebensalter entsprechende Veränderungen anzunehmen, aber gleichzeitig auch die eigene Lebendigkeit zu pflegen und sich immer wieder herauszufordern. Denn Abbauprozesse sind auch eine Folge davon, dass wir uns im Alter weniger und weniger vielfältig bewegen. Wenn wir nur noch sitzen, verkümmert unsere Muskulatur und auch jene Strukturen in unserem Gehirn, welche für die Steuerung von Bewegungen und die Regulierung des Gleichgewichts zuständig sind. Darum gilt: Use it or loose it. Oder in Deutsch: Brauche sie oder du verlierst sie.

Beispiel

Beweglichkeit
Ein eindrückliches Beispiel für den Erhalt der Beweglichkeit im Alter bot eine Show mit Shaolin-Mönchen, einem buddhistischen Orden in China, der für seine Kampfkunst bekannt ist. Am Anfang der Show traten ein kleiner Junge und ein über 80-jähriger Mann auf. Zuerst präsentierte der Junge ein Gymnastikprogramm, in welchem er durch seine körperliche Geschmeidigkeit und Beweglichkeit beeindruckte. Zum Abschluss zeigte er auch einen Spagat. Danach trat der alte Mann auf. Und er machte die gleichen Übungen wie der Junge. Auch er schloss sein Programm mit einem Spagat ab.

Das Beispiel zeigt uns: Wer seine Beweglichkeit regelmäßig pflegt, kann sie durchaus bis ins hohe Alter bewahren.

9.11 Medizin

„Der medizinische Körper ist vom gelebten Körper getrennt", schreibt Alan Fogel (2013, S. 5) über die heutige Medizin und ihr Verhältnis zum Körper. Menschen machen heute medizinische Gesundheitschecks statt selbst zu spüren, wie es ihnen geht. Sie geben die körperliche Selbstwahrnehmung an die medizinische Diagnostik ab.

Die großen Erfolge der modernen Medizin stehen außer Frage. Im Vergleich zu unseren Vorfahren sind wir weniger ohnmächtig gegenüber Seuchen, Krankheiten und Verletzungen. Man stirbt nicht mehr daran und man lebt länger. Die Medizin hat tolle Diagnose- und Behandlungstechniken entwickelt, die uns nach Krankheiten und Verletzungen wieder gesund werden lassen. Auch ich wäre ohne die moderne Medizin heute bereits tot (entzündeter und perforierter Blinddarmfortsatz) oder einbeinig (schwere, mehrfache Unterschenkelfraktur). Diese Errungenschaften sind super und niemand möchte darauf verzichten.

Der Körper als Objekt: Doch die moderne Medizin hat auch ihre Kehrseite. Sie nimmt Einfluss auf das Leben der Menschen und ihres Verhältnisses zum eigenen Körper. Sie macht den Körper zum Objekt, zum Objekt des Wirtschaftssektors Medizin. Die Medizin fördert den Glauben an die Behandelbarkeit des Körpers. Der einzelne Mensch kann die Verantwortung für den eigenen Körper und seine Gesundheit abgeben. Er kann ihn von der Medizin warten und reparieren lassen – wie ein Auto.

Doch dieses Denkmuster funktioniert nicht. Unser Körper ist untrennbar mit unserem Fühlen, Denken und Handeln verbunden und verwoben. Ihn als Objekt zu behandeln, geht nicht. Meinen Körper habe ich nicht, ich bin mein Körper. Unser

Körper ist kein lebloses Objekt wie ein Auto. Wir leben in, mit und durch unseren Körper. Wir durchleben einen Lebensbogen, wir kommen zur Welt, entwickeln uns, zeugen Nachkommen, verletzen uns, werden krank, werden vielleicht wieder gesund, werden alt und sterben. Das ist unser Leben.

Die Medizin behandelt Auswirkungen von Störungen. Die Frage nach deren Ursachen steht dabei nicht im Zentrum oder ist gar kein Thema. Dabei wäre diese Frage von großer Wichtigkeit. Es wäre wichtig, jede Symptomatik im Kontext des ganzen Körpers, des ganzen Menschen und seiner Lebenswelt zu sehen. Wie kam es zu dieser Störung seiner Selbstorganisation? Wie kann er dabei unterstützt werden, seine Selbstorganisation so zu verbessern, damit die Störung wieder verschwindet und es zu keinen weiteren Störungen kommt?

Medizin als Geschäft: Medizin ist ein Business, ein Wirtschaftszweig mit einer Pharmaindustrie, mit Medizintechnikunternehmen, Krankenhäusern, Kliniken, Ärzten, Pflegepersonal, technischem Personal, Reinigungspersonal usw. Einerseits muss sie Gewinne und Löhne generieren, andererseits ist sie ein durch Krankenversicherungen finanziertes Konsumgut geworden – ein Kreislauf mit der fatalen Eigendynamik immer teurer zu werden. Ich bezahle Prämien, also habe ich das Recht zu konsumieren. Und wie in jedem Business hat auch die Medizin ein Interesse am Konsumbedürfnis der Menschen, denn das steigert ihren Gewinn. Und dieser Wirkmechanismus hat Auswirkung auf unser Gesundheits- und Körperverständnis. Er führt zum Verlust an Kompetenz für das eigene Wohlbefinden, die eigene Gesundheit schauen zu können.

10 Die Körperwahrnehmung nutzen

10.1 Mit dem Körper in Kontakt

Die Art, wie wir fühlen und denken, wird davon beeinflusst, wie wir mit unserem Körper umgehen. Denn wir nehmen uns und unsere Umwelt durch unseren Körper wahr und die in ihm abgespeicherten Lebenserfahrungen beeinflussen unser Fühlen und auch Denken, wenn sie es nicht gar bestimmen. Luc Ciompi (2016) bringt es sehr klar auf den Punkt. Die Wurzeln des Denkens liegen in unserem Körper. Es gibt kein vom Körper losgelöstes Denken. Und: Denken entsteht immer aus der individuellen Lebensgeschichte heraus.

Die Wahrnehmung unseres Körpers muss Teil unseres normalen, alltäglichen Fühlens, Denkens und Handelns, unseres Lebens sein. Denn mit einer gut entwickelten Körperwahrnehmung können wir bewusster mit uns und unseren Reaktionen auf die Umwelt umgehen, unsere Verhaltensmöglichkeiten in ihrer Beschränkung erkennen, sie aber auch erweitern und damit auch die Funktionsfähigkeit des Körpers verbessern.

Der körperliche Zugang zu Selbstentwicklungsprozessen ist sehr effizient. Die Prozesse werden dadurch nicht nur gedacht, sie werden in unserem Körper auch vollzogen, sind dort wahrnehmbar und stehen in Interaktion mit unserer Umwelt. Sie verändern unseren Körper sowie unser Fühlen und Denken tiefgreifend und nachhaltig. Denn der Körper bietet uns auch Zugang zu unbewussten und verdrängten Seiten unseres Wesens. Er tritt unserem Bewusstsein als das Aufdeckende, Herausfordernde, aber auch Heilende gegenüber.

Eine gut entwickelte Körperwahrnehmung bringt uns

- ein stärkeres Wohlbefinden im eigenen Körper. Sie lässt uns erkennen, wenn die Funktionsfähigkeit unseres Körpers gestört ist, und weist uns den Weg, wie wir uns von dieser Störung befreien können. Wir gelangen so zu mehr Selbstkompetenz in der Pflege von Gesundheit und Leistungsfähigkeit unseres Körpers.
- ein waches, intensives Dasein im Moment. Indem wir unseren Körper im Raum auf- und ausrichten, öffnen sich unsere Sinnesorgane für unsere Umwelt, die Atembewegung durchfließt die Innenräume des Körpers und wir können uns mental von einengenden Gedanken und Gefühlen lösen.

- ein Wahrnehmen der nonverbalen zwischenmenschlichen Kommunikation, d. h. der eigenen Körperreaktionen im Zusammensein mit anderen Menschen. Wir können unseren Körper als Referenzsystem für unsere Entscheidungen nutzen. Das gibt uns mehr Klarheit und führt zu einem authentischen Verhalten, indem wir uns besser spüren, unsere Bedürfnisse wahrnehmen und uns entsprechend verhalten können.
- mehr Stressresistenz und damit mehr Unabhängigkeit und Freiheit gegenüber unserer Umwelt, eine niedrigere Angstbereitschaft, d. h. ein angstfreieres Leben. Wir bleiben auch in bedrohlichen Situationen ruhiger und gelassener.
- die Erfahrung von Wachstum als Ausdruck der eigenen Lebendigkeit. Wir erkennen Herausforderungen und können Ziele anstreben und erreichen.

Ein anderes Selbstkonzept: Unser Körper ist unserem Bewusstsein ein Gegenüber. Wenn wir an einer Veränderung unserer Haltungen und Bewegungen arbeiten, kann es sein, dass unser Körper anders reagiert, als wir es erwartet haben. Und wir wissen auch nicht im Voraus, welche Wirkung diese Veränderung auf unser Fühlen und Denken haben wird. Wenn wir Abbildung 10-1 betrachten, wird klar, wie eingebunden wir mit unserem Körper sind. Auf der einen Seite steht unser Bewusstsein, welches in Interaktion mit den körperlichen Prozessen steht und auf der anderen Seite interagiert unser Körper mit der Umwelt, in der er sich bewegt.

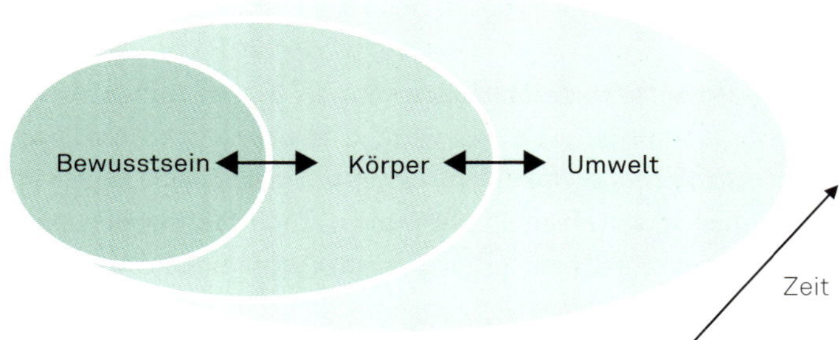

Abbildung 10-1: Bewusstsein – Körper – Umwelt.

Unser Körper ist unser materieller Erlebnisraum. Der Körper ist das Subjekt, er ist nicht das Andere, das Objekt. Empfinden, wahrnehmen, fühlen und denken – das alles macht unser Körper. Uns als entscheidendes Subjekt dem Körper entgegenstellen, ihn zum Objekt unseres Denkens und Handelns machen, geht nicht, ist falsch gedacht. Denn es ist eine Illusion zu glauben, das bewusste Ich sei vom Körper unabhängig oder sei nur im Gehirn verortet, sei dort der Chef und somit auch der Chef über den ganzen Körper. Lebt man mit dieser Vorstellung, will man die Rolle des Körpers nicht wahrhaben.

Umgekehrt gefragt: Was ist die Rolle des Bewusstseins? Gibt es ein sich frei entscheidendes Ich? Eine alte Frage. Im Mittelalter betrachtete man das Leben als Schicksal, als Teil des göttlichen Planes. Nach der Zeit der Aufklärung glaubte man an die Idee des sich frei entscheidenden Ichs. Man lehnte sich gegen den Schicksalsglauben auf und zelebrierte das freie Ich – den Individualismus. Und heute sind es die Neurowissenschaften, welche dem sich frei entscheidenden Ich wieder einen kleineren Platz beimessen. Denn bei der Verhaltenssteuerung ist das emotionale Erfahrungsgedächtnis, das aus unserer Lebensgeschichte entstandene emotionale Bewertungssystem in unserem Gehirn (Roth, 2007), viel mächtiger als unser Verstand. Denn die Lebenserfahrung, unsere eigene und durch die Gene auch jene unserer Vorfahren, nimmt entscheidend Einfluss auf unser aktuelles Verhalten.

Und um die Fragestellung noch zu erweitern, können wir uns fragen: Wird unser Verhalten, also unser Denken, Fühlen und Handeln durch unser Gehirn oder unseren Körper gesteuert?

Wir können zwischen zwei Selbstkonzepten unterscheiden:

- *Konzept 1:* Das Gehirn steuert den Körper. Der Verstand hat die Gefühle im Griff. Ich denke, wie ich bin, wie ich sein will oder sein sollte. Ich habe ein gedankliches Selbstkonzept. Ich will so sein, will das werden und das haben. Ich vollziehe mein Leben nach meinen gedanklichen Vorgaben, nach meinem Plan, meinen Vorstellungen.
- *Konzept 2:* Der Körper, inklusive Gehirn, ist mein Empfindungs-, Referenz-, Impuls-, Entscheidungs- und Handlungssystem. Der Körper ist das materielle Wirkungsfeld meines Lebensprozesses und gleichzeitig ist er die Basis meines Seins. Ohne den Körper gäbe es kein denkendes und fühlendes Ich. In meinem alltäglichen Verhalten kann ich beobachten, welche Körperreaktionen mein Denken und Handeln auslösen, wie mein Körper auf mein Selbstbild, meine Werthaltungen, Leistungserwartungen, mein Verhalten, mein Zusammensein mit anderen Menschen reagiert.

Dieses zweite Selbstkonzept erdet mich, bringt mich in Verbindung zu meinem materiellen Dasein – meinem Körper in seiner Umwelt.

10.2 Den Kontakt zum Körper verlieren

Beispiel

Ich erinnere mich an einen Moment in meiner Kindheit. Ich hatte einen Papierkorb mit einem farbigen Muster betrachtet und mir wurde bewusst, dass ich diesen Papierkorb nie mehr so erleben werde wie in diesem Moment. Es war der Abschied von einer bestimmten Art der Wahrnehmung. Ich weiß nicht, was sich in diesem Moment verändert hatte. Ich vermute, es hatte etwas mit der Unmittelbarkeit der Wahrnehmung zu tun. Mit der Fähigkeit, ein Objekt auf mich wirken zu lassen, ohne es gedanklich einzuordnen.

Der gedachte Körper: Als Erwachsener kann es mir passieren, dass ich die Objekte in meiner Umgebung gar nicht mehr erlebe, gar nicht mit ihnen in unmittelbaren Kontakt komme, sondern dass meine Wahrnehmung von vorfabrizierten Vorstellungen dominiert wird. Ich erlebe den Baum nicht, sondern sehe das Bild, das ich mir in meinem Gehirn von diesem Baum produziert habe.

Das Gleiche passiert uns auch mit der Wahrnehmung des eigenen Körpers. Sie verändert sich im Laufe der Kindheit von einem unmittelbaren Empfinden hin zu einer Verbindung aus Vorstellung und Empfindung, bis es schließlich zu einer Überformung der Empfindung durch die Vorstellung kommen kann. Es vollzieht sich ein Übergang vom gefühlten zum gedachten Körper.

Die meiste Zeit ist es nicht notwendig, dass wir unseren Körper bewusst wahrnehmen, denn normalerweise geschieht die neuronale Verarbeitung somatosensorischer Informationen unterhalb unseres Aufmerksamkeitsradars. Sie werden in unserem Nervensystem erfasst, verarbeitet und zur Steuerung unseres Körpers genutzt, ohne dass wir ihn bewusst wahrnehmen. Doch wenn es der Zustand des Körpers erfordert, beispielsweise wenn er schmerzt, wenn eine Bewegung ungewohnt ist oder wenn es die äußere Situation erfordert, drängt sich die Körperwahrnehmung ins Bewusstsein. Wir können uns aber auch bewusst entscheiden den Körper wahrzunehmen. Da die Verarbeitungskapazität unseres Arbeitsgedächtnisses jedoch sehr beschränkt ist, steht die Körperwahrnehmung in ständiger Konkurrenz mit anderen möglichen Bewusstseinsinhalten, anderen sensorischen Informationen, Emotionen oder Gedanken und rutscht uns deshalb immer wieder weg. Um die Körperwahrnehmung im Bewusstsein zu behalten, müssen wir unsere Aufmerksamkeit mit einer klaren Entscheidung auf den Körper richten und dort belassen.

Um dies zu können, muss die Körperwahrnehmung eingeübt und im alltäglichen Verhalten integriert werden. Denn viele Menschen haben große Mühe bei der Wahrnehmung ihres Körpers. Und es fehlt ihnen schwer darüber zu sprechen. Auf die Frage „Wie nehmen Sie Ihren Körper wahr?“ antworten sie: „Ich weiß es nicht, schwierig zu sagen." Sie haben keine Übung in der Empfindung ihres Körpers und haben keine Worte, um diese Empfindungen auszudrücken.

Es stellen sich daher Fragen: Wurde und wird in der Familie, im sozialen Beziehungssystem über den Körper und die Körperwahrnehmung gesprochen? Gibt es da eine Körperwahrnehmungssprache, Worte, um Körperempfindungen ausdrücken? Für welche körperlichen Bedürfnisse gibt es eine Sprache und für welche nicht?

Zu welchem Zweck, in welchem Kontext wird der Körper wahrgenommen? Gibt es eine Körperkultur, und wenn ja, welche, eine Pflegekultur, Genusskultur, Leistungskultur, Arbeitskultur, Sportkultur, Angstkultur oder militärisch geprägte Kultur? Welche Auswirkung hat diese Kultur auf die Körperwahrnehmung? Wie wird der Körper bewertet, positiv, wichtig, genussfähig, schön, attraktiv, sportlich, kräftig oder negativ, unwichtig, störend, unschön, schmerzhaft? Was sind seine Funktionen, ist er ein Arbeitskörper, Soldatenkörper, Sportkörper, Schönheitskörper, Verführungskörper oder Gebärkörper?

Der störende Körper: Erwachsene Menschen laufen Gefahr, die Wahrnehmung des Körpers zu verlieren. Er wird dann zu einem abwesenden Körper, den wir nur noch wahrnehmen, wenn uns Schmerzen oder Unwohlsein dazu zwingen. Und dann sind wir froh, wenn diese Phänomene möglichst schnell wieder verschwinden. Wir sind sogar bereit, diese Wahrnehmung durch die Einnahme von Medikamenten wegzudrücken oder erwarten vom Arzt oder der Ärztin eine schnell wirkende Behandlung. Wir pflegen zu unserem Körper eine ähnliche Beziehung wie zu unserem Auto. Toll, wenn es funktioniert und wenn etwas kaputt geht, dann ab in die Werkstatt damit.

Solange der Körper problemlos funktioniert, muss man ihn nicht wahrnehmen, nicht über ihn sprechen. Dieses Denken kann dazu führen, dass wir unseren Körper nur wahrnehmen und über ihn sprechen, wenn sich ein Mangel, ein Unwohlsein, Schmerzen oder eine andere Beeinträchtigung melden. Der Körper wird dann als störender Körper wahrgenommen, als ein in der negativen Empfindung anwesender Körper.

Gerade bei der Arbeit kann er als störend wahrgenommen werden. Denn körperliche Beschwerden können uns daran hindern, unseren gewohnten Arbeitsalltag zu bestreiten. So können sich beispielsweise bei der sitzenden Arbeit am Bildschirm muskuläre Anspannung oder gar Schmerzen im Nacken und im unteren Rücken melden. Der Körper will nicht mehr sitzen. Er will sich bewegen oder er will sich hinlegen. Als Folge davon verengt sich das Denken, die Kreativität entschwindet. Wir können diese Signale aber ausblenden und trotzdem weiterarbeiten. Der Körper wird zum disziplinierten Körper, der eine Rolle, eine Aufgabe zu erfüllen hat. Er soll dabei nicht wahrgenommen werden. „Ich bin ein harter Hund", „Ich bin kein

Weichei“, solche und ähnliche Sprüche sind der Ausdruck von Körperfeindlichkeit, sei sie durch die Familie, die Arbeit, den Sport oder das Militär geprägt.

Im Gegensatz zu Menschen mit einer gesunden Leistungsbereitschaft, die auch mal harte Zeiten durchstehen und schwierige Aufgaben meistern, dabei aber einen bewussten und sorgfältigen Umgang mit ihrem Körper pflegen, gehen Menschen mit einem disziplinierten Körper über die eigenen Schmerz- und Leistungsgrenzen hinaus, blenden das Körperempfinden aus, um Ziele zu erreichen oder Anweisungen zu befolgen – eine selbstzerstörerische Leistungsbereitschaft.

Der verdrängte Körper: Eine zu hohe und andauernde Leistungsbereitschaft, aber auch Herausforderungen durch schwierige Lebenssituationen, führen dazu, dass wir mit unserem Körper nicht liebevoll umgehen, wir verdrängen die Körperwahrnehmung, verlieren den Kontakt zum Körper. Ist unsere Aufmerksamkeit durch den stressigen Alltag erst einmal in Gedanken, Bewertungen, Anforderungen, Erwartungen und anderen Stressfaktoren gefangen, bleibt keine Zeit mehr für uns selbst (Fogel, 2013). Die Körperwahrnehmung kommt also durch andere Bewusstseinsinhalte unter Druck, wird von ihnen verdrängt und schließlich ausgeblendet. Das Denk- und Wahrnehmungsvermögen wird eingeschränkt. Menschen können unter diesen Bedingungen Stresssymptome wie muskuläre Verspannungen, Schlafstörungen, Essstörungen, aber auch Erkrankungen des Herz-Kreislauf- und des Verdauungssystems oder Bandscheibenvorfälle entwickeln.

Darum lohnt es sich, sich Zeit zu nehmen und Fragen zu stellen: Existiert mein Körper in meinem Bewusstsein? Wann und wie meldet er sich? Welche Körperempfindungen habe ich: neutrale, positive oder negative, angenehme oder unangenehme? Nehme ich mir im Alltag Zeit, um meinen Körper wahrzunehmen und zu pflegen? Richte ich mein Verhalten nach meinem körperlichen Wohlbefinden aus?

Spüre ich, wenn sich Emotionen in meinem Körper manifestieren, das Herz vor Glück hüpft, sich ein wohliges Gefühl im Bauch ausbreitet, mir der Ärger auf den Magen schlägt, Angst die Beine zittern lässt? Spüre ich, wenn ich Hunger habe, müde bin, mir kalt oder warm ist, ich aufs Klo muss, Schmerzen habe, Lust nach Nähe, Zärtlichkeit oder Sex habe?

10.3 Zur Körperwahrnehmung zurückfinden

Wir sind es gewohnt, warnende Signale des Körpers zu ignorieren und sie gleich wieder aus unserer Aufmerksamkeit rauszuschieben. Wahrscheinlich bereits in unserer Kindheit, ganz sicher aber im Schul- und Arbeitsalltag haben wir gelernt, solche Signale als Störungen zu betrachten. Denn ruhig zu sitzen, Bewegungsimpulse zu unterdrücken und die Körperwahrnehmung auszublenden, gehört zu den Sozialisierungsaufgaben unserer Kultur.

Die Körperwahrnehmung muss auch gar nicht konstant in unserem Bewusstsein präsent sein. Die meiste Zeit leben wir ganz gut, ohne unseren Körper wahrzunehmen. Doch sie soll – wenn nötig oder wenn wir dies wollen – in unser Bewusstsein treten können. Und wir sollten mit einem entsprechenden Verhalten auf die gemachten Wahrnehmungen reagieren können, beispielsweise aufstehen und ein paar Schritte gehen, wenn wir lange gesessen sind und der untere Rücken schmerzt, die Atembewegung im Bauch-/Beckenraum wieder zulassen, wenn wir sie blockiert haben, oder die Schultern wieder sinken lassen, wenn wir sie hochgezogen haben.

Wir sollten Körperempfindungen auch als Körperreaktionen, als Ausdruck unserer Emotionen verstehen und konstruktiv für unser Verhalten nutzen können, z. B. als wichtigen Informationskanal in der nonverbalen Kommunikation.

Doch wie integrieren wir die Körperwahrnehmung in unseren konkreten Lebensalltag? Wie gelingt es uns, bei all den Anforderungen des Alltags ein Bewusstsein für den eigenen Körper zu pflegen?

Dem Körper Zeit widmen: Um die Gewohnheit des Nichtwahrnehmens zu verändern, sollten wir uns im Alltag regelmäßig Zeit nehmen, um auf die Körperwahrnehmung zu achten und sie einzuüben. Wir können im Alltag immer wieder Pausen machen – im Stehen, im Sitzen oder im Liegen – und nur auf die Körperwahrnehmung achten. Welche Signale des Körpers, welche emotionalen Körperreaktionen, welche Störungen, Gefühle des Unwohlseins, muskuläre Anspannungen, Schmerzen kommen uns da ins Bewusstsein? Welche weißen Flecken auf der Körperlandkarte können wir entdecken und erforschen? Auf diese Weise können wir die Körperwahrnehmung weiterentwickeln und differenzierter machen. Sie wird so mit der Zeit zu einem Teil der normalen Aufmerksamkeit.

Körperbereiche, für welche sich eine Entdeckungsreise besonders lohnt, sind: Atemraum (Brust, Bauch, Becken), Mundraum, Augen, Rücken, Nacken, Schultern, Beckenboden, Beine und Füße. Wissen über die Anatomie und die Physiologie des Körpers hilft uns zu verstehen, was wir wahrnehmen. Erhält die Körperwahrnehmung auf diese Weise in unserem Bewusstsein mehr Präsenz, gibt sie uns wertvolle Informationen für eine gute Selbstorganisation, für unser Bewegen, Fühlen und Denken.

10.4 Alexander-Technik

F. M. Alexander (1869–1955) hat eine Methode entwickelt, welche die Aufmerksamkeit für den eigenen Körper mit der erfolgreichen Bewältigung der Aufgaben des Lebensalltags verbindet (Alexander, 1985, 2001, 2006; Mühlebach, 2018). Die Instrumente der Methode sind einfach: Innehalten, Wahrnehmen und sich mentale Anweisungen geben. Damit verbunden sind Erkundungstouren durch die eigene Selbstorganisation. Wie funktioniere ich? Welche Gewohnheiten oder sagen wir besser, welche neuronalen Programme steuern meine Bewegungen, meine muskulären Spannungsmuster, meine Reaktionen auf die Umwelt, mein Denken und Fühlen? Gefolgt von den Fragen: Will ich, dass meine gewohnten Programme mein Verhalten weiterhin steuern, oder möchte ich andere, neue Programme, solche, die mein Wohlbefinden steigern und meine Entfaltungsmöglichkeiten erweitern?

Die Alexander-Technik ist ein Prozess der Selbsterforschung und Selbstentwicklung, durch den Sie sich von einer Therapeutin oder einem Therapeuten begleiten lassen können. Sie lernen Ihren Körper wahrzunehmen, in Ruhe, in Bewegung und in alltäglichen Aktivitäten. So erkennen Sie Störungen, entdecken aber auch das Entwicklungspotenzial in Ihrer Selbstorganisation. Sie experimentieren mit neuen Steuerprogrammen und wenn Sie diese positiv erleben, integrieren Sie sie in Ihre Selbstorganisation.

Wie wir bereits gesehen haben, entsteht die Körperwahrnehmung in zwei Stufen. Zuerst kommen somatosensorische Informationen und deren emotionale Bewertung als Körperempfindungen ins Bewusstsein, dann verarbeiten wir sie mithilfe unserer Erinnerungen und Vorstellungen zu Körperwahrnehmungen, die wir dann auch sprachlich zum Ausdruck bringen können. Körperwahrnehmung einüben heißt deshalb zuerst einmal, Körperempfindungen ins Bewusstsein kommen zu lassen. Dies wird in der Alexander-Technik zuerst in einfachen Positionen und Bewegungen wie im Liegen in der regenerativen Rückenlage (siehe Abbildung 10-3, S. 230), im Sitzen und Stehen oder beim Hinsetzen und Aufstehen eingeübt. Später kommen Aktivitäten wie Gehen, Sehen, Sprechen, Bällewerfen und -fangen hinzu, bevor es dann um den Transfer in den Alltag mit Bewegungen und Aktivitäten aus dem Alltag, dem Berufsleben, der Freizeit oder dem Sport sowie um die zwischenmenschliche Interaktion oder den Umgang mit Stress geht.

Von großer Wichtigkeit sind dabei die Reflexion und der verbale Austausch über die gemachten Erfahrungen. Durch diesen Verarbeitungsschritt werden die Körperempfindungen zu Wahrnehmungen und im bewussten Gedächtnis abgespeichert. Somit sind die in der therapeutischen Arbeit entstandenen neuen neuronalen Bewegungsprogramme später im Alltag wieder abrufbar. Indem Sie sich vertieft und längere Zeit mit einem bestimmten Körperbereich beschäftigen, somatosensorische Informationen in Ihr Bewusstsein holen und sich zusätzlich anatomisch-physiologisches Wissen über diesen Bereich aneignen, wird Ihre Wahrnehmung differenzierter. Sie beginnen Dinge wahrzunehmen, die Sie zuvor nicht oder nur undeutlich wahrgenommen haben.

10.5 Körperorientiertes Selbstmanagement

Der Körper ist das Gegenüber unseres Denkens. Er ist materiell, mit den Sinnen erfassbar und daher einfacher zu beobachten als das Denken. Weil der Körper aber immer mitdenkt oder auf das Denken reagiert, beobachten wir, wenn wir den Körper beobachten, indirekt auch unser Denken.

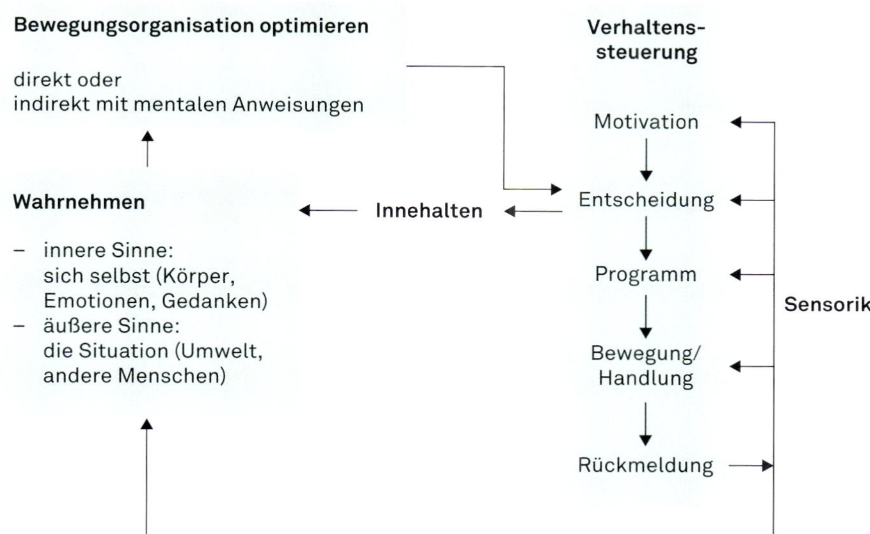

Abbildung 10-2: Die bewusste Veränderung der Verhaltenssteuerung.

Der zeitliche Ablauf unseres Verhaltens lässt sich in fünf Schritte aufteilen und untersuchen: Motivation (emotionales Erfahrungsgedächtnis), Entscheidung (präfrontaler Kortex), Programm (motorischer Kortex), Bewegung/Handlung (Bewegungsapparat) und Rückmeldung (Sensorik).

Das Diagramm (Abbildung 10-2) zeigt, wie sich die Verhaltenssteuerung mit der Alexander-Technik bewusst wahrnehmen und verändern lässt. Die Mittel dazu sind:

- das Innehalten bei der Verhaltenssteuerung
- das Wahrnehmen des eigenen Körpers, der eigenen Emotionen und Gedanken sowie das Wahrnehmen der Situation, in der wir uns befinden

- die Optimierung der Selbstorganisation durch das direkte Verändern von Bewegungen und Haltungen sowie das indirekte Verändern durch mentale Anweisungen

Bei Störungen der Selbstorganisation meldet sich der Körper in unserem Bewusstsein. Er entwickelt ein Symptom. Beispiele: Der Nacken schmerzt, der Rücken tut weh, die Kiefermuskulatur ist verspannt, im Bauch drückt es oder die Atembewegung ist eingeengt. Sind wir gestresst, ist der Puls hoch, der Mund trocken oder sind die Hände kalt. Es macht Sinn diese Symptome wohlwollend und liebevoll wahrzunehmen, sie nicht zu verdrängen, denn der Organismus hat gute Gründe, sie zu entwickeln. Sie sind eine Aufforderung an uns, uns selbst und die Situation, in der wir stehen, anzuschauen. Wollen wir das tun, was wir im Moment tun? Wollen wir es so tun, wie wir es im Moment tun?
Das Innehalten und die wohlwollend und liebevoll bewertete Wahrnehmung aktivieren die Selbstheilung. Der Organismus sucht Lösungen, damit er die Symptome nicht mehr produzieren muss. Vielleicht schafft er es alleine, alternative Steuerprogramme zu entwickeln, vielleicht braucht es dazu zusätzliche Informationen von außen, sprich neue Körper-, Bewegungs- oder Denkerfahrungen. Diese können durch selbstständiges Experimentieren und Üben, aber auch mit Unterstützung eines Therapeuten oder einer Therapeutin gemacht werden.

10.6 Innehalten

In unserem Alltag innezuhalten ermöglicht es uns, gewohnte und automatisierte Verhaltensweisen zu unterbrechen und ein Zeitfenster zu öffnen, in dem wir uns wahrnehmen können, unseren Körper, aber auch unsere Gedanken und Gefühle.

Wir können uns beispielsweise fragen:
- Verspanne ich mich im Nacken, in den Schultern, im Bauch, im unteren Rücken, im Beckenboden, in den Füßen?
- Drücke ich meine Zungenspitze an den Gaumen oder kann ich meine Zunge im Unterkiefer liegen lassen, ziehe ich meinen Unterkiefer nach hinten und oben oder kann ihn nach unten und vorne gehen lassen?
- Gebe ich meiner Atembewegung Raum. Spüre ich sie in der Brust, im Bauch, im unteren Rücken, im Beckenboden?
- Gebe ich meinem Körper Raum, kann ich meine Wirbelsäule lang, meinen Scheitel nach oben und mein Steißbein nach unten gehen lassen, kann ich meine Schulterblätter, meine Schlüsselbeine, meine Rippen und meine Hüftbeine nach links und rechts in den Raum hinauswachsen lassen?
- Ist mein Körper zentriert oder nach vorne oder zur Seite geneigt?

Wir können uns auch fragen:

- Welche Gedanken beschäftigen mich im Moment? Hänge ich der Vergangenheit nach oder versuche ich die Zukunft vorwegzunehmen? Bin ich präsent, sind meine Sinne offen für das, was jetzt ist?
- Nehme ich den Raum um mich herum wahr oder blende ich diese Wahrnehmung aus?
- Verharre ich in gewohnten Verhaltensmustern, im Bewegen, Fühlen und Denken oder kann ich innehalten und prüfen, ob meine einmal erlernten Muster in diesem Moment noch die richtigen sind oder ob sie mich erstarren lassen und meine Lebendigkeit blockieren?
- Welche Gefühle beeinflussen mich im Moment (Freude, Angst, Wut, Trauer)? Welches sind die Körperreaktionen, durch die ich diese Gefühle empfinde? Will ich diese Gefühle? Was teilen sie mir mit? Stören sie die Funktionsfähigkeit meines Körpers, machen meinen Hals eng, bereiten mir Bauchschmerzen, lassen mich erstarren oder machen sie mich lebendig?

Können wir innehalten, so können wir durchatmen und wieder mehr Wohlbefinden sowie eine bessere Funktionsfähigkeit unseres Körpers zulassen.

Sind wir auf das Ziel fixiert, das wir als nächstes erreichen möchten, verlieren wir die Aufmerksamkeit für unseren Körper im Hier und Jetzt. Wir spüren nicht, wie wir das machen, was wir machen, haben den Kontakt zu unserem Körper verloren. Sind wir am Ziel angelangt, empfinden wir nichts dabei, weil wir den Weg, der uns zum Ziel geführt hat, nicht erlebt haben. Wir waren nicht präsent und sind es auch jetzt nicht. Wir fühlen uns am Ziel körperlich unwohl, angespannt, verkrampft.

Es klingt jetzt zwar etwas abgedroschen, aber: Der Weg ist das Ziel. Der Weg ist das Wesentliche, ist das Erlebnis, die Erfahrung des Unterwegsseins. Das Erreichen des Ziels ist nur der kurze Schlusspunkt dieses Weges.

Innehalten zu können ist eine wichtige Fähigkeit, welche in der Alexander-Technik vermittelt wird. Wir verschaffen uns dadurch Raum und Zeit für die Wahrnehmung unseres Körpers und den Raum um uns herum. Wir verhindern, dass wir unsere Selbstorganisation für das Erreichen unserer Ziele opfern, und wir verschaffen uns Zeit für einen Wahrnehmungs- und Entscheidungsprozess, damit wir nicht in automatisierten Verhaltensmustern gefangen bleiben.

Verlangsamen statt hetzen –
aktiv sein und gleichzeitig gut bei sich sein.

Hetzen wir durchs Leben, können wir die Verhaltensmöglichkeiten, die sich uns bieten würden, gar nicht wahrnehmen. Unser Verhalten ist auf die Ziele fixiert, die wir erreichen möchten, automatisiert und ohne die Möglichkeit einer freien Entscheidung. Wir haben einen Tunnelblick.

Entschleunigen wir jedoch unseren Alltag, so entstehen Zeiträume, in denen wir uns und unsere Umwelt wahrnehmen, Verhaltensmöglichkeiten erkennen und bewusst entscheiden können, was wir als Nächstes tun möchten und wie wir es tun möchten.

Was ist jetzt, gerade jetzt? Können wir uns diese Frage stellen und lassen wir uns Zeit für die Antwort, so beginnen wir in unseren Körper zu spüren und sind nicht nur mit unseren Gedanken beschäftigt. Wir spüren, wie wir Muskeln verspannen, Gelenke verdrehen, die Wirbelsäule unnötig krümmen, die Atembewegung blockieren. Wir können unnötige muskuläre Anspannung loslassen, uns im Raum ausrichten, die Atmung fließen lassen und zu einer guten Selbstorganisation zurückfinden.

Beispiele

Alltag ohne Innehalten

Wenn ich morgens zur Arbeit eile, erlebe ich nicht, wie sich mein Körper anfühlt. Ich spüre nicht, wie ich gehe, ich sehe nicht, was um mich herum passiert, bin in Gedanken an mein Ziel fixiert.

Bei der Bildschirmarbeit bin ich auf die Arbeit, die Lösung eines Problems fixiert. Ich strecke den Kopf nach vorne, krümme den Rücken, lasse die Atembewegung nicht ins Becken gehen.

Beim Einkaufen nach der Arbeit, hetze ich noch schnell durch den Laden, die Zunge an den Gaumen gedrückt, mit Tunnelblick, die Umwelt nicht wahrnehmend, in Gedanken schon zu Hause.

Beim Essen sitze ich nicht entspannt, sodass mich der Stuhl trägt und die Atmung durch den Körper fließt. Ich lehne nach vorne über den Teller, meine Rückenmuskulatur ist angespannt. Ich spüre nicht, was ich esse, spüre nicht, wie es schmeckt.

Beim Zusammensein mit anderen Menschen bin ich angespannt, spüre meinen Körper nicht. Ich kann nicht spüren, wie er reagiert. Mein Körper kann mir daher auch nicht als Verhaltenskompass dienen.

10.7 Körperwahrnehmung im Alltag

Wir können die Körperwahrnehmung bewusst in den Lebensalltag integrieren, ein Bewusstsein für gute Funktionsbedingungen des Körpers entwickeln und dieses gewinnbringend nutzen, indem wir

- ein Bewusstsein für die natürliche Ausdehnung des Körpers im Raum (Länge, Weite, Tiefe) entwickeln und diese pflegen; wahrnehmen, wenn sich der Körper zusammenzieht und die Ausdehnung wieder zuzulassen,
- innere Bewegung geschehen lassen:
  - Ein lebendiger Körper ist kein statischer, bewegungsloser Körper. Er wird vom dynamischen Spiel des Gleichgewichts aufrecht gehalten. Um alle Gelenke der Füße, der Beine, der Hände, der Arme und der Wirbelsäule sorgen sich gegenseitig ergänzende Muskelgruppen für die aktuell geforderte Ausrichtung der Gelenke.
  - Wir atmen mit unserem Zwerchfell und unserer Zwischenrippenmuskulatur. Diese Muskelaktivitäten führen aber nicht nur zur Bewegung der Lungen, die Bewegung kann sich im ganzen Körper ausbreiten.
  - Die Verdauung ist ein chemisch-physikalischer Prozess in unserm Körper. Sie geschieht in einem gewundenen „Verdauungsschlauch", durch den die zu verdauende Nahrung von Muskeln transportiert wird. Damit dieser Transport gut funktionieren kann, ist es wichtig, dass sich die Brust-, Bauch- und Beckenmuskulatur in einem dynamischen Spannungszustand befindet, damit die Verdauungsorgane durch die Atembewegung rhythmisch massiert werden.
- uns regelmäßig bewegen und die Beweglichkeit in den Gelenken, die Leistungsfähigkeit des Herz-Kreislauf-Systems und die Kraft der Muskulatur nutzen,
- für eine lebendige, variable, den Umständen angepasste Muskelspannung sorgen,
- verspannte Körperbereiche wie Nacken, Schultern, unterer Rücken, Becken, Beine wahrnehmen und wieder entspannen,
- Störungen der Funktionsfähigkeit des Körpers, z. B. eingeschränkte Atembewegung oder Bewegungseinschränkung der Gelenke, wahrnehmen und auflösen,
- den Körper in einem lebenslangen Wachstums-, Entwicklungs- und Alterungsprozess sehen, verstehen, mit ihm experimentieren, ihn fordern und pflegen.

Wir können im Alltag regelmäßig Zeit für die Körperwahrnehmung einsetzen, indem wir kürzere oder längere Pausen machen und im Liegen, Sitzen oder Stehen die Aufmerksamkeit auf den eignen Körper lenken. Wir können dafür die Wartezeiten nutzen, die sich im Alltag ergeben. Wir können aber auch bei alltäglichen Aktivitäten wie Gehen, Sitzen oder Zähneputzen bewusst auf den Körper achten.

Dabei entdecken wir vielleicht schlecht organisierte Bereiche des Körpers, z. B.
- eine an den Gaumen gedrückte Zunge, welche entspannt im Unterkiefer liegen könnte,
- ein nach vorne und unten gezogener Kopf, der in der Körperachse auf der aufgerichteten Wirbelsäule liegen könnte,
- Augen, die „nach vorne gestoßen" werden, statt in den Augenhöhlen zu ruhen,

- hochgezogene Schultern, die entspannt auf den Rippen liegen könnten,
- angespannte Hände, die sich entspannen könnten,
- ein nach vorne geschobenes Becken, das in der Körperachse liegen könnte und so den unteren Rücken entlasten würde,
- stark nach außen gedrehte Füße, die in der Fortbewegungsebene nach vorne schauen könnten,
- eine eingeschränkte Atembewegung, welche bis in den Bauch- und Beckenraum gehen könnte,
- eine nach vorn gebeugte Brustwirbelsäule, die sich aufrichten könnte.

Oder wir entdecken eher unvertraute Bereiche des Körpers wie
- Körperbereiche, die wir normalerweise gar nicht wahrnehmen, die wir aus der Wahrnehmung ausblenden, z. B. den Rücken, den Beckenboden oder die Füße,
- Körperbereiche, die wir schlecht oder gar nicht sehen können und die uns deshalb auch weniger vertraut sind, z. B. Körperrückseite, Nacken, Beckenunterseite.

Und schließlich können wir auch die emotionale Bewertung der einzelnen Körperbereiche erforschen:
- Welche Assoziationen, Bilder, Erinnerungen werden durch die Aufmerksamkeit für diese Bereiche ausgelöst, z. B. Bauch, Brust, Hals, Rücken, Beine, Füße, Arme, Hände, Augen, Mund?
- Welche Bereiche sind mit positiven Emotionen wie Wohlgefühl, Stärke, Lust besetzt?
- Welche Bereiche sind mit negativen Emotionen besetzt?
  - Bereiche, die mit unangenehmen und verdrängten Gefühlen wie Angst, Wut, Trauer verbunden sind,
  - schmerzende Körperbereiche (Verspannungen, Verletzungen, Erkrankungen),
  - Körperbereiche, die mit Scham behaftet sind (z. B. Genital- und Analbereich).

Wenn uns die negative Bewertung eines Körperbereiches bewusst wird, können wir versuchen, ihn nicht auszublenden, sondern liebevoll anzunehmen, ihn lebendig und bewusst werden zu lassen. Vielleicht tritt allein durch das Bewusstwerden und Annehmen eine Verbesserung ein, vielleicht braucht es dazu aber auch ein beharrliches Daran-Arbeiten.

Die neuen Erfahrungen von mehr Wohlbefinden und einer besseren Funktions- und Leistungsfähigkeit unseres Körpers werden uns motivieren, immer weitere Schritte in diesem Entdeckungs- und Entwicklungsprozess zu gehen.

Und hier gleich vier Übungen zum Ausprobieren.

Übung

Bodyscan

Eine einfache Übung zur Förderung unserer Körperwahrnehmung ist der Bodyscan im Liegen auf einer harten Unterlage. Der Körper wird dabei durch die Schwerkraft in den Boden gezogen. Es entstehen Kontaktflächen des Körpers zum Boden, auf die unterschiedliche Druckkräfte einwirken. Die Rezeptoren registrieren sie und Nervenbahnen leiten diese Informationen ans Gehirn weiter. Das Nervensystem wird versuchen, Kontaktflächen mit großem Druck durch eine Entspannung der Muskulatur zu vergrößern. Auf diese Weise löst das Liegen auf der harten Unterlage eine Entspannung im ganzen Körper aus.
Legen Sie sich in Rückenlage auf den Boden. Benutzen Sie dazu eine Gymnastikmatte oder etwas Ähnliches. Den Kopf können Sie mit einem Buch oder einem gefalteten Handtuch unterlegen, sodass sich Ihr Nacken lang anfühlt. Die Beine sind gestreckt, die Arme liegen seitlich vom Körper. Sie lassen Ihren Körper in den Boden sinken und lenken Ihre Körperwahrnehmung auf die unten aufgelisteten Körperbereiche.

Gehen Sie auf eine Reise durch Ihren Körper, lenken Sie Ihre Aufmerksamkeit der Reihe nach auf:
- Füße mit Zehen, Fersenbeinen, Fußgelenken
- Unterschenkel
- Knie
- Oberschenkel
- Gesäß
- Beckenraum
- unteren Rücken
- Bauchraum
- oberen Rücken
- Rippen
- Brustbein
- Schlüsselbeine
- Schulterblätter
- Schultergelenke
- Oberarme
- Ellbogen
- Unterarme
- Handgelenke
- Hände mit Fingern
- Halsvorderseite mit Kehlkopf
- Nacken

- Schädelrückseite
- Unterkiefer mit Zunge
- Gesicht
- Schädeloberseite

Wo fühlt sich der Körper warm, wo eher kühl an? Wo fühlt er sich entspannt, wo eher angespannt an? Schmerzt er irgendwo? Spüren Sie auf der Körperoberfläche oder im Inneren des Körpers Druck? Gibt es Körperbereiche, die Sie normalerweise gar nicht wahrnehmen, sozusagen weiße Flecken auf Ihrer Körperlandkarte?

Die Atembewegung in der Beckenbodenmuskulatur

Eine gute Atembewegung lässt sich am einfachsten in der Rückenlage mit aufgestellten Beinen einüben (siehe „Regenerative Rückenlage", Abbildung 10-3, S. 230). Legen Sie die Hände auf den Bauch zwischen Bauchnabel und Schambein. Nehmen Sie die Atembewegung im Bauch wahr, ohne sie zu forcieren. Nehmen Sie einfach nur wahr, wie sich die Bauchdecke im Moment bewegt.
Nehmen Sie die Atembewegung in Ihrer Beckenbodenmuskulatur wahr (siehe Abbildung 10-8, S. 236)? Wenn nicht, so nehmen Sie die Schließmuskeln der Harnröhre und des Anus zu Hilfe. Ziehen Sie diese beim Ausatmen in Richtung Körpermitte und lassen Sie sie beim Einatmen wieder los. Tun Sie dies fünfmal und beobachten Sie, ob Sie die Atembewegung in Ihrer Beckenbodenmuskulatur spüren. Wenn nicht, so wiederholen Sie die Übung so lange, bis Sie die Atembewegung spüren. Das bewusste Anspannen der Schließmuskeln ist aber lediglich eine Hilfestellung. Im Normalfall, bei einer gut belebten Beckenbodenmuskulatur, bewegen sich die Schließmuskeln organisch mit der ganzen Muskelgruppe mit, brauchen also keine bewusste Aktivierung.
Mit dieser Übung lernen Sie die Atembewegung in Ihrem Bauch-Becken-Raum kennen und durch das liebevolle Beobachten wird sie sich entwickeln, größer und stärker werden.

Kontakt zum Boden im Stehen

Bei der nächsten Übung erfahren Sie, wie die Schwerkraft im Stehen auf Ihren Körper einwirkt. Der Kontakt der Füße zum Boden ist für uns Zweibeiner von überragender Bedeutung, denn die Füße leiten die Kraft, mit der unser Körper von der Erde angezogen wird, in den Boden. Umgekehrt betrachtet, stützt und trägt uns der Boden, gibt uns die Möglichkeit uns aufzurichten, nach oben zu streben, uns im Raum zwischen Oben und Unten zu bewegen. Die Füße bilden das Fundament, die Basis für die dynamische Aufrichtung des Körpers.
Betrachten Sie sich von vorne und von der Seite im Spiegel. Wie nehmen die Knochen und Muskeln Ihres Körpers die Kräfte, die auf sie einwirken, auf? Verlaufen die Kräfte entlang der dafür vorgesehen Linien in Ihrem Skelett, Ihren Knochen, oder verlaufen sie außerhalb und führen zu Verformungen des Körpers?

Von der Seite: Der Körperschwerpunkt befindet sich in der Körpermitte, eine Handbreit unter dem Bauchnabel. Ist er im Stehen über Ihren Fußgelenken oder befindet er sich weiter vorne, sodass die Zehen in den Boden gedrückt werden? Stehen die Beinknochen in der Lotlinie oder sind die Knie gebeugt oder nach hinten gedrückt? Schwingt sich die Wirbelsäule im Stehen um die Lotlinie nach oben oder weicht sie stark davon ab, sodass es zu einem hohlen Kreuz, einer stark gekrümmten Brustwirbelsäule sowie einem nach vorn gestreckten Kopf kommt?

Von vorne: Schauen die Füße in die Fortbewegungsrichtung nach vorne oder sind sie nach außen gedreht? Sind die Knie nach innen gezogen oder nach außen gedrückt?
Ein effizienter Umgang mit der auf uns wirkenden Schwerkraft gibt unserem Bewegen Leichtigkeit und Effizienz. Egal ob bei Bewegungen des Alltags, im Beruf oder in der Freizeit, der richtige Umgang mit der Schwerkraft ist ein entscheidender Faktor, wenn es darum geht, Bedingungen zu schaffen, welche den Körper in seiner Funktionalität und damit auch in seiner Gesundheit stärken.

Gehen

Gehen ist eine gewohnte, alltägliche Aktivität. Das Programm, welches das Gehen steuert, ist jedoch für jeden Menschen speziell, sodass wir einen vertrauten Menschen allein schon an seinem Gang erkennen können. Wir selbst sind uns aber kaum dessen bewusst, wie wir gehen.

Mit den folgenden Fragen können Sie Ihre Art zu gehen erforschen:

- Ist der Blick beim Gehen auf Augenhöhe nach vorne oder nach unten zum Boden gerichtet?
- Ist der Kopf beim Gehen nach vorne geschoben oder bleibt er in der Körperachse?
- Welcher Körperteil führt die Vorwärtsbewegung an: die Füße, die Knie, das Becken, die Brust oder der Kopf? In welche Richtung schauen die Zehen in Bezug zur Fortbewegungsrichtung: nach außen oder nach vorne?

Beim Gehen zeigen die Bewegungsebenen der Beine und Füße sinnvollerweise in die Fortbewegungsrichtung, d.h., Hüft-, Knie- und Fußgelenke sowie die Fersenbeine und die zweiten Zehen bewegen sich in zwei parallel verlaufenden Ebenen. Das Abrollen der Füße erfolgt somit in der Fortbewegungsrichtung. Rollen die Füße hingegen in V-Stellung ab, verlagert sich der Körperschwerpunkt bei jedem Schritt zur Seite. Statt in einer geraden Linie, bewegt er sich in einer Zickzacklinie durch den Raum. Die Folge ist ein Wackelgang.

Die Schalen der Hüftgelenke liegen seitlich der Hüftbeine, der beiden großen Beckenknochen. Die Schenkelhälse verbinden die Hüftgelenke mit den Schäften der Oberschenkelknochen (siehe Abbildung 10-5, S. 232). Beim Gehen drehen die Oberschenkel in den Hüftgelenken nach vorne und zurück. Die Unterschenkel und die Füße folgen dieser Bewegung. Der Körpermittelteil wird von den Beinen und Füßen durch den Raum getragen. Er bleibt dabei ruhig, denn das Schwingen der Arme gleicht die Bewegung der Beine aus.
Lassen Sie Ihren Kopf von der Wirbelsäule tragen. Schauen Sie beim Gehen mit den Augen horizontal nach vorne und richten Sie den Scheitelpunkt des Kopfes nach oben.

10.8 Berührungen

Sich bewusst selbst berühren: Sich zu berühren, die Hände an oder auf den Körper zu legen, hat eine doppelte Wirkung. Wir nehmen den berührten Bereich mit den Händen von außen wahr und regen gleichzeitig die Wahrnehmung im Körperinneren an.

Beispiele

Atembewegung im Bauch- und Beckenraum
Wenn Klienten versuchen, die Atembewegung im Bauch- und Beckenraum wahrzunehmen, mache ich häufig folgende Beobachtung: Mit der Hand (äußerer Sinn, haptisch) nehmen sie die Atembewegung im Bauch und Becken viel tiefer wahr als mit der Körperwahrnehmung (somatosensorisch). Die beiden Wahrnehmungssysteme führen also nicht zum gleichen Ergebnis. Achten die Klientinnen auf die haptische Wahrnehmung der Atembewegung, so beruhigt sie sich, die Bauchmuskulatur entspannt sich und lässt mehr Bewegung im Bauch-/Beckenraum zu und wird nach einer Weile auch somatosensorisch wahrgenommen.

Sich bewusst selbst zu berühren, ist immer auch eine Form der Selbstzuwendung, des Mit-sich-selbst-in-Kontakt-Kommens, des Sich-selbst-Spürens und des Anregens von mehr Entspannung und Bewegung im Körper.

Die Alexander-Technik-Berührung: Die in der Alexander-Technik-Therapie praktizierte Berührung nutzt die nonverbale, meist unbewusste Kommunikation, welche zwischen menschlichen Körpern stattfindet.

Die Neurowissenschaft erklärt diesen Effekt heute mit dem Wirken von sogenannten Spiegelneuronen, das sind Nervenzellen in unserem Gehirn, welche auf das

Geschehen in unserer Umwelt reagieren (Bauer, 2005). Forscher:innen stellten im Labor fest, dass im Gehirn eines Affen, der einen anderen Affen beim Essen einer Nuss beobachtet, teilweise die gleichen Neuronen aktiv sind wie beim Affen, der die Nuss isst. Diese Neuronen nannten sie dann Spiegelneuronen. Durch sie ist der beobachtende Affe fähig mitzuempfinden, was im essenden Affen vorgeht.

Auch wir Menschen können über solche Spiegelneuronen mitempfinden. Wir können auch sagen: Wir schwingen, angeregt durch Informationen, die über die Sinneskanäle unser Gehirn erreichen, mit dem Geschehen in unserer Umwelt mit. Die Alexander-Technik-Therapeutin nutzt diesen Effekt, indem sie diese Interaktion bewusst wahrnimmt und die eigenen körperlichen Reaktionen konstruktiv beeinflusst. Nimmt die Therapeutin eine Anspannung der eigenen Muskulatur wahr, versucht sie diese mit mentalen Anweisungen wieder abzubauen. Und diese muskuläre Entspannung wirkt wiederum zurück auf die Klientin.

Das Spezielle an der Alexander-Technik-Berührung ist, dass sie keine fordernde Berührung, sondern eine raumgebende Berührung ist. Sie zeichnet sich aus durch die innere Haltung der Therapeutin, ihren bewussten Umgang mit der eigenen Selbstorganisation – d.h. die Arbeit an der Ausrichtung des eigenen Körpers, am Loslassen unnötiger muskulärer Anspannung und am Fließenlassen der Atembewegung. Die Therapeutin geht auch sehr bewusst mit dem Zwischenraum, dem Raum zwischen sich und der Klientin um. Sie bleibt in sich zentriert, übt keinen Druck auf diesen Raum aus und gibt der Klientin so Raum.

Diese Art der Berührung bewirkt bei der Klientin eine Öffnung und Ausdehnung des Körpers im Raum (Länge, Weite, Tiefe). Sie baut unerwünschte und einschränkende muskuläre Spannungszustände ab, schafft Nähe und wahrt gleichzeitig Distanz, was zu einer emotionalen Entspannung führt. Sie bewirkt bei der Klientin ein Zu-sich-Kommen, ein Sich-Annehmen, so wie sie im Moment ist.

Diese Veränderungen in der Selbstorganisation werden von der Klientin nicht gemacht, sondern zugelassen. Das Nervensystem bringt ihren Körper dadurch in einen entspannteren Zustand und in einen besseren Funktionsmodus.

10.9 Reine Wahrnehmung

Die reine Wahrnehmung, bei der wir unseren Körper wahrnehmen, ohne ihn zu bewerten, ohne korrigierend zu reagieren, ist eines der wirkungsvollsten Instrumente der Alexander-Technik. Sie bringt uns in direkten Kontakt zu unserem Körper. Wir aktivieren mit ihr nicht die (vielleicht) verzerrende Vorstellung, die wir von unserm Körper haben. Wir bleiben bei der Empfindung und lassen sie auf uns wirken. Diese Art der Wahrnehmung setzt, ohne dass wir es willentlich anstreben, einen positiven Veränderungsprozess in Gang. Das mag vielleicht erstaunen, ist in der therapeutischen Praxis aber sehr oft zu beobachten. Es ist, wie wenn die „Reparaturabteilung" des eigenen Nervensystems selbst ans Werk gehen würde. Sie orientiert sich nicht an unseren oft falschen Vorstellungen, wie eine Veränderung zu geschehen habe, sondern geht überraschend anders und effizient vor. Die Kompetenz unseres Nervensystems übersteigt dabei unser Vorstellungsvermögen bei Weitem. Diese Art der bewusst gelenkten Aufmerksamkeit kann daher – und dies ist wichtig – ohne dass wir bewusst etwas zu verändern versuchen, die muskuläre Spannung verändern und schmerzhafte oder störende Zustände zum Verschwinden bringen. Und wir erhalten neue Informationen aus unserem Körper, die außerhalb unserer bisherigen Erfahrung liegen. Die reine Wahrnehmung führt uns zu Neuentdeckungen.

Beispiele

Wahrnehmung im Stehen

Ich arbeite stehend am Computer. Ich unterbreche meine Arbeit und achte nur auf meine Körperwahrnehmung, ohne Absicht, ohne Wunsch etwas zu verändern.

Ich spüre,

- *wie sich mein Kopf leicht nach hinten bewegt und sich dadurch meine Nackenmuskulatur entspannt,*
- *dass meine Zungenspitze den Gaumen berührt, sich aber wieder hinter den unteren Schneidezähnen im Unterkiefer ablegen kann,*
- *wie sich meine Schultern senken und nicht nach vorne und oben gezogen werden müssen,*
- *wie sich mein Becken aufrichtet und sich dadurch die Muskulatur im unteren Rücken entspannt,*
- *wie sich meine Füße in den unteren Sprunggelenken aufrichten und die Fußaußenseiten mehr Kontakt zum Boden bekommen.*

Wahrnehmung im Liegen

Ich liege in der regenerativen Rückenlage (siehe Abbildung 10-3, S. 230) auf dem Boden. Die Hände liegen auf dem unteren Bauch.

Ich spüre,

- *wie der untere Rücken in den Boden sinkt,*
- *wie sich die Atembewegung im Bauch-/Beckenraum verstärkt,*
- *wie sich die Nackenmuskulatur entspannt,*
- *wie meine Schulterblätter in den Boden sinken.*

10.10 Visuelle Informationen

Frederick Matthias Alexander beschrieb in seinem Buch „Der Gebrauch des Selbst“, wie er sich in Spiegeln beobachtete und dabei die Ursache für die Stimmprobleme entdeckte, die ihn als Rezitator von Shakespeare-Texten heimsuchten. Er sah in den Spiegeln, dass er beim Rezitieren den Schädel nach hinten und unten zog und so Druck auf seinen Kehlkopf ausübte. Dank dieser visuellen Information war es ihm möglich, seine bisher unbewusste Gewohnheit zu erkennen und an deren Auflösung zu arbeiten.

Wenn wir uns mit genügend Offenheit und Neugierde im Spiegel betrachten, können wir Haltungs- und Bewegungsmuster erkennen, die uns vorher gar nicht bewusst waren. Und da wir aktiv nur verändern können, was uns bewusst ist, ist dies der entscheidende erste Schritt. Denn die Bewegungssteuerung geschieht größtenteils unbewusst. Wir haben Bewegungsmuster, wir können sie auch Bewegungsprogramme nennen, einmal erlernt und dann in unserem unbewussten Gedächtnis abgespeichert. Das macht auch Sinn, denn unser Arbeitsgedächtnis wäre völlig überfordert, wenn es alle Bewegungen bewusst steuern müsste. Wollen wir unsere Selbstorganisation aber verändern, haben wir ein Problem. Wir haben keinen direkten Zugang zu diesen Steuerprogrammen. Wir wissen nicht, wie wir uns bewegen. Betrachten wir uns aber im Spiegel, können wir uns bewusst machen, wie wir eine Bewegung ausführen, welche unnötigen oder gar störenden Bewegungen wir machen. Wir sehen, dass wir, wenn wir den gestreckten Arm seitlich anheben, gleichzeitig die Schulter heben. Wir sehen, dass wir beim Sprechen den Schädel nach vorne schieben. Wir sehen, dass wir beim Stehen ein Bein mehr belasten als das andere. All diese Bewegungsmuster waren uns vorher nicht bewusst. Wir hatten eine andere Vorstellung von unseren Bewegungen. Sind uns diese störenden Gewohnheiten jedoch bewusst geworden, können wir versuchen, mithilfe des Spiegels den Arm zu heben, ohne gleichzeitig die Schulter zu heben, zu Sprechen und den Schädel auf der Halswirbelsäule ruhen zu lassen oder beim Stehen beide Beine gleich zu belasten.

Diese Beispiele zeigen, dass das Körperbild in unserer Vorstellung und das im Spiegel wahrnehmbare Außenbild nicht identisch sein müssen. Daraus müssen wir schlussfolgern, dass wir uns nicht bewusst sind, wie wir das tun, was wir tun. Vielleicht meinen wir, das sei so, aber dem ist nicht so. Unser Körperbild ist ein höchst subjektives Konstrukt unseres Gehirns. Denn unser Gehirn hat gar nicht die Aufgabe, ein objektives Bild unseres Körpers zu erzeugen, sondern ein Bild, welches in der eigenen Selbstorganisation Sinn macht. Es richtet sich also nicht nach äußeren, sondern nach inneren „Wahrheitskriterien“ – nämlich dem Nutzen für unser Selbst, auch wenn dieser nach äußeren, objektiven Kriterien nicht ersichtlich ist, ja ein gutes Funktionieren des Körpers sogar offensichtlich stört.

10.11 Mentale Anweisungen

Eine mentale Anweisung (siehe Abbildung 10-2, S. 218) ist eine bewusst gewählte Vorstellung. In der Alexander-Technik kennt man die klassischen Anweisungen: Ich lasse meinen Hals frei, ich lasse meinen Kopf nach vorne und oben gehen und ich lasse meinen Rücken lang und weit. Ich könnte jetzt noch anfügen: Ich mache nichts, dass dem so ist. Das heißt, die Anweisungen bleiben reine Gedanken und ihnen folgt kein Handeln. Ich strecke weder meinen Hals noch meine Wirbelsäule und strecke auch meinen Kopf nicht nach vorne und oben. Statt eine willentliche Veränderung vorzunehmen, lasse ich mein Nervensystem auf meine Anweisungen reagieren. Ich umgehe so meine – vielleicht falschen – Vorstellungen, wie eine Veränderung zu geschehen habe. Denn würde ich ihnen folgen, wäre ich wahrscheinlich noch angespannter als zuvor. Und das ist nicht das Ziel einer mentalen Anweisung.

Dass eine solche Veränderung geschehen kann, bedingt jedoch, dass in meinem Nervensystem Programme abgespeichert sind, die eine solche Reaktion veranlassen können. Ich muss die Erfahrung von einem freien Hals, einem Kopf, der nach vorne und oben geht und einem langen und weiten Rücken in meinem Leben, vielleicht in der Kindheit oder in der Therapie schon einmal gemacht haben.

Übung

Mentale Anweisungen

Mentale Anweisungen können wir für jeden Körperbereich kreieren und anwenden. Zum Beispiel in der regenerativen Rückenlage (Abbildung 10-3): Legen Sie sich mit einer Gymnastikmatte auf eine harte Unterlage, nicht aufs Bett oder Sofa. Die Beine sind aufgestellt, die Knie schauen zur Decke, der Abstand der Füße ist schulterbreit, damit das Becken zwischen den Oberschenkeln gut Platz hat, die Füße stehen nah am Becken, die Hände liegen auf dem Bauch (Wahrnehmung der Atembewegung), der Kopf ist mit einem Buch oder einem gefalteten Tuch unterlegt, damit sich der Nacken lang anfühlt.

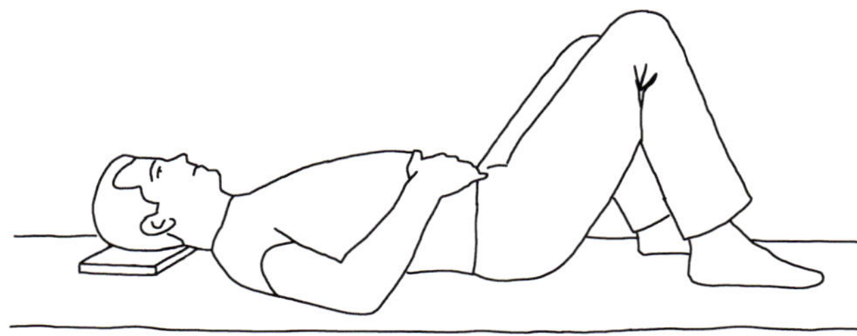

Abbildung 10-3: Regenerative Rückenlage.

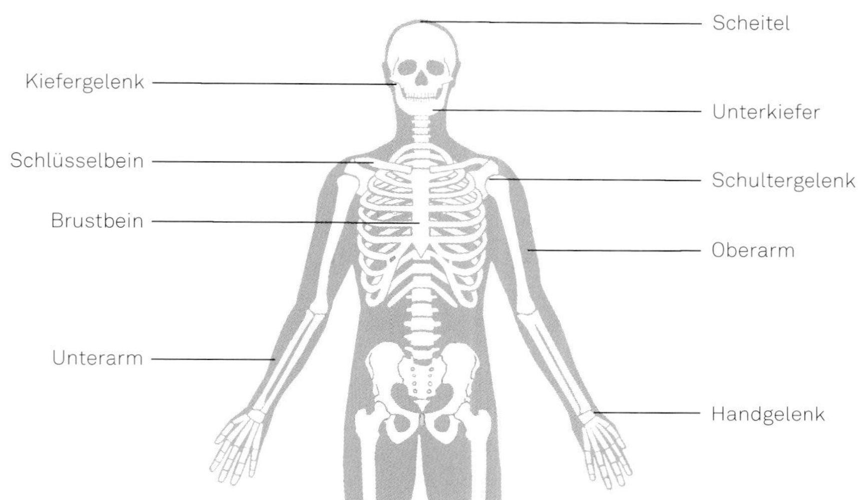

Abbildung 10-4: Skelett des Oberkörpers.

Geben Sie sich folgende mentalen Anweisungen und beachten Sie dabei die Abbildung 10-4 und die Abbildung 10-5:

- Ich lasse die Wirbelsäule in die Länge wachsen, nach oben durch den Scheitel und nach unten durch das Steißbein in den Raum hinaus.
- Ich lasse das Becken in die Weite wachsen, die Hüftbeine links und rechts vom Kreuzbein weggehen, die Schenkelhälse (der Oberschenkelknochen) gehen weg von den Hüftgelenken in Richtung Trochanter (oberster, äußerer Teil des Oberschenkelknochenschaftes), nach links und rechts in den Raum hinaus.
- Ich lasse beidseitig die Oberschenkelschäfte vom Trochanter nach oben in Richtung Knie und in den Raum hinauswachsen.
- Ich lasse die Unterschenkel von den Fußgelenken nach oben in Richtung Knie und in den Raum hinauswachsen.
- Ich lasse die Fersenbeine von den Fußgelenken nach hinten und unten in den Boden hineinwachsen.
- Ich lasse die Zehen von den Fußgelenken nach vorne in Richtung Zehenspitzen und in den Raum hinauswachsen.
- Ich lasse die Schlüsselbeine links und rechts vom Brustbein nach außen in Richtung der Schultergelenke und in den Raum hinauswachsen.
- Ich lasse die Oberarme von den Schultergelenken in die Richtung der Ellbogen und in den Raum hinauswachsen.

- Ich lasse die Unterarme von den Ellbogen in Richtung der Hände wachsen.
- Ich lasse die Finger von den Handgelenken in Richtung Fingerspitzen und in den Raum hinauswachsen.
- Ich lasse den Unterkiefer von den Kiefergelenken nach unten und vorne wachsen.

Die Anwendung von mentalen Anweisungen beinhaltet das Wahrnehmung eines Zustandes und das Wissen, dass dieser Zustand auch anders, besser sein könnte. Wenn ich mir mentale Anweisungen gebe, denke ich sie, aber ich tue nichts, um diesen besseren Zustand zu erreichen – ich lasse es geschehen.

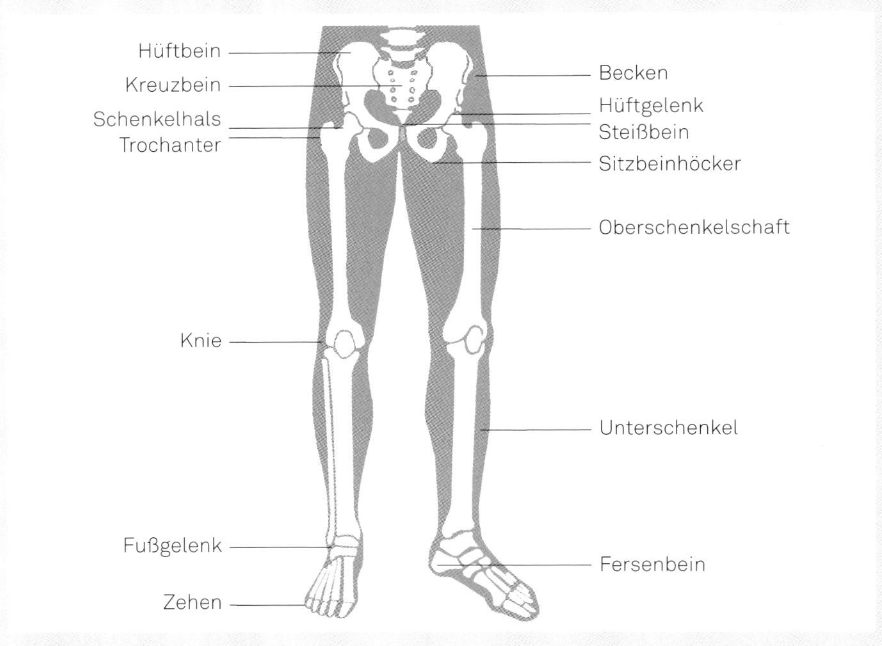

Abbildung 10-5: Skelett von Becken und Beinen.

10.12 Anatomisch-physiologisches Wissen

Das Übungsbeispiel mit den mentalen Anweisungen in der regenerativen Rückenlage zeigt die Nützlichkeit von anatomischem Wissen sehr schön auf. Doch wie ist dieses Wissen in unserem Gehirn abgespeichert und wie können wir es nutzen?

In unserem Gehirn gibt es zwei Gedächtnissysteme. Im bewussten (deklarativen) Gedächtnis ist Wissen abgespeichert, also Ereignisse aus unserer Biografie oder Wissen, das wir uns angeeignet haben. Im unbewussten (prozeduralen) Gedächtnis sind Fertigkeiten abgespeichert, die automatisch abgerufen werden. Dazu gehören auch die Programme zur Steuerung unserer Bewegungen. Diese Steuerprogramme sind aber nicht mit Wissen verbunden. Das heißt beispielsweise: Wir wissen nicht, wie wir gehen, wir wissen nur, dass wir gehen. Erst wenn wir die Empfindung der Beinbewegung bewusst mit der Vorstellung der Ausrichtung der Beine und Füße in den Bewegungsebenen verbinden, können wir wahrnehmen und beschreiben, wie wir gehen. Wir brauchen also eine Vorstellung davon, was wir wahrnehmen wollen. Erst die Vorstellung einer Wahrnehmung macht die Wahrnehmung möglich. Wenn ich keine Vorstellung davon habe, was ich empfinde, kann ich eine Körperempfindung nicht einordnen, sie nicht zu einer Körperwahrnehmung werden lassen. Daher ist anatomisch-physiologisches Wissen über unseren Körper die notwendige kognitive Struktur, um eine Körperempfindung einordnen und damit auch bewusst machen zu können (kognitive Verarbeitung der Körperempfindung). Denn so verbindet sich das Wissen aus dem bewussten Gedächtnis mit den unbewussten Informationen aus dem Bewegungsapparat. Anatomisch-physiologisches Wissen kann auch falsche Vorstellungen über das Funktionieren des eigenen Körpers aufdecken und verändern, kann sie durch eine korrekte Vorstellung ersetzen und so die Funktionsfähigkeit des Körpers verbessern.

Anatomisch-physiologisches Wissen heißt

- Wissen über die Lage und Funktion von Knochen, Muskeln, Faszien (Bewegungsapparat, Skelett, Bewegungsmuskeln, innere Muskeln, Bindegewebe),
- Wissen über Lage, Größe, Form und Funktion von inneren Organen (Herz, Lunge, Magen, Leber, Därme, Blase, Gebärmutter, Prostata usw.).

Die folgenden Beispiele zeigen, wie anatomisch-physiologisches Wissen aus Empfindungen Wahrnehmungen macht und uns hilft, die Funktionsfähigkeit des Körpers zu verbessern.

Beispiele

Das Sitzen

Schmerzen im unteren Rücken sind ein häufiges Thema in der Therapie und haben viel mit unserer „Sitzkultur“ zu tun und mit der Vorstellung, dass die Wirbelsäule am oberen Beckenrand endet. Stimmt aber nicht. Die Wirbelsäule endet erst unten beim Steißbein (siehe Abbildung 10-4).

In unserer embryonalen Entwicklung bildet sich zuerst der Schädel mit der Wirbelsäule, was so ähnlich aussieht wie eine Kaulquappe. Dies ist die anatomische Grundstruktur des Menschen. Sie beinhaltet und schützt unser Zentralnervensystem, also Gehirn und Rückenmark. Unser Körper organisiert sich dann um diese zentrale „Kaulquappe“ herum. So fügen sich auch die großen Hüftbeinknochen erst später ans Kreuzbein. Den untersten

Teil der Hüftbeine nennen wir Sitzbeinhöcker (siehe Abbildung 10-5). Beim aufrechten Sitzen lassen wir unser Gewicht von diesen Sitzbeinhöckern tragen. Doch das Becken verlässt meist relativ schnell diese aufgerichtete Position und kippt nach hinten. Die Wirbelsäule nimmt die Form einer Banane an und es kommt zu einer Fehl- und Überbelastung des unteren Rückens (Abbildung 10-6). Die umgebende Muskulatur muss diese Fehlstellung kompensieren, indem sie die Wirbel durch eine hohe Anspannung stützt. Sitzen wir längere Zeit in dieser Stellung, kommt es zu Verspannungen, Schmerzen, chronischer Verspannung bis hin zu Schäden an den zwischen den Wirbeln liegenden Bandscheiben. Wollen wir gute Bedingungen für unseren Körper schaffen, so sitzen wir leicht vor unseren Sitzbeinhöckern und lassen die Wirbelsäule durchs Steißbein nach unten und durch den Scheitelpunkt des Schädels nach oben wachsen. Denn auch die Brust- und die Halswirbelsäule geraten bei der Bananenhaltung in eine schlechte Form. Die Brustwirbelsäule ist zu stark gebeugt und engt den Rippenraum und damit die Atmung ein. Die Halswirbelsäule wird nach hinten geknickt, was zu einer verspannten Nackenmuskulatur führt.
Sind wir uns dieser Zusammenhänge bewusst, so können wir unsere „Sitzkultur" überdenken und bewusster wählen, wie und wie oft wir sitzen wollen.

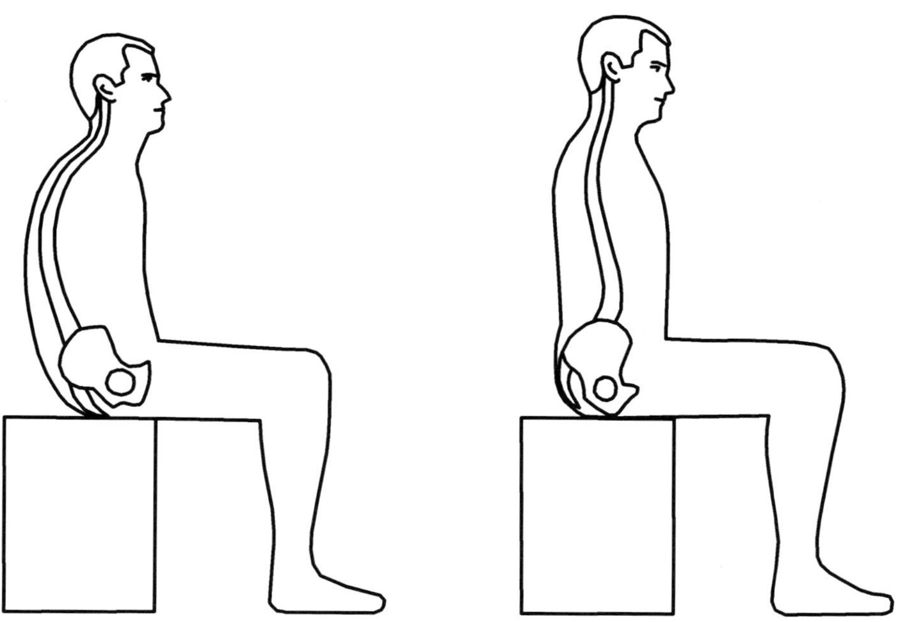

Abbildung 10-6: Körperhaltung beim Sitzen mit nach hinten gekipptem und mit aufgerichtetem Becken.

Die Atembewegung

75 % der Volumenveränderung der Lungen geschieht durch die Bewegung des Zwerchfells. Diese kuppelförmige Muskel-Sehnen-Platte, welche Brust- und Bauchraum trennt, sinkt beim Einatmen und steigt beim Ausatmen (Abbildung 10-7). Und die durch die Zwischenrippenmuskulatur bewegten Rippen sorgen für die restlichen 25 %. Die Volumenveränderung durch die Zwerchfellbewegung funktioniert wie der Kolben einer Spritze, den ich beim Ansaugen im Zylinder nach unten ziehe und beim Rauspressen des Inhaltes nach oben stoße. Sinkt das Zwerchfell beim Einatmen, so steigt der Druck im Bauchraum und er dehnt sich aus, die Bauchdecke hebt sich vom Brustbein bis zum Schambein. Auch seitlich dehnt sich der Bauchraum aus (sogenannte „Flankenatmung"). Der untere Rücken mit den Lendenwirbeln und dem Kreuzbein bewegt sich leicht nach hinten. Und die Beckenbodenmuskulatur bewegt sich parallel zum Zwerchfell, sinkt also beim Einatmen und steigt beim Ausatmen. Der ganze Raum zwischen Zwerchfell und Beckenboden wird beim Atmen bewegt und kann sich lebendig anfühlen.

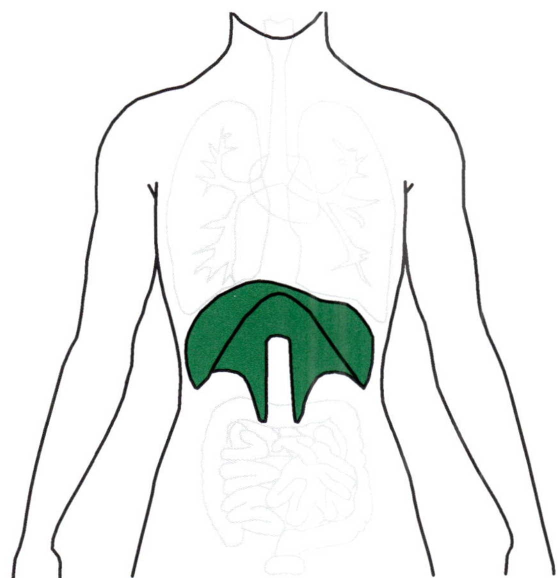

Abbildung 10-7: Das kuppelförmige Zwerchfell (grün).

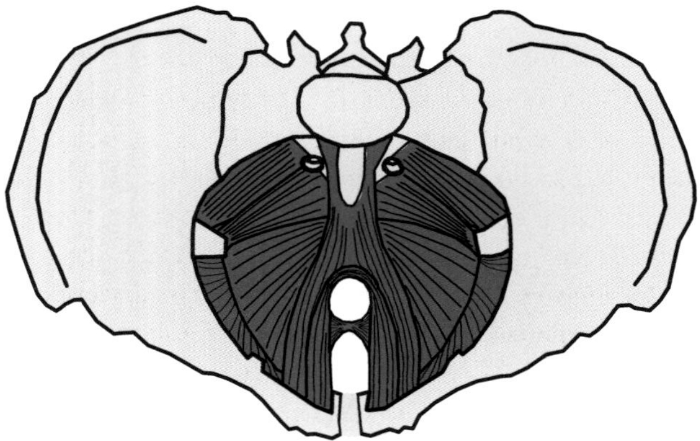

Abbildung 10-8: Weibliches Becken von oben mit Blick auf die innerste Schicht der Beckenbodenmuskulatur, die „Hängematte" (grün).

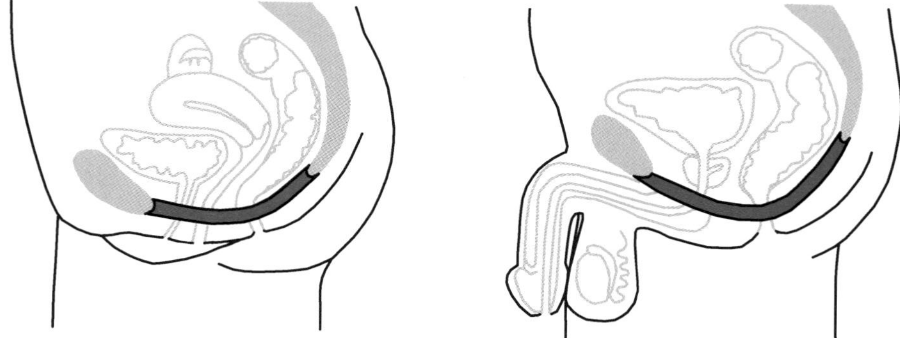

Abbildung 10-9: Längsschnitte durch das weibliche Becken links, mit Blase, Gebärmutter und Enddarm und das männliche Becken rechts, mit Blase, Prostata und Enddarm. Die darunter aufgespannte Beckenbodenmuskulatur ist grün eingefärbt.

Der Beckenboden

Wenn ich weiß, dass sich die Beckenbodenmuskulatur im Rhythmus der Atmung anspannt und wieder entspannt, erhalte ich ein inneres Bild der Bewegung meiner Beckenbodenmuskulatur. Dabei hilft es mir, Bilder der Beckenbodenmuskulatur im Anatomiebuch anzuschauen, um die somatosensorischen Informationen mit diesen Bildern zu verbinden. Ich kann mir die innerste Schicht der Beckenbodenmuskulatur als eine Hängematte vorstellen (Abbildung 10-8), in welcher der Enddarm und die Blase, bei Frauen auch die dazwischenliegende Gebärmutter und bei Männern die sich unter der Blase befindliche Prostata liegen (Abbildung 10-9).

Die Zunge im Mundraum

Ist die Zunge entspannt, liegt sie im Unterkiefer und berührt mit ihrer Spitze die unteren Schneidezähne von hinten (Abbildung 10-10). Oft berührt die Zungenspitze jedoch die oberen Schneidezähne oder gar den Gaumen. Die Zunge kann auch gebogen sein, sodass die Mitte der Zunge den Gaumen berührt.

Beim Schlucken geht die Zungenspitze nach oben an den Gaumen. Das Gaumensegel hebt sich zur Rachenwand und verschließt so den Nasenraum. Der Kehlkopf steigt, sodass der Kehlkopfdeckel den Eingang zur Luftröhre verschließt. Der Speichel oder die Nahrung wird zur Speiseröhre befördert. Danach kann sich die Zungenspitze wieder hinter die unteren Schneidezähne legen. Die Zunge ist so in ihrer entspannten Ausgangsposition und engt die Atemwege nicht ein. Wenn Sie den Eindruck haben, die Zunge hätte in dieser Position nicht genügend Platz, dann machen Sie mit dem Unterkiefer doch gleich eine Schubladenbewegung. Lassen Sie den Unterkiefer in den Kiefergelenken, sie liegen knapp vor dem Eingang zum Gehörgang (siehe Abbildung 10-4), nach unten sinken. Schieben Sie Ihren Unterkiefer nun beim Einatmen nach vorne und lassen ihn beim Ausatmen wieder zurückgehen. Halten Sie Ihre Zeigefinger auf die Kiefergelenke, um die Bewegung des Unterkiefers in den Gelenken wahrzunehmen.

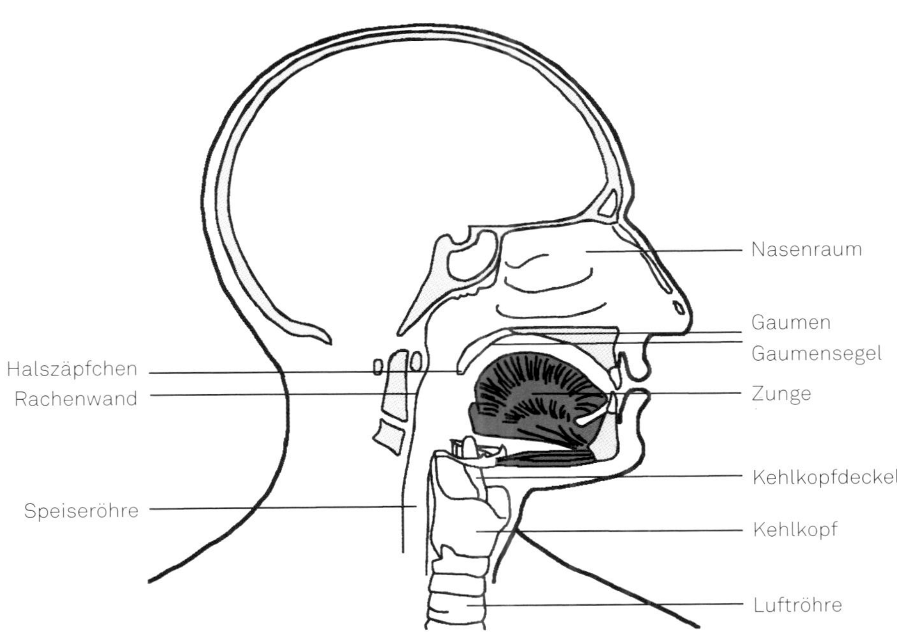

Abbildung 10-10: Die Lage der Zunge (grün) im Mundraum.

10.13 Mein Körper als Kompass im zwischenmenschlichen Verhalten

Wir können lernen, die Körperwahrnehmung für ein authentisches Beziehungsverhalten zu nutzen, indem wir die durch die Emotionen ausgelösten Körperreaktionen wahrnehmen und uns entsprechend verhalten,

- um unser Wohlbefinden zu pflegen,
- um unsere Bedürfnisse klarer wahrzunehmen,
- um uns vor Überforderung zu schützen, indem wir unsere Grenzen bewusst wahrnehmen,
- um gesunde Herausforderungen zu erkennen, welche in uns die Lust wecken, die eigenen Grenzen hinauszuschieben.

> Die Funktionsfähigkeit und das Wohlbefinden des Körpers erhalten und steigern zu können, stärkt unsere Selbstkompetenz, macht uns zufriedener, ausgeglichener und stressresistenter.

Mit dem Körper in Kontakt zu sein, macht vieles einfacher. Ich muss nicht mehr so viel denken, um herauszufinden, was ich will, denn ich spüre es unmittelbar in meinem Körper. Ich bin dadurch nicht der Spielball der Erwartungen meiner Umwelt, sondern folge meinem eigenen Verhaltenskompass. Ein wohliges Körpergefühl stellt sich ein, wenn ich dem Körper gebe, was er braucht: Raum und Zeit, ein Verhalten, das meinen Bedürfnissen entspricht, sowie genügend Bewegung und Erholung. Der wohlige Körper kann zum Ausgangspunkt des eigenen Verhaltens werden, zu einer Empfindung, zu der ich immer wieder zurückkommen will. Und wenn ich sie nicht habe, weiß ich, dass etwas mit mir oder meiner Lebenssituation nicht stimmt. Ich nehme wahr, wie mein Körper auf Gedanken und Emotionen sowie äußere Reize (Umwelt, Mitmenschen) reagiert und kann mein Verhalten so gestalten, dass sich meine körperlich-emotionale Befindlichkeit wieder gut anfühlt.

Ich kann in der zwischenmenschlichen Interaktion das gewohnte Pingpong spielen – machst du dies, mach ich das – bei dem jede Aktion automatisch eine bestimmte Reaktion auslöst, ohne dass ich bewusst entscheiden kann, wie ich reagieren möchte (Abbildung 10-11).

Aber ich kann das Spiel auch erkennen, unterbrechen und auflösen. Ich kann wahrnehmen, wie mein Körper auf andere Menschen reagiert. Und ich kann diese Reaktionen bewusst beeinflussen, indem ich bei Störungen meiner Befindlichkeit versuche, mein Wohlbefinden wiederherzustellen. Ich kann innehalten und mein Verhalten, meine Körperhaltung, meine Bewegungen, meine Muskelspannung, meine Atmung durch mentale Anweisungen verändern. So läuft die nonverbale Inter-

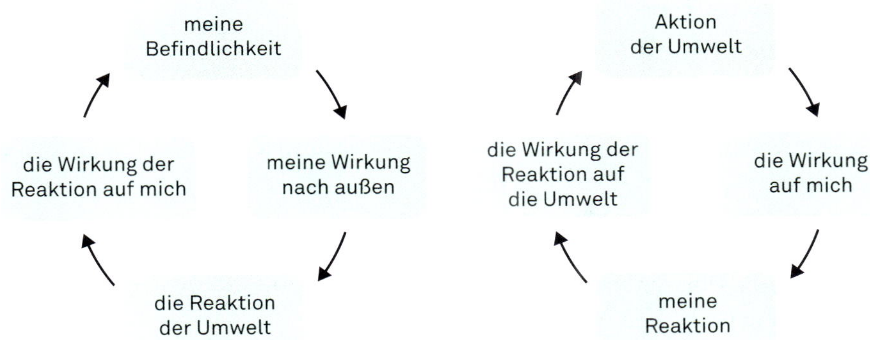

Abbildung 10-11: Die unbewussten, aber immer wirksamen Kreisläufe der Kommunikation: das Interaktions-Pingpong.

aktion (Körper-Körper-Interaktion) nicht nach unbewussten, gewohnheitsbedingten Mustern ab, sondern ich gestalte diesen Prozess bewusst mit. Ich kann mich von Gewohnheiten und Erwartungen lösen. Ich kann lebendig sein, mir erlauben, immer wieder anders zu sein. Ich kann das Unerwartete tun. Und meine Umwelt muss nicht immer gleich, sie kann auch anders, auf mich reagieren (Abbildung 10-12).

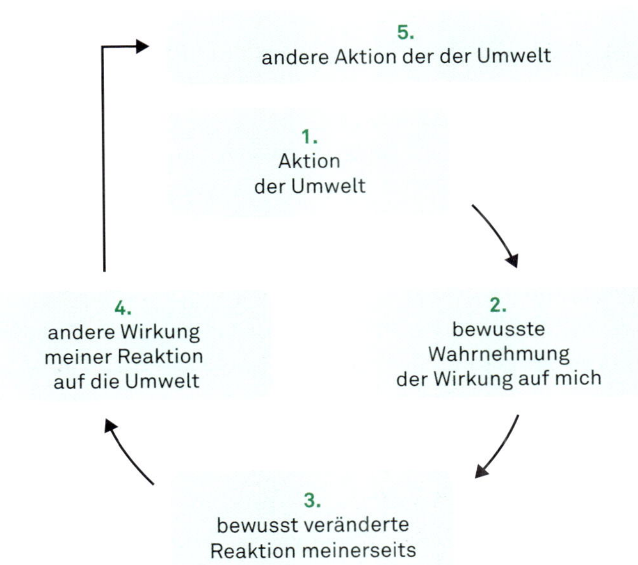

Abbildung 10-12: Durch die bewusste Wahl der Reaktion das gewohnte Verhaltens-Pingpong auflösen.

Beispiel

Konfliktsituation
Werde ich verbal angegriffen, so löst dies in mir eine unmittelbare Reaktion aus. Vielleicht fühle ich mich bedroht und mein Körper zieht sich zusammen oder er mobilisiert zur automatisierten Verteidigung, vielleicht auch zum Gegenangriff. Lasse ich diese ersten emotionalen Reaktionen aber wieder abklingen und nehme dann noch einmal wahr, wie ich mich fühle, so hat sich meine emotionale Befindlichkeit wahrscheinlich bereits wieder verändert. Es öffnet sich ein Freiraum, in dem ich überlegen kann, welche Reaktion für mich den besten Effekt haben könnte. Diese unterscheidet sich wahrscheinlich von der ersten Reaktion. Und vielleicht gelingt es mir sogar, den Konflikt runterzufahren und mich für eine für beide Seiten mögliche Lösung des Konflikts zu öffnen.

Es gibt Zeiten, da ist die Körperwahrnehmung für unser Bewusstsein kein großes Thema. Wir müssen uns nicht mit ihr beschäftigen. Ab und zu fühlen wir uns körperlich gut bis sehr gut, wir genießen unsere körperlichen Empfindungen. Aber manchmal ist das körperliche Wohlbefinden durch zwischenmenschliche Interaktionen gestört und verlangt nach einem bewussten Handeln. In solchen Momenten kann die Körperwahrnehmung das Leitinstrument sein, welches uns in den Zustand des Wohlbefindens zurückführt.

In der Wahrnehmung meines Körpers
und seiner Reaktionen zeigt sich mein Selbst.

Denn die Körperwahrnehmung bringt uns in die Gegenwart, ins Hier und Jetzt. Sie holt uns weg von den Vorstellungen, die wir von uns und unserer Umwelt haben, holt uns ins Wahrnehmen des Körpers in der jetzigen Situation. Wir nehmen unsere Emotionen, nehmen uns selbst und die Wirkung, welche die Umwelt in uns hervorruft, wahr. Körperwahrnehmung heißt darum immer auch Selbstwahrnehmung. Wir können unser Selbst spüren, ein Selbst, das auf seine Umwelt reagiert, wir spüren etwas in uns, das sein will, das nach Entfaltung strebt.

Die Ansprüche von außen, das Sichanpassen, aber auch unsere eigenen Vorstellungen von uns selbst und von einem guten Leben stehen in unserem Bewusstsein oft im Gegensatz zu unseren gefühlten Wünschen und Bedürfnissen. Wenn es darum geht, uns für ein bestimmtes Verhalten zu entscheiden, stehen wir in einem Spannungsfeld zwischen Freiheit und Anpassung. Und oftmals verwechseln wir dann Komfort und Konsum mit Wohlergehen (Liebermann, 2015) und passen uns dem Verhalten und den Erwartungen unserer Umgebung an, bleiben bei unseren Gewohnheiten, statt auf unsere Körperreaktionen zu achten, ehrlich zu uns selbst zu sein, was auch heißen kann, dass wir Konflikten nicht ausweichen, sondern uns ihnen stellen.

Verstand – Gefühl, Annäherung – Vermeidung, Öffnung – Abgrenzung, Festhalten – Loslassen, unser Leben spielt sich zwischen vielen Polaritäten ab. Das fordert uns heraus, zentriert zu sein und gleichzeitig das Oszillieren zwischen den Polen zuzulassen, beweglich zu bleiben und auf den Körper und seine Reaktionen zu achten, uns nicht in einem gewohnten Verhalten zu fixieren, sondern immer wieder lebendiges, der Situation angepasstes Verhalten zuzulassen, uns für das Neue, das Unerwartete zu öffnen. Denn sowohl wir selbst als auch unsere Umwelt sind in einem dauernden Veränderungsprozess. Und dies fordert von uns immer wieder neue, sich dynamisch verändernde Verhaltensweisen. Lebendigkeit heißt bereit sein für das Neue, für das Neue jeder Wahrnehmung; es heißt in der Wahrnehmung bleiben und nicht automatisch mit dem gewohnten Verhalten reagieren, sondern sich öffnen, Neues wagen – experimentieren.

10.14 Veränderungsprozesse

Beispiel

Trichterbrust

Sven hat eine Trichterbrust. So bezeichnet man eine Einsenkung des Brustkorbs, bei der das Brustbein zur Wirbelsäule hin nach innen gezogen ist. Dadurch kommt es zu einer Veränderung in den Knorpelverbindungen zwischen Brustbein und Rippen. Der Brustraum ist verengt, was die Funktionsfähigkeit von Herz und Lunge einschränkt.

Die Trichterbrust war Sven lange Zeit vor allem emotional bewusst. Sie war ein Ort, der Schutz bedurfte. Es fühlte sich an wie ein Loch in der Brust. Er fühlte eine Enge, hatte das Gefühl, sein Herz sei in einem Lederbeutel eingeschnürt. Er liebte es nicht, sich mit nacktem Oberkörper zu zeigen. Aber nicht, weil er sich wegen seiner Brust schämte, sondern weil er das Bedürfnis hatte, sie zu schützen. Die Form seiner Brust wurde ihm erst später in seinem Leben bewusst und begann ihn dann auch zu stören. Er sah Zusammenhänge zur Punktierung seines Brustbeins im Alter von 12 Jahren. Die Ärzte hatten nach einer Lungenentzündung den Verdacht, er sei an Leukämie erkrankt und wollten dies mit einer Punktierung des Brustbeins abklären. Der Verdacht wurde aber nicht bestätigt. Gerade nach dem Eingriff, der für ihn traumatisierend war, waren seine Arme sehr kraftlos. Wenn er sich im Schulturnen an der Reckstange hochziehen wollte, geriet das Innere seines Brustbeins in Aufruhr, löste eine unangenehme, schmerzhafte Empfindung aus. Er konnte in seinen Armen keine Kraft mehr entwickeln und musste sich an diese Empfindung gewöhnen, sie wurde ein Teil von ihm und das Brustbein verschwand aus seinem Körperbild. Als Folge dieser Erfahrung entwickelte er eine Trichterbrust. Er zog sein Brustbein an der

Stelle des Einstichs nach innen, sein Rippenraum wurde steif, das Atemvolumen verkleinerte sich. Es dauerte 40 Jahre, bis es ihm gelang, die Muskulatur ums Brustbein wieder zu entspannen. Dies verschaffte ihm eine Beweglichkeit und Weichheit in der Brust, wie er sie bisher nicht gekannt hatte und führte auch zu Veränderungen seiner Emotionalität. Der Musculus transversus thoracis, der auf der Innenseite des Brustraums das Brustbein fächerförmig mit den Rippen verbindet, konnte wieder richtig funktionieren, er wirkte nicht mehr gegen die natürliche Atembewegung, indem er beim Einatmen das untere Brustbein nach innen zog, sondern ließ es zu, dass das Brustbein beim Einatmen nach vorne und oben stieg. Die Zwischenrippenmuskulatur der unteren Rippen entspannte sich, sodass er beim Ausatmen, die unteren Rippen sinken lassen konnte, was seinen ganzen Bauch-/Beckenraum belebte.

Was passiert mit uns, wenn wir unsere Haltungs-, Spannungs-, Bewegungs- und Atemmuster verändern?

Es verändert die Wahrnehmung unseres Körpers und der durch ihn wahrgenommenen Umwelt. Wir erleben Emotionen anders, denken und verhalten uns anders. Wir werden von unseren Mitmenschen anders wahrgenommen und sie reagieren anders auf uns. Dies kann zu Verunsicherungen führen und kann Konflikte auslösen. Es irritiert die Menschen um uns herum, weil wir nicht in bisher gewohnter Weise reagieren. Es verlangt von uns aber auch ein Loslassen von starren Selbstbildern und Weltanschauungen. Die Vorstellungen, die wir von uns selbst und der Welt haben, werden dynamischer. Wir werden dadurch präsenter, sind mehr mit der Wahrnehmung des Moments und weniger mit Gedanken über Vergangenheit und Zukunft beschäftigt. Doch eine solche Veränderung braucht Zeit und Energie, sie lässt sich nicht forcieren.

Und es stellen sich die Fragen: Wie neugierig bin ich? Wie viel Verunsicherung halte ich aus? Wie viel Halt brauche ich? Wie reagiert meine Umwelt, wie reagieren meine nächsten Menschen auf mein verändertes Verhalten? Wie kann ich mit Konflikten umgehen, die dies auslösen kann? Welches Bild habe ich von mir selbst und bin ich bereit, es loszulassen?

Veränderungsprozesse brauchen Ressourcen: Wenn das Leben zu viele und zu starke Belastungen mit sich bringt, fehlen uns Energie und Zeit, um uns auf einen Veränderungsprozess einlassen zu können. Einerseits braucht die neuronale Neuverschaltung bei einem solchen Prozess sehr viel Energie, so viel, dass Klienten nach der Alexander-Technik-Therapie nicht selten ein starkes Schlafbedürfnis haben. Andererseits ist ein durch die Belastungen im Alltag bereits stark gefordertes Nervensystem nicht in der Lage, neue Erfahrungen zuzulassen. Es bleibt lieber bei seinen gewohnten Steuerprogrammen. Das ist kurzfristig die einfachere Lösung.

Mich auch im Veränderungsprozess so annehmen, wie ich im Moment bin: Wenn ich mich im Spiegel sehe, wie bewerte ich das, was ich sehe? Bin ich zufrieden mit meinem Körper? Kann ich ihn annehmen? Kann ich mich annehmen, so wie ich jetzt bin oder erst dann, wenn ich so bin, wie ich gerne sein möchte? Dies ist vielleicht die wichtigste Voraussetzung, damit ein Veränderungsprozess überhaupt in Gang kommen kann – zu lernen, meinen Körper zu akzeptieren, vielleicht sogar zu lieben, so wie er jetzt ist.

Wir können unserem Körper Wertschätzung entgegenbringen – oder verweigern. Aber wir können keinen anderen Körper kriegen. Unser Körper setzt uns Grenzen. Wir können nicht so sein, wie wir uns das wünschen würden. Auch nicht mit Produkten der Schönheitsindustrie und Eingriffen durch die plastische Chirurgie. Unser Körper ist genetisch und lebensgeschichtlich bedingt. Wir müssen mit ihm leben. Wir werden mit ihm alt werden und wir werden mit ihm sterben.

Das Annehmen des Ist-Zustandes unseres Körpers ist ein Ankommen in der Realität. Häufig überformen Vorstellungen diese körperliche Realität. Wir stellen uns unseren Körper anders vor, als er wirklich ist, oder wir stellen uns vor, wie er sich verändern sollte, und verhindern damit jene Veränderungen, die im Moment auch wirklich möglich wären. Im eigenen Körper anzukommen, kann eine große, eine sehr große Herausforderung sein. Es kann Gefühle auslösen wie Wut, Trauer und Angst, Gefühle, mit denen wir lieber nicht konfrontiert werden.

Beispiele

Ich bin wütend, weil ich von einem Verkehrsunfall Verletzungen davongetragen habe, die mich nun behindern.
Ich bin traurig, weil ich in meinem Leben nicht die Liebe bekommen habe, die ich benötigt hätte, um aufblühen, mich entfalten zu können.
Traumatische Erlebnisse haben mein Grundvertrauen schwer geschädigt und zu einer großen Angstbereitschaft in meinem Nervensystem geführt.
Meine Lebensgeschichte lässt mich nicht in meinem Körper wohnen. Da ist kein Zuhause. Ich möchte fliehen, kann es aber nicht. Ich leide ständig unter dieser Spannung. Ich blende den Körper aus meiner Wahrnehmung aus und verliere damit auch den Bezug zu meinen Gefühlen.
Wie ich sein möchte und wie ich im Moment bin, diese beiden Zustände liegen weit auseinander. Mein Körper, meine Lebensgeschichte und meine äußeren Lebensumstände schränken mich im Moment ein, hindern mich so zu sein, wie ich das gerne möchte, glücklich und selbstbestimmt oder wenigstens versöhnt mit meinem momentanen Zustand.
Ich sehne mich nach Schmerzfreiheit, nach mehr Beweglichkeit und Weite. Ich wünsche mir entspannt, leicht, kräftig und lebendig zu sein.

Immer wieder loslassen: Das Leben zwingt uns mit seinen Stürmen immer wieder dazu, Bereiche unseres Körpers festzuzurren. Wollen wir nicht mit diesen Knoten in uns drin leben, müssen wir Wege suchen, diese verfestigten und meist auch ausgeblendeten Bereiche unseres Körpers wieder ins Bewusstsein zu holen. Nur so können wir diese Knoten lösen und die ausgeblendeten Teile wieder integrieren. Diese Wege führen über die liebevolle Selbstakzeptanz, das Neuentdecken und Wiederannehmen dieser Körperbereiche, was auch mit schmerzhaften Erinnerungen verbunden sein kann. Jedes Leben bringt solche Prozesse des Sich-Verlierens und Sich-Wiederfindens mit sich. Denn das Leben fordert von uns Anpassung an äußere und innere Gegebenheiten und Veränderungen, an Situationen, welche uns überfordern, an Zustände als Folge von Verletzungen und Krankheiten körperlicher und psychischer Art. Solche Lebensphasen hinterlassen Verspannungen, Verklebungen, Verfestigungen in unserem Körper. Doch in unserem Körper steckt auch pulsierendes Leben, welches diese Blockierungen wieder durchströmen möchte. Wir sind daher immer wieder gefordert, unserem Körper Aufmerksamkeit zu schenken, ihn wahrzunehmen, um Wege zu finden, die den Fluss des Lebens wieder ermöglichen – erst als kleines Fließen, später vielleicht wieder als kräftiges Strömen.

Unwetter hinterlassen Schwemmmaterial im Fluss.
Manchmal verändert es auch seine Flussrichtung –
doch er fließt weiter.

Körperliche Veränderungen verändern das Fühlen und Denken:

Beispiele

Eine Entspannung der Nackenmuskulatur führt zu einer Öffnung des Denkens.
Es wird weniger einordnend, bewertend. Es ist nicht mehr möglich, in einem vorher gewohnten, festen Denkschema zu denken. Es wird dadurch weniger urteilend, einordnend, dafür mehr wahrnehmend, ohne zu werten, mehr mit dem Moment verbunden, ohne bereits zu antizipieren, was da kommen könnte. Und es führt zu einem liebevolleren Umgang mit sich selbst.
Das Bild von König und Hofnarr kann dies verdeutlichen. Der König sitzt auf seinem Thron, bewegt sich nicht. Er regiert und spricht Recht. Der Hofnarr bewegt sich, macht Späße und darf dem König, als Einziger am Hof, sagen, was er denkt. Der König ist das statische Prinzip. Er sitzt auf seinem Thron und hat seine Rolle zu erfüllen. Der Narr ist das dynamische Prinzip. Er kann sich bewegen und ist nicht in Pflichten eingebunden. Dem sitzenden, unbewegten König droht die Lebendigkeit abhanden zu kommen. Er wird

unbeweglich, er erstarrt. Er braucht deshalb das ergänzende Prinzip des Narren, die körperliche und geistige Beweglichkeit, die ihn belebt.

Aufrichtung der Brust- und Halswirbelsäule

Ein in der Alexander-Technik-Praxis häufig beobachtbarer Zusammenhang zwischen einer körperlichen Veränderung, dem emotionalen Empfinden und der kognitiven Verarbeitung tritt bei der Aufrichtung der Brust- und Halswirbelsäule in Erscheinung. Wenn ich mit einer Klientin auf dem Tisch und danach auch im Stehen an diesem Körperbereich gearbeitet habe, sie dann auffordere, ein paar Schritte durch den Raum zu gehen, kommt sehr schnell die Feststellung: Das fühlt sich aber sehr eingebildet und hochnäsig an. Worauf ich ihr dann antworte, dass es für den Beobachter von außen gar nicht so aussieht. Ich sehe lediglich eine Frau, welche sich nicht mehr kleiner macht, als sie ist. Sie nehme nun einfach ihre Körpergröße wahr und ziehe sich nicht mehr zusammen.

Wenn wir körperliche Veränderung zulassen, ist dies mit Veränderung im Fühlen und Denken verbunden, da dieses von unserem Körper mitbestimmt wird. Wenn wir jedoch immer die gleichen Haltungen und Bewegungen wählen, fehlt uns das Bewusstsein für diese Tatsache. Wir kennen eben nur unser gewohntes Erleben, unsere eigene Welt mit ihrer eigenen Art zu fühlen und zu denken.

Wenn wir nicht nur unser Gehirn, sondern das gesamte im Körper verästelte Nervensystem, ja auch alle Organe, alles körperliche Gewebe bis hinunter zu den einzelnen Zellen als fühlend und denkend betrachten, so ist obige Schlussfolgerung nichts als logisch. Zu meinen, unser Fühlen und Denken finde nur im Gehirn statt, ist absurd. Wollen wir also an unserem Fühlen und Denken arbeiten, so verlangt dies eine Arbeit an unserem Körper, um ein Bewusstsein für seine Zustände und Reaktionen wie auch seine Störungen und Einschränkungen zu entwickeln und Veränderungen zulassen zu können. So kann sich der Körper für ein anderes Fühlen und Denken öffnen.

Wir sind Naturwesen, lebendige biologische Wesen, keine von Menschen erdachten technischen Roboter. Unser Design ist immer noch steinzeitlich, basierend auf den ursprünglichen Programmen des Überlebens und der Fortpflanzung. Das verlangt von uns, bewusst mit unserem biologischen, durch die Evolution ständig weiterentwickelten Erbe umzugehen und zu erkennen: Wir sind Körperwesen. Der lebendige, sich dauernd verändernde Körper ist die Basis unseres Wesens.

Projekt Selbstwerdung: Wir werden nie alles entdecken, was in uns festhält, was uns einschränkt, was wir in unserem Leben an Ballast aufgeladen haben. Wir werden auch nie alles loslassen, wegräumen und abwerfen können. Und immer wieder werden sich uns neue Aufgaben stellen, werden sich neue Herausforderungen ergeben, denen wir uns stellen müssen. Mit einer gut entwickelten Körperwahrnehmung können wir aber bewusster mit uns und unseren Reaktionen auf unsere Umwelt umgehen. Wir können unsere Verhaltensmöglichkeiten in ihrer Beschränkung erkennen und erweitern, die Funktionsfähigkeit unseres Körpers verbessern und so unser Wohlbefinden und unsere Leistungsfähigkeit steigern.

Zu diesem Zweck können wir uns Fragen stellen: Wie und wo in meinem Körper kann ich lebendiger werden? Wo gibt es Grenzen, die ich hinausschieben könnte? Wo könnte ich mich anders verhalten, mutiger sein, offener sein, lustvoll Neues wagen, lernen mit meinen Ängsten konstruktiv umzugehen?

Auf diese Weise können wir

- ausgeblendete Körperbereiche entdecken, wahrnehmen und neu beleben,
- mehr Beweglichkeit entwickeln, Verspannungen und Schmerzen als Hinweise auf unser Wachstumspotenzial betrachten,
- in unserem Denken beweglicher werden, anders mit Grenzziehungen zwischen uns und dem Anderen, dem Fremden umgehen,
- unser Verhalten aus Erstarrungen lösen, um Vielfältigkeit, Lebendigkeit zuzulassen,
- unserer Emotionalität mehr Spielraum geben, mehr Farbigkeit, Intensität und Spontaneität zulassen.

Selbstentwicklung zwischen Einschränkung und Wachstum: Wir können in unseren Verletzungen und Einschränkungen verharren, uns über sie definieren oder wir können nach Heilung, Versöhnung, Lebendigkeit und Wachstum streben, versuchen aus unserem Leben, unseren Möglichkeiten das Beste zu machen, den Fokus nicht darauf richten, was nicht geht, sondern auf das, was möglich ist.

Wir können uns auf unsere Überzeugungen zurückziehen, in ihnen verharren oder wir können uns immer wieder herausfordern lassen, uns auf Neues einlassen, uns selbst infrage stellen, offen sein für Veränderungen, lebenslang im Lernmodus bleiben.

Wir können uns von anderen Menschen zurückziehen oder immer wieder den Kontakt, den Austausch suchen, die Infragestellung zulassen. Das Anderssein des Anderen aushalten, akzeptieren, es als Bereicherung betrachten – ohne das Eigene zu verlieren.

Was an mir und in mir zerknittert ist,
darf sich entfalten.

Beispiel

Knick-Senk-Füße

Als Kind hatte Lara Knick-Senk-Füße. Die Längsgewölbe ihrer Füße waren abgesenkt, die unteren Sprunggelenke nach innen geknickt. Ihre Füße waren aus medizinischer Sicht nicht, wie sie sein sollten. Vielleicht brachten sie aber auch einen emotionalen Zustand zum Ausdruck, ein kindliches Sich-in-sich-selbst-Zurückziehen, ein Ausdruck von Angst, von nicht sein zu dürfen, Raum einnehmen zu dürfen, nicht im Leben stehen zu dürfen, nicht lustvoll das Leben anpacken zu können.

Im Alter von 6 Jahren bekam sie nach einer orthopädischen Diagnose harte Einlagen in ihre Schuhe, um das Längsgewölbe der Füße zu stützen. Später, sie war 12 Jahre alt, entschied der Chefarzt der Chirurgie des nächsten Krankenhauses, man müsse die Füße operieren, zuerst den linken, später auch den rechten Fuß. Durch das Umhängen von Muskeln von der Fußaußenseite zur -innenseite sollte sich der Fuß aufrichten. Das Resultat der Operation war jedoch katastrophal. Der Fuß wurde im Sprunggelenk noch instabiler, noch unfähiger sich aufzurichten. Ein langer Weg zur Reintegration des Fußes nahm seinen Anfang. Lara musste viel Zeit und Energie investieren, um einigermaßen stabil auf dem operierten Fuß stehen zu können. Erst durch die Alexander-Technik-Therapie richtete sich der Fuß dann tatsächlich wieder auf. Heute, fast 50 Jahre nach der Operation ist ihr linker, operierter Fuß auf der Slackline (zwischen zwei Bäumen aufgespanntes Balancierband) stabiler als ihr rechter, nicht operierter.

Die Körperwahrnehmung dient im eigenen Veränderungsprozess als Verhaltenskompass. Wir können spüren, was unser Körper braucht. Wir können einen liebevollen Umgang mit unserem Körper pflegen und die eigene Selbstorganisation optimieren, indem wir unser Denken und unsere Körperwahrnehmungen zu einem erfolgreichen Duo zusammenführen. Wir geben dem Körper Raum und Zeit, öffnen uns für Impulse, die in unserem Bewusstsein aufsteigen. Wir können Körperempfindungen, Emotionen, aber auch Gedanken, welche wir sonst aus unserem Bewusstsein verdrängen, wahrnehmen. Wir können offen sein für unser Körperselbst, für die Lebensimpulse, die aus unserem Inneren aufsteigen.

11 Zum Schluss

11.1 Zusammenfassung

- **Die Körperwahrnehmung ist subjektiv und nur multidisziplinär fassbar.** Von der wissenschaftlichen Forschung wird dieses komplexe Thema deshalb kaum bearbeitet.
- Um **über die Körperwahrnehmung kommunizieren** zu können, brauchen wir ein Ausdrucksmittel. Der sprachliche Ausdruck ist dabei die naheliegendste und am häufigsten verwendete Form. Doch Sprache ist eine kulturell sowie individuell geprägte Ausdrucksform. Meist geht es beim Sprechen nicht darum, eine Empfindung möglichst wahrheitsgetreu darzustellen, sondern darum, persönliche Bedürfnisse, Wünsche und Absichten auszudrücken.
- **Körperempfindungen** sind emotional bewertete somatosensorische Informationen.
- Erst **individuell und kollektiv entstandene Vorstellungen lassen aus Körperempfindungen Körperwahrnehmungen werden.** Sie bilden das kognitive Gerüst, in das sich Körperempfindungen einordnen lassen.
- Unser **Körper** ist sowohl **Subjekt wie auch Objekt der Körperwahrnehmung.**
- **Die Körperwahrnehmung ist ein dynamischer, zirkulärer, sich selbst verändernder Prozess.** Denn wie alle Bewusstseinsprozesse ist auch die Körperwahrnehmung mit emotionalen Körperreaktionen verbunden, d.h., durch den Wahrnehmungsprozess verändert sich das Wahrnehmungsobjekt Körper.
- **Der Sinn der Körperwahrnehmung ist ihr Nutzen für unser Leben und Überleben.** Die Körperwahrnehmung dient unserem Organismus dazu, immer wieder ein inneres Gleichgewicht herzustellen, aus einem Zustand des Unwohlseins, des Mangels oder der Bedrohung herauszukommen und in einen Zustand des Wohlbefindens zurückzukehren.
- Die Körperwahrnehmung ist nicht dazu da, uns ein objektiv richtiges Bild unseres Körpers zu liefern. **Eine Körperwahrnehmung kann nach objektiven Kriterien auch falsch sein,** d.h., die Außen- und Innenwahrnehmung des Körpers können verschieden sein.

- **Körperwahrnehmung ist ein selektiver Prozess.** Die meisten somatosensorischen Informationen kommen gar nicht in unser Bewusstsein. Sie werden von unserem Nervensystem unbewusst zur Steuerung unseres Organismus und unseres Verhaltens verwendet. Nur in Ausnahmefällen, wenn eine bedrohliche Situation (Überlastung, Verletzung, Krankheit) vorliegt, wenn unser Nervensystem von einer Situation überfordert ist oder wenn wir uns bewusst dafür entscheiden, wird uns eine Körperwahrnehmung bewusst.
- Bei der Entstehung und bei der Verwendung unserer Wahrnehmungs- und Denkstrukturen spielen unsere inneren und äußeren Sinne eine entscheidende Rolle. Durch sie findet die Umwelt Eingang in unser Nervensystem und in unser Bewusstsein. **Wir nehmen uns und unsere Umwelt durch unseren Körper wahr.** Eine einfache Tatsache, die in der Philosophie oft außer Acht gelassen wird, derer wir uns aber auch in unserem Lebensalltag zu wenig bewusst sind. Das Konzept einer Körperphilosophie nimmt das körperliche Erleben als seinen Ausgangspunkt und knüpft damit an die phänomenologische Philosophie an.
- Erlebte **Körperkontakte** als Säugling und Kleinkind **sind eine lebenswichtige Voraussetzung für unser Überleben.** Sie sind die Grundlage für die Ausbildung der elementaren Beziehungsmuster (Annäherungs- und Vermeidungsmuster). Sie prägen auch unser Verhältnis zu unserem Körper, die Art, wie wir ihn wahrnehmen. Ein Mensch, der zu wenig Körperkontakt erfahren hat, meidet die Wahrnehmung seines Körpers.
- **Die Körperwahrnehmung muss sich entwickeln.** Wir müssen ein Leben lang lernen unseren Körper wahrzunehmen. Wie sich unsere Körperwahrnehmung entwickelt, ist stark von der Kultur abhängig, in der wir leben, davon, welchen Wert, welche Funktionen wir ihr geben. Die Körperwahrnehmung kann die Gesundheit und die Funktionsfähigkeit unseres Körpers unterstützen. Sie kann sie aber auch stören, je nachdem wie sie entwickelt ist.
- **Bewegung und Kontakt lassen eine Körperempfindung entstehen.** Äußere Bewegung (körperliche Aktivität), innere Bewegung (Atmung, Blutfluss, Verdauung, muskulär bedingte innere Schwingung), sich selbst berühren, von anderen berührt werden oder Kontakt zu Oberflächen (Boden, Gegenstände) führen zur Reizung unserer Somatosensorik, aus welcher Körperempfindungen und schließlich Körperwahrnehmungen entstehen.
- Körperwahrnehmungen, d.h. **somatosensorische Qualitäten,** lassen sich als Zustände zwischen Polaritäten wie Ausdehnung – Zusammenziehen, Entspannung – Anspannung, Wohlbefinden – Schmerz, Verbundenheit – Fragmentierung, Homogenität – Heterogenität, Lebendigkeit – Blockade oder Beweglichkeit – Steife, aber auch als Qualitäten wie Druck, Berührung, Dehnung, Vibration, chemische Veränderungen oder Temperatur verstehen. Anatomisches und phy-

siologisches Wissen liefert uns ein Vorstellungsgerüst, in das wir diese Körperempfindungen einordnen können.

- Das emotionale Erfahrungsgedächtnis ist die entscheidende Instanz bei der Steuerung unseres Verhaltens. Die dort entstehenden Emotionen lösen körperliche Reaktionen aus, die wir empfinden und uns so unserer Emotionen bewusst werden können. **Unser Körper ist die Bühne unserer Emotionen.** Die Wahrnehmung des Körpers ist somit für die Selbstwahrnehmung und Verhaltenssteuerung von zentraler Bedeutung. Die Zuordnung der Emotionen zu bestimmten Körperregionen ist, historisch und kulturell betrachtet, aber sehr unterschiedlich.
- **Nonverbale Kommunikation** ist die direkte Körper-Körper-Kommunikation. Der Körper reagiert auf die Signale seines Gegenübers und sendet seinerseits wieder Signale aus. Diese Kommunikation findet auch statt, ohne dass wir es wahrnehmen. Achten wir jedoch auf unsere Körperreaktionen, so können wir sie bewusst für unsere Verhaltenssteuerung nutzen.
- **Angst** ist eine sehr wichtige und deshalb auch gut erforschte Emotion. Sie ist menschheitsgeschichtlich von großer Bedeutung, da sie den Menschen vor Gefahren warnt und es ihm ermöglicht, sein Leben durch entsprechendes Verhalten zu schützen. In diesem Sinn gilt: Nur wer Angst empfindet, überlebt. Angst kann auch als positive Herausforderung betrachtet werden, da sie mögliche Entwicklungsfelder aufzeigt. Denn sie kann Verhaltensmöglichkeiten einschränken und sich in Form von Muskelverspannungen im Körper festsetzen und so das Wohlbefinden und die Funktionsfähigkeit des Körpers stören.
- **Schmerz** ist ein Warnsignal unseres Körpers. Er verlangt ein bewusstes Wahrnehmen, eine Ursachenforschung und manchmal auch einen bewussten Heilungsprozess, damit er wieder verschwinden kann. Die Schmerzempfindung kann uns in diesem Heilungsprozess unterstützen, indem sie unsere Bewegungen limitiert. Muskelschmerzen können auch ein Loslassen von chronisch verspannter Muskulatur signalisieren, also eine positive Veränderung. Schmerzen haben aber manchmal auch unheilbare Ursachen und zwingen uns, mit ihnen zu leben.
- **Empfundenes und gedachtes Körperbild.** Vorstellungen können die Wahrnehmung der Umwelt und so auch unseres Körpers überformen. In der Extremform kann sich das aus der Wahrnehmung entstehende Körperbild von der Körperempfindung lösen und in einem gedachten Körperbild erstarren, was zu Störungen der Selbstorganisation und zur Störung der Gesundheit führt.
- **Die Körperempfindung ist das Instrument zur Adaption unseres Verhaltens an die Umwelt.** Das heißt, fehlt uns dieses Instrument oder ist es nur schwach ausgebildet, so fehlt uns der lebenswichtige Bezug zu uns selbst, zu unserem Körper, zu unseren Mitmenschen und zu unserer Umwelt.
- **Wir bewegen uns als Individuen im Entwicklungsfluss der Geschichte,** der Geschichte des Planeten Erde, der Natur, der Menschheit und unserer eigenen.

Wir betrachten diesen Fluss der Geschichte nie von außerhalb. Wir sind immer selbst ein Teil von ihm. Und so ist auch unser Wahrnehmen und Denken ein Teil dieses Flusses.

- **Die Geschichte der Menschheit ist zu 99,5 % die Geschichte von Menschen der Jagd-und-Sammel-Kultur.** Das Design unseres Körpers entstand in dieser Kultur und prägt unser Verhalten bis heute. Die Lebensweise des Menschen im digitalen Zeitalter ist menschheitsgeschichtlich betrachtet eine extrem winzige Episode (0,002 %).
- Das **Verhältnis des Menschen zur Natur** hat beim Übergang von der Jagd-und-Sammel-Kultur zur Agrarkultur eine entscheidende Veränderung erfahren. Der Mensch wurde nicht mehr von der Natur genährt, er wurde zum Bearbeiter und zur Bearbeiterin der Natur, er produzierte Nahrung. Eine weitere entscheidende Veränderung ereignete sich ab dem 15. Jahrhundert. Der Mensch betrachtete sich nicht mehr als Teil der Natur und des Schöpfungsplans Gottes. Er stellte sich der Natur gegenüber, begann sie zu erforschen und zu beherrschen. Seit der Industrialisierung im 19. Jahrhundert scheint der Mensch sogar vergessen zu haben, dass er von der Natur lebt und selbst ein Teil der Kreisläufe der Natur ist. Er zerstörte die Natur und damit seine Lebensgrundlage.

  Die Lebensreformbewegung ab der Mitte des 19. Jahrhunderts und die Umweltschutzbewegung seit den 1960er-Jahren machten auf diese Entwicklung aufmerksam und brachten Verhaltensänderungen in Gang. Soll menschliches Leben auf dem Planeten Erde aber auch in Zukunft möglich bleiben, sind noch wesentlich entscheidendere Veränderungen notwendig.
- Parallel zu den Veränderungen im Verhältnis zur Natur hat sich auch das **Verhältnis zum eigenen Körper** verändert.

  In der *Jagd-und-Sammel-Kultur* lebten die Menschen von und mit der Natur. Körperliche Bedürfnisse bestimmten das Leben.

  Die *Agrarkultur* verlangte harte Arbeit, um dem Boden Nahrung abzuringen. Die Menschen lebten nicht mehr direkt nach den Bedürfnissen des eigenen Körpers. Ihr Leben wurde durch die Abläufe der Nahrungsmittelproduktion und die entstandenen Herrschaftssysteme fremdbestimmt.

  In der *Industriekultur* lebten und arbeiteten die Menschen nicht mehr in der Natur. Sie lebten in der Stadt und arbeiteten in der Fabrik. Der Körper war eine Arbeitskraft in der Fabrik mit eingeschränkten Bewegungs- und Verhaltensmöglichkeiten. Die Verbindung zur Natur und zum eigenen Körper ging dabei verloren.

  Im *digitalen Zeitalter* verlor der Körper seinen Wert als Arbeitskraft. Die Menschen wurden zu Bildschirmarbeitenden. Kognitive und nur noch minimale körperliche Arbeit ist gefragt. Der Körper als Arbeitskraft verliert seine Bedeutung, was zu einer Degeneration seiner Funktionsfähigkeit führt.

- **Land wird Besitz.** Beim Wechsel vom nomadischen zum sesshaften Dasein wurde der Besitz von Land zur Lebensgrundlage. Doch Besitz kann geraubt und muss deshalb beschützt werden. So wurden kriegerische Auseinandersetzungen zu einem Teil des menschlichen Lebens. Der Mann wurde zeitweise zum Krieger, sein Körper zum Mittel im Kampf um Leben und Tod. Frauen und Kinder wurden zu Opfern.
- **Krieg macht Angst.** Krieg und Militär sind seit dem Beginn der Agrarkultur eine strukturgebende Ordnung der Gesellschaft. Krieg provoziert die Grenzziehung gegenüber dem Anderen, nicht nur physisch, sondern auch psychisch. Das Andere ist das Böse, dasjenige, das man bekämpfen muss in einem Kampf, in dem man bereit ist zu töten und selbst getötet zu werden.
Im Krieg hat der Körper keinen Wert. Im Krieg werden Körper vernichtet. Und um dies zu tun, werden immer neue Methoden entwickelt. Aus dem Krieg von Mann gegen Mann entstand der Krieg mit Schusswaffen, dann kam der industrielle Krieg des 19. und 20. Jahrhunderts und heute haben wir den hochtechnisierten, den ferngesteuerten Krieg, den Informationskrieg und den Krieg im Weltall. In Kriegszeiten wird das Recht auf die Unversehrtheit des Körpers abgeschafft.
- Die Verbreitung von **Angst** wurde seit dem Beginn der Agrarkultur **als Mittel der Macht zur Sicherung der Herrschaft** genutzt. Gesellschaftsschichten entstanden. Menschen wurden durch die Androhung und exemplarische Anwendung von Körperstrafen bis hin zu Hinrichtungen unterdrückt. Dies führte zu einer Konzentration von Besitz und Macht, zur Schichtung der Gesellschaft, zur Feudalherrschaft.
Für die Bauersleute bedeutete dies die Entfremdung vom eigenen Körper bis hin zu Unfreiheit, Sklaverei oder Leibeigenschaft. Der Körper wurde zum rechtlosen Körper. Er musste sich klein machen, lebte nicht seinen Bedürfnissen entsprechend, hatte Angst, erstarrte und verlor seine Lebendigkeit.
- **Geschlechterrollen.** Frauen mussten in der *Agrarkultur* viele Kinder gebären, da Kinder wichtige Arbeitskräfte waren. Die Männer erhielten viel eiweißreiche Nahrung, damit sie starke Körper für die Arbeit und den Krieg entwickelten. Die Körper der Frauen wurden durch die schlechtere Nahrung und die häufigen Schwangerschaften geschwächt.
In der bürgerlichen Gesellschaft des *19. und 20. Jahrhunderts* war der Mann das Oberhaupt der Familie. Er sorgte für das Einkommen und übernahm Verantwortung in der Gesellschaft. Die Frau, die Schwache und die Schöne, war für den Haushalt, die Kinder und das Seelenheil zuständig. Männer und Frauen der Unterschicht arbeiteten in den Fabriken, teilweise sogar auch ihre Kinder. *Heute* haben Frauen neue Rollen in der Gesellschaft eingenommen. Die starke, selbstbestimmte Frau hat sich von der Rolle der schwachen, untergeordneten Frau gelöst. Es kam zu einer Angleichung der Rollen der Geschlechter im Privat-

wie im Berufsleben. Auch Männer sind heute gefordert, ihre Rolle neu zu definieren. Gleichzeitig findet sich heute aber auch romantisches Festhalten an den traditionellen Rollenbildern des starken Mannes und der schwachen Frau.

- **Religion.** Im *Animismus*, der Religion der steinzeitlichen Menschen, war der Mensch Teil der vom Göttlichen durchdrungenen Natur. Das Göttliche war in der Natur und so auch im Körper der Menschen. Das änderte sich beim Übergang zur Agrarkultur. Es kam zu einer Trennung von Gott und Welt/Schöpfung sowie von Geist/Seele und Körper. Das Konzept der geistigen, der göttlichen Welt führte zur moralischen Abwertung des Körpers und der körperlichen Arbeit und diente gleichzeitig als Mittel der Herrschaftslegitimation.
  Das *Christentum* übernahm dieses Denken. Der Körper wurde zum sündhaften Körper. Im Spätmittelalter erhielt der Körper wieder mehr Wertschätzung. Es kam zur Entwicklung vom Glauben hin zur Naturwissenschaft – zur Reformation und zur Aufklärung. In der Neuzeit übernahmen *Kapitalismus und Rationalismus* immer mehr die Funktion der Religion als sinnstiftende Glaubens- und Denksysteme.
- **Konsum und Leistung.** Arbeit und Nahrungserzeugung sind seit der Industrialisierung nicht mehr direkt miteinander verbunden. Der Lohn, das Geld hatte sich dazwischengeschoben.
  Heute ist der Körper als Arbeitskraft und Konsument Teil des Funktionskreislaufes der Wirtschaft. Konsum hat sich zum Lebenssinn entwickelt. Gleichzeitig stehen wir heute bei der Arbeit unter hohem Leistungsdruck, um den Konsum finanzieren zu können. Und um diesen Funktionskreislauf in Gang zu halten, werden mittels Werbung immer neue Bedürfnisse künstlich erzeugt. Ihre Befriedigung hat nichts mehr mit unseren körperlichen Bedürfnissen zu tun. Es handelt sich um einen Überkonsum.
  Der hohe Leistungsdruck führt bei den Arbeitenden zu Stress. Stress ist der in der Steinzeit entwickelte Überlebensmodus bei Bedrohung und Angst. Hält die Stresssituation aber über längere Zeit an, schwächt sie das Immunsystem und macht anfällig für Krankheiten und Verletzungen. Eine heute häufig gestellte Diagnose als Folge von Stress ist das Burn-out-Syndrom, das körperliche und geistige Ausgebranntsein. Die Weltgesundheitsorganisation (WHO) benennt Stress als größtes Gesundheitsrisiko des 21. Jahrhunderts.
- **Alles ist Business.** Heute muss alles Geld abwerfen, alle Lebensbereiche, auch der menschliche Körper. Dies führte zu einer Kommerzialisierung von Medizin, Gesundheitsversorgung, aber auch Fitness und Schönheit.
- **Bewegung und Ernährung.** Essen gibt uns Energie, damit wir leben, damit wir uns bewegen können. Die für das Leben der Menschen ursprüngliche und über lange Zeit prägende Verbindung von Bewegung und Nahrungsbeschaffung ist in unserer heutigen Lebensweise verloren gegangen. Wir müssen uns nicht mehr

bewegen, um uns ernähren zu können. Und bei unserem bewegungsarmen Leben verbrauchen wir oft weniger Energie, als wir durch die Nahrung aufnehmen.
Die Entwicklung der Lebensweise der Menschen führte zu einer fortschreitenden Minimierung des Umfangs und der Vielfalt der Bewegung. Doch ein Körper, der sich nicht mehr viel und vielfältig bewegt, verliert seine physischen Fähigkeiten, also Ausdauer, Kraft und Beweglichkeit. Er baut sie ab oder noch schlimmer, er entwickelt sie in der Kindheit und Jugend erst gar nicht. Die Menschen sind seit der Erfindung der Eisenbahn davon begeistert, sich fortbewegen zu lassen. Mit der Erfindung des Autos wurde dann auch die individuelle Mobilität möglich, wurde Bestandteil des menschlichen Selbstverständnisses, genauso wie später das weltweite Reisen per Flugzeug. Mobilität heißt darum heute: sich bewegen lassen, statt sich selbst zu bewegen. Leben und aktive Bewegung sind jedoch auf elementarste Weise miteinander verbunden. Bewegung heißt sich bewegen und Bewegung im Innern des Körpers zulassen. Bewegt sich der Körper nicht mehr, so ist er tot.
Der degenerative Effekt des Bewegungsmangels auf unseren Körper wird noch verstärkt durch falsche Ernährung, was zu Übergewicht, Herz-Kreislauf-Erkrankungen und Diabetes führt. Essen sollten wir nicht zur Stressbewältigung oder Freizeitbeschäftigung missbrauchen. Es ist wichtig, uns so zu ernähren, dass es unserem Körper guttut, wir uns wohl und leistungsfähig fühlen. Das heißt, gute Nahrungsmittel in der Menge zu uns nehmen, die wir für die Bewältigung unseres Lebensalltags brauchen.
Eine Reaktion auf die Bewegungsarmut im Arbeitsalltag ist die Fitnesskultur, die sich zu einem neuen Wirtschaftszweig entwickelt hat.

- **Digitale Welt.** Kommunikation und Unterhaltung laufen heute auf digitalen Kanälen. Der eigenen Präsenz im Internet wird große Bedeutung beigemessen. Zwischenmenschliche Kontakte sind immer weniger reale Kontakte, sondern virtuelle Kontakte über digitale Geräte. Doch das Leben in der virtuellen Digitalwelt führt zu einer Entkörperlichung des Lebens.
  Ein weiterer Effekt ist das Immer-beschäftigt-Sein. Ständig wird zum Smartphone gegriffen. Es darf keine „Leerzeiten" geben. Leere, in der man mit sich selbst konfrontiert wird, wird nicht mehr ausgehalten. Immer ist das Smartphone vor den Augen und sind die Kopfhörer an den Ohren. Und dies hat Auswirkungen auf das Sozialleben. Wir leben nicht mehr in der realen Welt, mit real anwesenden Menschen. Wir sind nicht offen für die reale Welt, offen für Menschen in der realen Welt – und auch nicht offen für unseren Körper. Es droht die Gefahr, dass wir die reale Welt mit ihren herausfordernden Problemen aufgeben („Sie ist sowieso nicht mehr zu retten.") und in die virtuelle, digitale Welt flüchten.
- **Medizin.** Die moderne Medizin führte zu einer Selbstermächtigung des Menschen, zu einem anderen Verhältnis zum eigenen Körper. Wir fühlen uns bei

Krankheiten und Verletzungen weniger ohnmächtig, denn die Medizin kann unsere Gesundheit oft wiederherstellen. Und mit medizinischem Wissen, Anatomie und Physiologie, lässt sich der Körper differenziert wahrnehmen.
Die naturwissenschaftlich orientierte Medizin ist aber auch kritisch zu betrachten, denn sie hat den Körper zum Objekt gemacht und ihn in medizinische Fachbereiche aufgeteilt. Der Körper ist das fragmentierte, diagnostizier- und behandelbare Objekt, abgekoppelt vom Denken und Fühlen des Menschen, seiner sozialen Situation und seiner Lebensgeschichte.
Die Medizin hat sich zu einem Wirtschaftszweig mit einer Medizinal- und Gesundheitsindustrie entwickelt, die sich an ihren finanziellen Gewinnen und weniger am Wohl der Menschen orientiert. Sie will Abhängigkeit erzeugen wie jeder andere Wirtschaftszweig auch. Und die Menschen, die potenziellen Patientinnen und Patienten, delegieren die Sorge für ihre Gesundheit mittels Zahlung von Krankenkassenprämien an die Medizin.

- **Menschenrechte sind Körperrechte.** Mit der Aufklärung kam die Idee des Rechtes auf Selbstbestimmung über das eigene Leben für alle Menschen auf. Die Forderung nach Gleichheit und Freiheit, aber auch der Solidarität der Menschen untereinander, sind Errungenschaften der Französischen Revolution, sind der Kern der Erklärung der Menschenrechte von 1789 und wurden 1948 auch von der UNO-Vollversammlung verkündet.
  Nach dem Zweiten Weltkrieg wurde das Recht auf Unversehrtheit des Körpers in den Staatsverfassungen verankert. Die Staaten schufen damit die Voraussetzungen dafür, dass sich ihre Bürger als eigenständige Wesen verstehen und wahrnehmen können. Die aus diesem Recht entstehende Freiheit ist die Vorbedingung, um sich eine eigene Meinung bilden zu können.
  Doch der Individualismus, das Recht auf Selbstbestimmung, steht in einem Spannungsfeld gegenüber dem Leben in einer funktionierenden Gemeinschaft, einem Kollektiv, wie auch dem Leben in funktionierenden Kreisläufen der Natur. Daher ist es von elementarer Wichtigkeit, den eigenen Körper auch in seiner sozialen und ökologischen Vernetzung zu sehen. Die aktuelle politische Lage in Europa, die autokratischen Tendenzen sowie die drohende Klimakatastrophe rufen uns auf, unser Verhalten danach auszurichten.

11.2 Ausblick

- **Rückkehr in unseren Körper.** Wir sind heute gefordert, unserem Körper die Rolle zurückzugeben, die er schon immer im Leben der Menschen gespielt hat. Der Körper ist unser Leben. Wir kommen mit ihm auf die Welt und wir sterben mit ihm. Für unseren Lebensalltag heißt das, mit und in unserem Körper zu denken, zu fühlen und uns zu bewegen ... oder ganz einfach mit und in ihm zu leben. In diesem Sinn soll Körperphilosophie das eigene Denken und den eigenen Körper zusammenführen. Wenn wir den ganzen Körper als denkendes und fühlendes Organ verstehen, bedeutet dies, mit einem anderen Verständnis des eigenen Körpers zu leben.

- **Eingebunden in die Umwelt, sozial und ökologisch.** Wir sind körperliche Wesen und als solche auch soziale und ökologische Wesen. Das menschliche Individuum, den menschlichen Körper gibt es nur als Teil eines Netzwerkes von Menschen, welches seinerseits ein Teil der Kreisläufe der Natur, des Planeten Erde ist. Unser Leben und unser Überleben sind von der Natur abhängig. Für unsere Vorfahren war dieses Wissen selbstverständlich. Die kulturelle und wirtschaftliche Entwicklung der letzten 200 Jahre ließ uns diese elementare Tatsache aber ausblenden und vergessen. Doch die von uns verursachten Umweltkatastrophen werden uns unsere Abhängigkeit von der Natur in Zukunft mit großer Vehemenz vor Augen führen und spüren lassen.
  Die Körperwahrnehmung verbindet uns mit unserem Körper und seinen Veränderungsprozessen. Sie verbindet uns mit der Basis unseres Seins, mit der Natur. Die Natur ist die Existenzgrundlage unseres Lebens. Wir Menschen müssen unsere Lebensweise so gestalten, dass wir die Natur nicht zerstören, sondern uns in sie integrieren. Wir sind heute gefordert, uns wieder als „Körperwesen" zu verstehen. Wir tun dies, indem wir unseren Körper im Alltag wahrnehmen, ihn in die Lebensgestaltung, in die konkreten Verhaltensentscheidungen einbeziehen, den Körper nicht ausbeuten, übergehen, mit dem Körper statt gegen den Körper leben, mit einem Menschenbild, bei dem Körper, Emotionen und Denken eine Einheit bilden.
- **Leben mit dynamischen Wissens- und Denkkonzepten.** Leben bedeutet dauernde Veränderung. Liebevoll mit sich umzugehen, ist der Ausgangspunkt für Veränderungen. Denn erst wenn ich realisiere, wo ich im Moment stehe, mich so annehme, wie ich bin, kann ich mich auf den Weg machen, mich zu verändern. Ich kann immer wieder loslassen und neue Wege gehen, ich muss nicht an einem fixen Selbstbild festhalten, sondern kann mich als dynamisches, sich dauernd veränderndes Wesen verstehen. Doch Veränderungen brauchen Zeit und Energie. Wer immer unter Stress lebt, kann sich nicht spüren, kann (notwendige) Veränderungen nicht zulassen, wird in seinem Selbstbild erstarren.
  Authentisch zu leben heißt, im Einklang mit dem eigenen Körper zu leben, ehrlich zu sein mit sich selbst, Leerräume zuzulassen, um wahrnehmen zu können, was in uns ist und sein will.
- **Selbstentwicklung durch Körperwahrnehmung.** Wir können dank gut entwickelter Körperwahrnehmung bewusster mit uns und unserer Umwelt umgehen. Zudem kann sie uns im Alltag als Verhaltenskompass, als Motivator und Ent-

scheidungshilfe dienen. Wir können unsere Verhaltensmöglichkeiten in ihrer Beschränkung erkennen und ihre Erweiterung als Chance und Herausforderung annehmen.
Körperwahrnehmung müssen wir einüben, indem wir eine positive Beziehung zu unserem Körper aufbauen, dem Körper Wert beimessen, uns Zeit nehmen, ihn wahrzunehmen, die Wahrnehmung zu verfeinern und differenzierter zu machen. Wir können Formen von Körperwahrnehmung in unseren Tagesablauf einbauen, indem wir immer wieder innehalten und unseren Körper wahrnehmen. Wir verhindern damit, dass wir uns wie Automaten durch unseren Alltag bewegen, ohne auf unser Wohlbefinden und die gute Funktionsfähigkeit unseres Körpers zu achten.

- **Leben zwischen Selbstbestimmung und Hingabe.** Unser Körper ist ein Organismus, der entsteht und wieder vergeht, der einen Lebensprozess durchläuft – wie ein Baum, eine Pflanze, ein Regenwurm oder eine Katze.
  Doch unser Bewusstsein tut sich schwer mit diesem Entstehen und Vergehen. Es strebt nach mehr, es möchte Grenzen sprengen, es versucht über sie hinauszugreifen. Es baut sich daher eine eigene Welt, eine eigene Realität auf. Angetrieben von diesen die erlebte Welt übersteigenden Vorstellungen entsteht das Bedürfnis, die Welt zu verändern, die eigenen Vorstellungen und Wünsche in der Welt zu realisieren. Das gehört zum Menschsein. Wir sind so. Doch es besteht die Gefahr, in diesem Streben den Bezug zum eigenen Körper zu verlieren. Wir sehen und spüren nicht mehr, wer und was wir sind – körperliche Wesen, soziale Wesen in den Kreisläufen der Natur.
  Zeugung und Tod sind Anfang und Ende unseres Lebens. Unser Leben entsteht und vergeht – es verlangt Hingabe von uns.
- **Im Gleichgewicht bleiben.** Wir können unser Leben so gestalten, dass wir ein gesundes Verhältnis von Herausforderung, Belastung, Leistung einerseits und Loslassen, Entspannung, Erholung andererseits finden. Wir können es als Projekt der Selbstentwicklung in einem sozialen und ökologischen Kontext sehen. Wir können uns als körperliche Wesen mit unseren eigenen, realen Bedürfnissen wahrnehmen. Wir können Herausforderungen annehmen und bereit sein, die eigenen Lebensgewohnheiten zu überdenken und Veränderungen vorzunehmen.

Übungsblätter: Visuelle Darstellung der Körperwahrnehmung in einem Netzdiagramm

Wählen Sie fünf Körperbereiche aus, die Sie besonders interessieren (siehe Kap. 4.7 und Abbildung 4-5, S. 74). Zeichnen Sie diese Körperbereiche in fünf verschiedenen Farben in das Körperschema ein. Stellen Sie dann die Wahrnehmung der somatosensorischen Qualitäten in den verschiedenen Körperbereichen im Netzdiagramm in den gleichen Farben visuell dar, wie in Abbildung 4-4 gezeigt. Machen Sie sich zusätzlich Notizen zu Ihrer Befindlichkeit zum Zeitpunkt der Erstellung des Diagramms. Wiederholen Sie die Übung von Zeit zu Zeit und schauen Sie, ob es Veränderungen gibt.

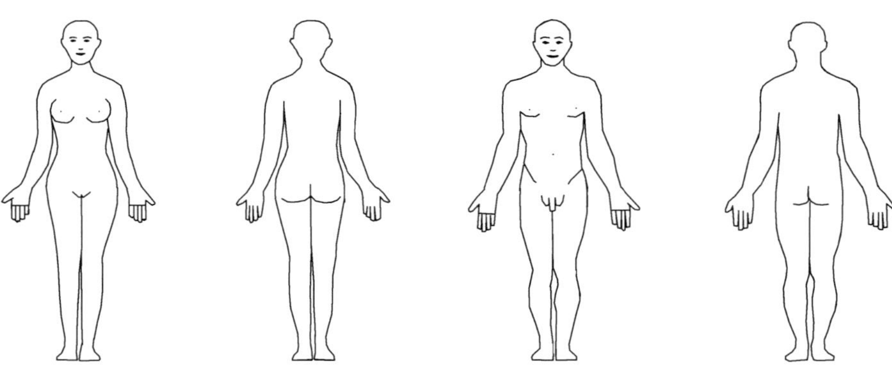

Abbildung A1: „Körperschema".

Ausgewählte Körperbereiche:

Rot = ______________________________

Violett = ______________________________

Grün = ______________________________

Blau = ______________________________

Gelb = ______________________________

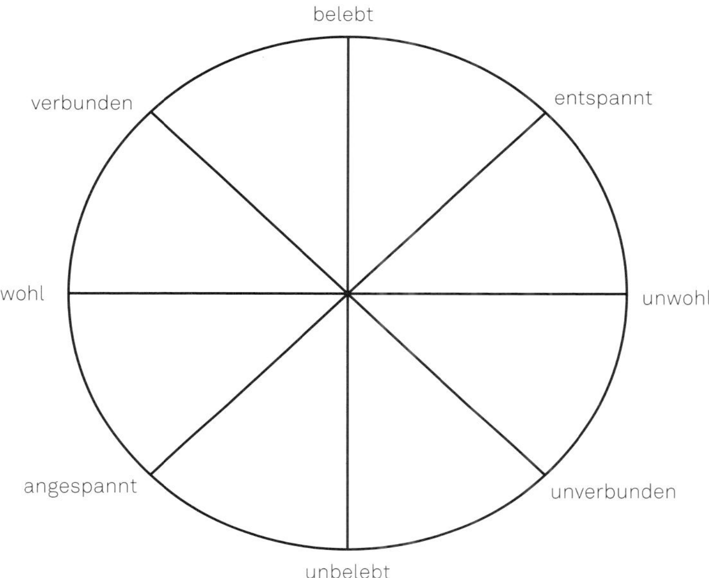

Abbildung A2: „Netzdiagramm“.

Datum: ______________________________

Befindlichkeit: ______________________________

____

____

____

____

Zum Autor

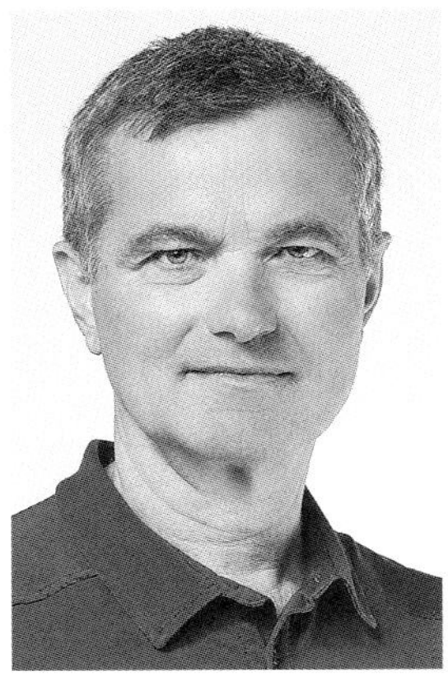

Adrian Mühlebach, geboren 1960, war schon früh vom Drang getrieben, verstehen zu wollen, wie die Dinge funktionieren. Dies führte ihn als Jugendlicher in eine Lehre als Physiklaborant, bevor er später Theologie und Philosophie studierte. Es folgte eine Theater- und Tanzausbildung und die Tätigkeit als Tanzpädagoge. Hierbei begann sein Interesse an den Geheimnissen der menschlichen Bewegung, weshalb er sich zum Alexander-Technik-Therapeuten ausbilden ließ. Seither arbeitete er in eigener Praxis, in Firmen, Schulen und Organisationen, war in der Aus- und Fortbildungen von Therapeut:innen tätig, bevor er die Leitung des Ausbildungszentrums für Alexander-Technik in Zürich übernahm. Er schrieb das Buch „Vom Autopiloten zur Selbststeuerung", eine Einführung in die Alexander-Technik, in welcher er diese mit den Erkenntnissen der modernen Hirnforschung verbindet.

Informationen und Kontakte

Informationen zur Alexander-Technik und viele Übungsanleitungen finden Sie in meinem Buch „Vom Autopiloten zur Selbststeuerung", Hogrefe Verlag, 2018.
Ihre Fragen und Anregungen zum Buch erreichen mich unter: info@tamt.ch
Informationen zur Alexander-Technik-Therapie finden Sie unter: www.tamt.ch

Weitere Informationen über Alexander-Technik:
- in Deutschland: www.alexander-technik.org
- in Österreich: www.alexander-technik.at
- und in der Schweiz: www.alexandertechnik.ch

Informationen zur Ausbildung zur/zum Alexander-Technik-Therapeutin/ Therapeuten: www.azat.ch

Literaturverzeichnis

Alexander, F.M. (2001). *Der Gebrauch des Selbst*. Freiburg: Karger. https://doi.org/10.1159/isbn.978-3-318-00654-4

Alexander, F.M. (2006). *Die konstruktive bewusste Kontrolle des individuellen Menschen*. Freiburg: Karger.

Alexander, F.M. (1985). *Die Grundlagen der F.M. Alexander-Technik* (E. Maisel, Hrsg.). Heidelberg: Arbor.

Alexander, G. (1976). *Eutonie. Ein Weg der körperlichen Selbsterfahrung*. München: Kösel.

ARTE. (Regie). (2019). *Geschlechterkonflikt – Frauenbilder der Geschichte* [Film, Dokumentation; Ausstrahlung 07. März 2020.].

Bauer, J. (2005). *Warum ich fühle, was du fühlst*. Hamburg: Hoffmann und Campe.

Baumann, W. & Moser, P. (2007). Landwirtschaft: 19.-20. Jahrhundert. In *Historisches Lexikon der Schweiz (HLS)*. Verfügbar unter https://hls-dhs-dss.ch/de/articles/013933/2007-11-19/#H19.-20.Jahrhundert

Blom, P. (2019). *Was auf dem Spiel steht*. München: dtv.

Blom, P. (2020). *Die Welt aus den Angeln*. München: dtv.

Bock, G. (2005). *Die Frauen in der europäischen Geschichte. Vom Mittelalter bis zur Gegenwart*. München: C.H.Beck.

Brassel-Moser, R. (2008). Konsumverhalten. In *Historisches Lexikon der Schweiz (HLS)*. Verfügbar unter https://hls-dhs-dss.ch/de/articles/016219/2008-10-30/

Bünz, E. (2007). Grundherrschaft. In M. Meinhardt, A. Ranft & S. Selzer (Hrsg.), *Mittelalter. Oldenbourg Geschichte Lehrbuch* (S. 193). München: Oldenbourg Verlag.

Ciompi, L. (2016). *Die emotionalen Grundlagen des Denkens. Entwurf einer fraktalen Affektlogik*. Göttingen: Vandenhoeck & Ruprecht. https://doi.org/10.13109/9783666014376

Damasio, A.R. (1994). *Descartes' Irrtum. Fühlen, Denken und das menschliche Gehirn*. München: List.

Dewey, J. (2001). Einleitung. In F.M. Alexander, *Der Gebrauch des Selbst* (S. XIV-XVIII). Basel: Karger.

Diels, H. & Kranz, W. (Hrsg.). (1974). *Die Fragmente der Vorsokratiker: 3 Bände*. (17. Aufl.), Zürich.

Dinges, M. (Hrsg.). (2005). *Männer – Macht – Körper. Hegemoniale Männlichkeit vom Mittelalter bis heute*. München: Campus.

Donges, S. (27.04.2021). *SIPRI-Bericht für 2020: Mehr Geld für Rüstung – trotz Pandemie*. Zugriff am 23. September 2022 unter https://www.tagesschau.de/ausland/europa/sipri-ruestungsausgaben-117.html

Dubler, A.-M. (2012). Leibeigenschaft. In *Historisches Lexikon der Schweiz (HLS)*. Verfügbar unter https://hls-dhs-dss.ch/de/articles/008967/2012-06-13/

Dürr, H.-P. (2011). *Warum es ums Ganze geht: Neues Denken für eine Welt im Umbruch*. Frankfurt am Main: Fischer.

Dychtwald, K. (1981). *Körperbewusstsein*. Essen: Synthesis.

Eickhoff, H. (Hrsg.). (1997). *Sitzen. Eine Betrachtung der bestuhlten Gesellschaft*. Frankfurt am Main: Anabas.

Eidgenössisches Departement für auswärtige Angelegenheiten (EDA). (o. D.). *Der Bundesstaat im 19. Jahrhundert*. Zugriff am 26.09.2022 unter https://www.eda.admin.ch/dam/PRS-Web/de/dokumente/der-bundesstaat-im-19-jahrhundert_DE.pdf

Eltern.de. (o. D.). *Wetten, dass deine Kinder zu wenig toben?* Verfügbar unter https://www.eltern.de/toben

Falk, P. (1994). *The Consuming Body*. London, Thousand Oaks, New Dehli: Sage Publications. https://doi.org/10.4135/9781446250648

feel-ok.ch. (o. D.) *Wie viel Bewegung braucht der Mensch?* Zugriff am 26. September 2022 unter https://www.feel-ok.ch/de_CH/jugendliche/themen/bewegung_sport/ressourcen/mehr_schwung_im_leben/vorteile/wie_viel_bewegung.cfm

Fogel, A. (2013). *Selbstwahrnehmung und Embodiment in der Körperpsychotherapie*. Stuttgart: Schattauer.

Foucault, M. (1976). *Überwachen und Strafen*. Frankfurt am Main: Suhrkamp.

Friedmann, E. D. (1989). *Laban, Alexander, Feldenkrais. Pioniere bewusster Wahrnehmung durch Bewegungserfahrung*. Paderborn: Junfermann.

Fuchs, T. (2010). *Das Gehirn – ein Beziehungsorgan*. Stuttgart: Kohlhammer.

Gilomen, H.-J. (2014). *Wirtschaftsgeschichte des Mittelalters*. München: C. H.Beck. https://doi.org/10.17104/9783406654855

Grüninger, S. (2005). Fronhof. In *Historisches Lexikon der Schweiz (HLS)*. Verfügbar unter https://hls-dhs-dss.ch/de/articles/013700/2005-03-10/

Grunwald, M. (2017). *Homo Hapticus. Warum wir ohne Tastsinn nicht leben können*. München: Droemer.

Haefeli-Waser, U. (2014). Umwelt: Umweltschutz. In *Historisches Lexikon der Schweiz (HLS)*. Verfügbar unter https://hls-dhs-dss.ch/de/articles/024598/2014-01-14/#HUmweltschutz

Harms, T. (2008). *Emotionelle Erste Hilfe. Bindungsförderung, Krisenintervention, Eltern-Baby-Therapie*. Berlin: Leutner.

Head-König, A.-L. (2012). Bevölkerung: Wachstum im 18. und 19. Jahrhundert. In *Historisches Lexikon der Schweiz (HLS)*. Verfügbar unter https://hls-dhs-dss.ch/de/articles/007946/2012-03-30/#HWachstumim18.und19.Jahrhundert

Henning, A.-M. & Bay-Hansen, J. (2018). *Männer*. Reinbek bei Hamburg: Rowohlt.

Henning, A.-M. & von Keiser, A. (2018). *Make More Love. Ein Aufklärungsbuch für Erwachsene*. München: Goldmann.

Henry, P. (2017). Fremde Dienste. In *Historisches Lexikon der Schweiz (HLS)*. Verfügbar unter https://hls-dhs-dss.ch/de/articles/008608/2017-12-08/

Holenstein, W. (2018, 19. Dezember). *Männerbewegung – wohin? Basler Zeitung (bazonline.ch)*. Verfügbar unter https://www.bazonline.ch/maennerbewegung-wohin-625565936067

Höpflinger, F. (2020). *Bevölkerungswandel Schweiz*. Verfügbar unter http://www.hoepflinger.com/fhtop/fhalter1.html

Hüther, G. (2003). *Wie aus Stress Gefühle werden*. Göttingen: Vandenhoeck & Ruprecht.

Hüther, G. (2006). Wie Embodiment neurobiologisch erklärt werden kann. In M. Storch, B. Cantieni, G. Hüther & W. Tschacher (Hrsg.), *Embodiment* (S. 73–98). Bern: Huber.

Jäncke, L. (2017). *Lehrbuch kognitive Neurowissenschaften* (2. Aufl.). Bern: Hogrefe. https://doi.org/10.1024/85811-000

Johnson, D. H. (Hrsg.). (2012). *Klassiker der Körperwahrnehmung. Erfahrungen und Methoden des Embodiment*. Bern: Huber.

Judith, A. (2004). *Eastern Body/Western Mind. Psychology and the Chakra System as a Path to the Self.* New York: Celestial Arts.

Kaluza, G. (2007). *Gelassen und sicher im Stress.* Heidelberg: Springer. https://doi.org/10.1007/978-3-540-68900-3

Knapp, R. (2012). *Römer im Schatten der Geschichte – Gladiatoren, Prostituierte, Soldaten, Männer und Frauen im römischen Reich.* Stuttgart: Klett-Cotta.

Le Goff, J. & Truong, N. (2007). *Die Geschichte des Körpers im Mittelalter.* Stuttgart: Klett-Cotta.

LeDoux, J. (2006). *Das Netz der Persönlichkeit. Wie unser Selbst entsteht.* München: dtv.

Lenz, C. (2018). *Vermögensverteilung in der Schweiz. Das reichste Fünftel besitzt 86 Prozent. Blick (blick.ch).* Verfügbar unter https://www.blick.ch/schweiz/vermoegensverteilung-in-der-schweiz-das-reichste-fuenftel-besitzt-86-prozent-id3743062.html

Leonhard, M. (2007). Landwirtschaft: Mittelalter. In *Historisches Lexikon der Schweiz (HLS).* Verfügbar unter https://hls-dhs-dss.ch/de/articles/013933/2007-11-19/#HMittelalter

Liebermann, D.E. (2015). *Unser Körper. Geschichte, Gegenwart, Zukunft.* Frankfurt am Main: S. Fischer Verlag.

Liesen, T. (2015). *Trauma liegt in den Genen. SWR Wissen.* Verfügbar unter https://www.swr.de/wissen/odysso/broadcastcontrib-swr-33686.html

Lorenz, M. (2000). *Leibhaftige Vergangenheit. Einführung in die Körpergeschichte.* Tübingen: edition diskord.

Lowen, A. (2008). *Bioenergetik. Therapie der Seele durch Arbeit mit dem Körper.* Reinbeck bei Hamburg: Rowohlt.

Martines, L. (2015). *Blutiges Zeitalter. Krieg in Europa 1450–1700.* Darmstadt: Wissenschaftliche Buchgesellschaft.

Merleau-Ponty, M. (1966). *Phänomenologie der Wahrnehmung.* Berlin: de Gruyter. https://doi.org/10.1515/9783110871470

Miller, A. (2021). *Das ewige Rauschen. Republik (republik.ch).* Verfügbar unter https://www.republik.ch/2021/06/18/das-ewige-rauschen

Mühlebach, A. (2018). *Vom Autopiloten zur Selbststeuerung* (2. Aufl.). Bern: Hogrefe.

Nagel, T. (2019). *Geist und Kosmos. Warum die materialistische neodarwinistische Konzeption der Natur so gut wie sicher falsch ist* (5. Aufl.). Berlin: Suhrkamp.

Nietzsche, F. (1887). *Die fröhliche Wissenschaft. Aphorismus 125.* Leipzig: C.G. Naumann.

Petzold, H.G. (2004). *Integrative Therapie. Modelle, Theorien und Methoden für eine schulenübergreifende Psychotherapie (Bände 1–3).* Paderborn: Junfermann.

Petzold, H.G. & Müller, M. (2010). *Modalitäten der Relationalität – Affiliation, Reaktanz, Übertragung, Beziehung, Bindung – in einer „klinischen Sozialpsychologie" für die Integrative Supervision und Therapie. FPI-Publikationen, Ausgabe 05/2010.* Düsseldorf/Hückeswagen: Petzold + Sieper.

Pfister, C. (2014). Umwelt: Umweltnutzung und -probleme. In *Historisches Lexikon der Schweiz (HLS).* Verfügbar unter https://hls-dhs-dss.ch/de/articles/024598/2014-01-14/#HUmweltnutzungund-probleme

Platon. (2010). Sophistes. In G. Eigler (Hrsg.), *Platon: Werke in acht Bänden* (6. Aufl., Bd. 6). Darmstadt.

Plessner, H. (1970). Lachen und Weinen. In H. Plessner (Hrsg.), *Philosophische Anthropologie* (S. 11–117). Frankfurt: Fischer.

Pohl, R. (2004). *Feindbild Frau. Männliche Sexualität, Gewalt und die Abwehr des Weiblichen.* Hannover: Offizin.

Rachoud-Schneider, A.-M. (2007). Landwirtschaft: Ur- und Frühgeschichte. In *Historisches Lexikon der Schweiz (HLS).* Verfügbar unter https://hls-dhs-dss.ch/de/articles/013933/2007-11-19/#HUr-undFrFChgeschichte

Rachoud-Schneider, A.-M., Leonhard, M., Schnyder, A., Baumann, W. & Moser, P. (2007). Landwirtschaft. In *Historisches Lexikon der Schweiz (HLS).* Zugriff am 17. November 2022 unter https://hls-dhs-dss.ch/de/articles/013933/2007-11-19/

Rolf, I. (1989). *Rolfing. Strukturelle Integration*. München: Hugendubel.

Rosen, M. (2017). *Die Rosen-Methode. Den Körper berühren, die Seele erreichen*. Saarbrücken: Neue Erde.

Rösener, W. (1985). *Bauern im Mittelalter*. München: C.H.Beck.

Roth, G. (2007). *Persönlichkeit, Entscheidung und Verhalten*. Stuttgart: Klett-Cotta.

Schaufler, B. (2002). *„Schöne Frauen – Starke Männer". Zur Konstruktion von Leib, Körper und Geschlecht*. Opladen: Leske+Budrich. https://doi.org/10.1007/978-3-322-97564-5

Schnyder, A. (2007). Landwirtschaft: Frühe Neuzeit. In *Historisches Lexikon der Schweiz (HLS)*. Verfügbar unter https://hls-dhs-dss.ch/de/articles/013933/2007-11-19/#HFrFCheNeuzeit

Schröter, P.A. & Meyer, C. (2018). *Die Kraft der männlichen Sexualität. Lebensbilder für Männer*. München: Piper.

Schweizerisches Bundesamt für Gesundheit (BAG). (2022). *Übergewicht und Adipositas*. Zugriff am 26. September 2022 unter https://www.bag.admin.ch/bag/de/home/gesund-leben/gesundheitsfoerderung-und-praevention/koerpergewicht/uebergewicht-und-adipositas.html

Schweizerisches Bundesamt für Statistik (BFS). (2018). *Übergewicht*. Zugriff am 26. September 2022 unter https://www.bfs.admin.ch/bfs/de/home/statistiken/gesundheit/determinanten/uebergewicht.html

Schweizerisches Bundesamt für Statistik (BFS). (2021). *Marktwirtschaftliche Unternehmen nach Wirtschaftsabteilungen und Grössenklasse*. Zugriff am 29. September 2022 unter https://www.bfs.admin.ch/bfs/de/home/statistiken/industrie-dienstleistungen/unternehmen-beschaeftigte/wirtschaftsstruktur-unternehmen.assetdetail.19744852.html

Schweizerisches Bundesamt für Statistik (BFS). (2022a). *Land- und Forstwirtschaft*. Zugriff am 26. September 2022 unter https://www.bfs.admin.ch/bfs/de/home/statistiken/land-forstwirtschaft.html

Schweizerisches Bundesamt für Statistik (BFS). (2022b). *Religionen*. Zugriff am 26. September 2022 unter https://www.bfs.admin.ch/bfs/de/home/statistiken/bevoelkerung/sprachen-religionen/religionen.html

Senti, A., Waser, H. & Guyer, P. (1951). *Aus Zürichs Vergangenheit. Zeittafel zur Geschichte der Stadt Zürich*. Zürich: Kleine Schriften des Stadtarchivs Zürich.

Spiegel.de. (2019). *Langzeitstudie. 80 Prozent der Kinder bewegen sich zu wenig*. Verfügbar unter https://www.spiegel.de/gesundheit/ernaehrung/sport-80-prozent-der-kinder-in-deutschland-bewegen-sich-zu-wenig-a-1258863.html

Stadt Zürich. (2021). *Wohnbevölkerung, 2021*. Zugriff am 26. September 2022 unter https://www.stadt-zuerich.ch/prd/de/index/statistik/themen/bevoelkerung.html

Tanner, J. (2012). Kapitalismus. In *Historisches Lexikon der Schweiz (HLS)*. Verfügbar unter https://hls-dhs-dss.ch/de/articles/015982/2012-06-01/

Thommen, L. (2007). *Antike Körpergeschichte*. Zürich: vdf Hochschulverlag AG.

tz.de. (2014). *„Handy-Nacken": So schädlich können Smartphones sein*. Verfügbar unter https://www.tz.de/leben/gesundheit/studie-smartphone-nutzung-ursache-rueckenschmerzen-meta-4486759.html

Veyrassat, B. (2015). Industrialisierung. In *Historisches Lexikon der Schweiz (HLS)*. Verfügbar unter https://hls-dhs-dss.ch/de/articles/013824/2015-02-11/

Welt.de. (2019). *Zeitdruck und schwierige Kollegen stressen im Büro*. Verfügbar unter https://www.welt.de/newsticker/dpa_nt/infoline_nt/wirtschaft_nt/article197371631/Zeitdruck-und-schwierige-Kollegen-stressen-im-Buero.html

Wittgenstein, L. (1921). Logisch-philosophische Abhandlung. In W. Ostwald (Hrsg.), *Annalen der Naturphilosophie* (Bd. 14, S. 185–262). Leipzig: Unesma. Verfügbar unter https://zs.thulb.uni-jena.de/receive/jportal_jparticle_00326119

Sachwortverzeichnis

C

D

E

F

L

M

T

U

V